国内名院、名科、知名专家临床诊疗思维系列丛书

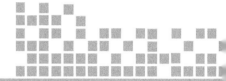

**（第3版）**

# 急诊科疾病
# 临床诊疗 思维

主　编　李春盛

副主编　张国强　曾红科　谢苗荣

### 编　者
（按姓氏汉语拼音排序）

| 丛鲁红 | 邓宇珺 | 董桂娟 | 顾承东 | 郭　强 | 贺玉钦 | 胡　北 |
| 胡　乐 | 蒋　达 | 郎轶群 | 李　彦 | 李春盛 | 李国楠 | 练　睿 |
| 刘新强 | 刘长海 | 柳　学 | 潘京浩 | 任丽杰 | 邵　菲 | 陶永康 |
| 佟　楠 | 王　烁 | 王　涛 | 王宏伟 | 王军宇 | 王学明 | 吴彩军 |
| 武军元 | 谢苗荣 | 杨　军 | 杨淑乔 | 殷文朋 | 于　涵 | 袁　伟 |
| 曾红科 | 曾举浩 | 曾文新 | 张　达 | 张　健 | 张　清 | 张国强 |
| 张洪波 | 张素巧 | 赵　程 | 赵　鹏 | 赵永祯 | 支力大 | 周海江 |

编写秘书　吴彩军

人民卫生出版社

**图书在版编目（CIP）数据**

急诊科疾病临床诊疗思维 / 李春盛主编 . —3 版 . —北京：
人民卫生出版社,2018

（国内名院、名科、知名专家临床诊疗思维系列丛书）

ISBN 978-7-117-26865-3

Ⅰ. ①急… Ⅱ. ①李… Ⅲ. ①急诊 - 诊疗 Ⅳ. ①R459.7

中国版本图书馆 CIP 数据核字（2018）第 120887 号

| 人卫智网 | www.ipmph.com | 医学教育、学术、考试、健康，<br>购书智慧智能综合服务平台 |
| 人卫官网 | www.pmph.com | 人卫官方资讯发布平台 |

**急诊科疾病临床诊疗思维**
第 3 版

主　　编：李春盛

出版发行：人民卫生出版社（中继线 010-59780011）

地　　址：北京市朝阳区潘家园南里 19 号

邮　　编：100021

E - mail：pmph @ pmph.com

购书热线：010-59787592　010-59787584　010-65264830

印　　刷：北京九州迅驰传媒文化有限公司

经　　销：新华书店

开　　本：787×1092　1/16　　印张：24　　插页：4

字　　数：614 千字

版　　次：2009 年 11 月第 1 版　2018 年 7 月第 3 版
　　　　　2023 年 10 月第 3 版第 5 次印刷（总第 10 次印刷）

标准书号：ISBN 978-7-117-26865-3

定　　价：85.00 元

打击盗版举报电话：010-59787491　E-mail：WQ @ pmph.com

（凡属印装质量问题请与本社市场营销中心联系退换）

# 第3版前言

由人民卫生出版社委托我主编的《急诊科疾病临床诊疗思维》一书一经出版即受到很多医生的欢迎，很快售罄，出版社又第二次印刷。为了满足广大读者的需要又出版了第2版，涵盖了65个病例，也非常畅销。出版社随后约稿第3版，仍以急危重病例为例，按照临床常见诊疗过程进行诊断和治疗。这种写作方法不但真实地记录了该病例的特征，而且反映了医生在诊疗过程中的所思所想，给人以不在现场胜在现场的临床真实感，使学者学有所得，受益匪浅。本书之所以受欢迎，除上述原因外，可能还与目前分级诊疗以及临床专科越分越细、人口老龄化、多重慢病叠加有关，而急诊科又是集临床急危重病之大成的首次救治场所，各种疑难急危重病都集中在急诊科，要求急诊医生必须见多识广，能在纷繁交织的多重慢性病的基础上，并发急危重病过程中，练就火眼金睛、敏捷的思维、果断地处理能力，使这些疑难危重病不但转危为安，而且明确诊断，为专科进一步治疗提供便捷。

为了进一步弘扬这本书的特点，应出版社要求，第3版联合中日友好医院、广东省人民医院急诊科共计60例疑难危重病例，尽量与第2版病例不重复，即使有重复但也表现形式多变，以飨读者。由于时间仓促，参写人员水平有限，错误难免，请读者见谅，如果您从本书能获益便是我们最大的期望。

李春盛

首都医科大学附属北京友谊医院

2018年5月

# 目 录

## 病例1 呼吸困难1个月，加重2天

患者男，62岁，2014年5月3日来诊。

### 一、主诉

呼吸困难1月，加重2天。

### 二、病史询问

 **思维提示**

　　从患者的主诉上分析，患者主诉提示呼吸系统疾病。病史的询问应该围绕患者主诉症状的先后顺序，以及有无其他特殊的临床伴随症状，如发热的性质、规律性、有无缓解以及院外诊疗经过等。

#### （一）初步诊断思路及问诊目的

　　患者老年男性，主诉中以呼吸困难为主症，问诊首先要明确发作时症状特点，其次要了解呼吸困难的诱因，最后对其危险分层有初步判断。根据患者主诉中发作特点，按照疾病的危急程度，依次考虑相关疾病。通常，呼吸困难首先要考虑心、肺两系统的疾病。

#### （二）问诊主要内容及目的

　　呼吸困难的问诊包括两方面：首先就症状本身，要了解呼吸困难发作前的情况（受凉或活动等）、发作起始的伴随症状（咳嗽、咳痰、发热、寒战、胸部不适、大汗等）、看到的情况（是否被动体位、有否三凹征等）、缓解的方式（自行或需要用药）、症状发作的特点（持续还是间断发作，有否进行性加重等）；其次要了解背景情况（包括慢性支气管炎、冠心病家族史、既往病史、药物使用情况等）。

#### （三）问诊结果及思维提示

　　1. 1月前无明显诱因出现呼吸困难，活动时明显，伴乏力、咳嗽，有白色黏痰，量中等，易咳出，无发热、寒战，无胸痛、心悸，无腹胀、腹痛。

　　2. 此后症状持续不缓解，2日前有加重趋势。

　　3. 口服头孢类抗生素及沐舒坦效果欠佳。

4. 既往高血压30年，最高200/110mmHg，平时规律服用氨氯地平（络活喜）、依那普利，血压控制可；否认肝炎、结核病史；无冠心病、糖尿病史；无手术及外伤史；否认家族遗传病史；否认食物及药物过敏史。

5. 久居北京，未到过疫区；配偶及子女体健。

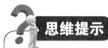

**思维提示**

通过问诊，可知患者呼吸困难发作无明显诱因，伴随咳嗽，有中等量白黏痰，高度提示呼吸系统疾病；其既往有高血压病史，且年龄大于60岁，有冠心病的危险因素，但其症状不符合冠心病心绞痛或心梗的临床特点，不除外同时存在心功能不全，可进一步检查协助诊断。

## 三、体格检查

### （一）重点检查内容和目的

问诊结果提示呼吸系统疾病可能，肺部体征应为重点查体内容。同时，老年男性患者且存在冠心病高危因素者，虽然没有明确病史，亦不能忽略循环系统的阳性体征。

### （二）体检结果及思维提示

当时查体：T 36.6℃，P 88次/分，R 25次/分，BP 130/71mmHg。神清，高枕卧位，双肺呼吸音粗，下肺呼吸音低，未闻及明显干湿啰音，心律齐，各瓣膜区未闻及病理性杂音。腹软，无压痛，肝肋下可及，脾未触及，双下肢不肿。

**思维提示**

患者体格检查支持呼吸系统病变，但暂不支持心血管系统病变。

## 四、实验室和影像学检查结果

### （一）初步检查内容及目的

1. 心电图 急诊室首选检查，进一步明确有无心脏病变。
2. 血常规 常规检查，有助于诊断是否为炎症性病变。
3. 血气分析 明确是否存在缺氧、二氧化碳潴留，甚至呼吸衰竭的情况。
4. 胸片 明确双肺及纵隔有否病变。
5. 生化全项 了解肝肾功能，全面评估身体状况。
6. 心肌损伤标志物 除外急性心血管病变导致的呼吸困难症状。
7. D-二聚体 急诊除外血栓栓塞性疾病。

## (二)检查结果及思维提示

1. 心电图(图1-1 )。

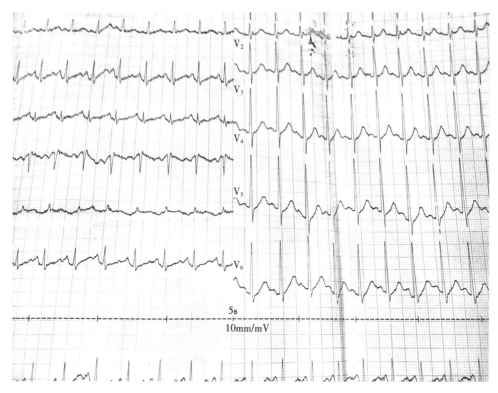

图1-1　心电图

2. 血常规　WBC $9.83 \times 10^9$/L, N 71.9%, HGB 147g/L, HCT 34%, PLT $159 \times 10^9$/L。

3. 血气分析　pH 7.425, $PCO_2$ 32.3mmHg, $PO_2$ 92.9mmHg, BE -1.1mmol/L。

4. 胸片(图1-2 )。

5. 生化全项　ALB 36.4g/L, GLB 30.4g/L, CREA 93.1 $\mu$ mol/L, URIC 479.58 $\mu$ mol/L, $Na^+$ 137.1mmol/L, $K^+$ 3.2mmol/L, $Cl^-$ 100.9mmol/L, OSM 278mOsm/L。

6. 心梗三项　阴性。

7. D-二聚体　阴性。

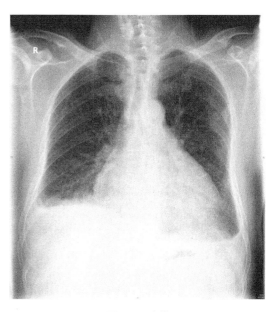

图1-2　胸片

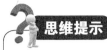

**思维提示**

以上结果我院急诊科采用快速检验设备,可在2小时内获得全部结果。患者血象正常,胸片提示肺纹理重,右侧肋膈角消失,提示存在炎性或胸腔积液,同时心影增大;血气分析提示轻度过度通气,无缺氧及二氧化碳潴留;患者虽有年龄及高血压病史等冠心病高危因素,但其症状不是典型的冠心病心绞痛表现,且心电图仅提示窦性心动过速而无ST段改变,心肌酶亦不支持心梗诊断,但心影增大,需完善心脏彩超等检查。故此患者目前诊断趋向于呼吸系统病变,可进一步检查明确。

### (三)进一步检查结果及思维提示

患者老年男性,症状持续时间长,病情有加重趋势,胸片检查未见明显炎性病灶,右下肺病变性质需行进一步检查明确诊断。征得患者及家属同意后,行肺高分辨CT检查(见附件),同时完善心脏彩超。结果回报:

肺HRCT:双侧胸腔积液伴右下肺膨胀不全,合并炎症不除外;心包积液;纵隔淋巴结肿大;主动脉硬化;双侧胸膜局限性增厚,部分伴钙化。

心脏彩超:左室肥厚,请结合临床,除外心肌淀粉样变性;二尖瓣反流(轻度);三尖瓣反流(轻度);肺动脉高压(中度);左室收缩功能减低,EF: 50%;心包积液(中量)。

**思维提示**

患者老年男性,主要症状为呼吸困难,目前检查提示多浆膜腔积液(胸腔积液、心包积液),可能的疾病有:肿瘤?结核?结缔组织疾病?内分泌疾病?需要进一步完善相关检查。

## 五、治疗经过

1. 治疗 患者入急诊后于留院观察室予吸氧等常规治疗,给予抗感染(先后应用莫西沙星及阿奇霉素)、祛痰(沐舒坦)、平喘(多索茶碱)及改善心功能治疗。同时完善各项检查。

2. 期间完善下列检查

(1) ESR: 10mm/h。

(2) ANCA: 髓过氧化物酶(MPO)阴性,蛋白酶(PR3)阴性。

(3) 抗dsDNA抗体: 阴性。

(4) 抗核抗体: 阴性。

(5) 自身抗体十一项: 阴性。

(6) 甲功全项: 阴性。

(7) 肿瘤标记物: 阴性。

（8）超声引导下胸腔穿刺。

（9）胸水常规: 血性胸水。

（10）胸水生化: TP 23.9g/L, $Cl^-$ 106.2mmol/L, GLU 7.53mmol/L。

（11）胸水细菌、真菌及抗酸杆菌培养: 阴性。

（12）胸水病理: 胸水中大量淋巴细胞及间皮细胞。

**思维提示**

进一步检查仍未发现阳性结果,无结核、自身免疫病及甲状腺疾病的证据,临床表现亦不支持上述诊断,肿瘤标记物虽然无阳性结果,但老年患者仍需高度怀疑肿瘤可能。回顾心脏彩超的报告,提示需除外心肌淀粉样变性,而此种病变常见于多发性骨髓瘤,遂继续完善相关检查。继续完善检查,M蛋白测定:血清蛋白电泳未见M成分;尿λ轻链:5.184g/24h。

## 六、结局及思维提示

结合此患者目前已知的辅助检查结果,考虑其原发病是多发性骨髓瘤,收住血液科进一步治疗。

**思维提示**

老年患者是肿瘤高发人群,此患者因呼吸困难来院,没有骨痛、贫血或出血倾向等多发性骨髓瘤常见的临床表现,血液系统检查亦未见明显异常,胸片也没有发现肋骨有骨质疏松或溶骨性破坏,是一例非典型的骨髓瘤患者,当然确诊尚需骨髓穿刺等检查证实,基于急诊科条件所限,最终收入血液专科病房进一步诊治。该病例提示我们,在临床工作中,当患者诊断不明或已有诊断不能解释全部病情时,不能放过任何疑问,需要继续整合知识,开阔思路,直至找到根源疾病。

## 七、本疾病最新指南学习及解读

多发性骨髓瘤（multiple myeloma, MM）是一种克隆性浆细胞异常增殖的恶性疾病,在血液系统常见恶性肿瘤中排第2位,多发于老年人,目前仍无法治愈。2015年3月,美国国立综合癌症网络（National Comprehensive Cancer Network, NCCN）发布了多发性骨髓瘤的最新诊疗指南,随着新药不断问世及检测手段的提高,MM的诊断和治疗也在不断改进和完善,因此学习指南对于提高国内的诊治水平具有重要意义。本指南对于MM的检测项目、疗效标准、进展和复发MM的治疗均有所更新,特别是对于复发难治性MM的治疗更新成为本版指南的亮点。

### (一)临床表现方面

MM常见症状可以概括为"CRAB",即血钙增高、肾功能损害、贫血及骨病,以上症状均为骨髓瘤相关器官功能损害的表现,另外还包括淀粉样变性等靶器官损害相关表现。

### (二)诊断标准、分型、检测项目及分期

1. **活动性多发性骨髓瘤** 其诊断标准包括:

(1)骨髓单克隆浆细胞比例≥10%和(或)组织活检证明有浆细胞瘤,此项为主要的诊断依据。

(2)血清和(或)尿出现单克隆M蛋白,若未检测出M蛋白,但骨髓瘤单克隆浆细胞≥30%或活检为浆细胞瘤并经免疫组化等证实κ或λ轻链限制性表达,可诊断为不分泌型MM。

(3)骨髓瘤引起的相关表现

1)靶器官损害:①C:校正血清钙>2.75mmol/L;②R:肾功能损害(肌酐清除率<40ml/min或肌酐>177μmol/L);③A:贫血(血红蛋白低于正常下限20g/L或<100g/L);④B:溶骨性破坏,通过影像学检查(X线片、CT或PET-CT)显示1处或多处溶骨性病变。

2)无靶器官损害,但下列指标异常:骨髓单克隆浆细胞比例≥60%;受累/非受累血清游离轻链比≥100;MRI检查出现大于1处5mm以上局灶性骨质破坏。

2. **无症状(冒烟型)多发性骨髓瘤诊断标准** 无相关器官及组织的损害(包括溶骨改变),并符合以下一项或多项。

(1)血清单克隆M蛋白≥30g/L或24h尿轻链≥1g。

(2)骨髓单克隆浆细胞比例10%~60%。

3. **分型** 疾病分型依照异常增殖的免疫球蛋白类型分为:IgG型、IgA型、IgD型、IgM型、IgE型、轻链型、双克隆型以及不分泌型。每一种又可以根据轻链类型分为κ型和λ型。

### (三)检测项目

必需检测项目是诊断MM最为基本且不可或缺的内容,另外,考虑到患者进行分层和个体化治疗的需要,指南建议有条件的医院开展新的检测项目,包括血清游离轻链(free light chain,FLC)、流式细胞学及正电子发射计算机体层成像CT(PET-CT)等。

FLC是对血清免疫球蛋白游离轻链的检测,在筛查MM和相关浆细胞疾病时,FLC检测比血清蛋白电泳和血清免疫固定电泳具有更高的敏感性。使用FLC检测可以对轻链淀粉样变性和低分泌型MM患者进行定量检测。目前NCCN指南应用正常FLC比值作为确定严格完全缓解(stringent complete response,sCR)的标准之一。对于可测得尿M蛋白的MM患者,FLC检测不能代替24h尿蛋白电泳监测。同时,血清FLC检测有助于监测部分非分泌型骨髓瘤患者的疾病缓解和进展。

影像学检查是诊断骨髓瘤骨病及髓外病变的重要手段,指南推荐应用MRI、CT以及PET-CT扫描。活动性骨髓瘤PET检查呈阳性,PET-CT、MRI检查的敏感性高于X线平片。当有症状区行常规影像学检查未显示异常时推荐进行PET-CT、MRI检查。持续PET-CT检查呈阳性是症状性MM患者预后不良的预测因子。

### (四)分期及预后

按照传统的Durie-Salmon(DS)分期体系和国际分期体系(ISS)进行分期,同时,在ISS

分期基础上,结合细胞遗传学风险及乳酸脱氢酶(LDH)水平,形成修改的国际分期体系(R-ISS)。Durie-Salmon分期主要反映肿瘤负荷;ISS主要用于判断预后;R-ISS分期中细胞遗传学以及LDH是独立于ISS之外的预后因素,因此R-ISS具有更好的预后判断能力,对MM患者的预后区分更加有效。

### (五)鉴别诊断

MM需与可出现M蛋白的下列疾病鉴别:意义未明的单克隆丙种球蛋白病(MGUS)、华氏巨球蛋白血症(WM)、冒烟型WM及IgM型MGUS、AL型淀粉样变性、孤立性浆细胞瘤(骨或骨外)、POMES综合征、反应性浆细胞增多症(RP)、转移性癌的溶骨性病变、浆母细胞性淋巴瘤(PBL)等。

### (六)疗效标准

IMWG疗效标准分为完全缓解(CR)、严格意义的CR(sCR)、免疫表型CR(ICR)、分子学CR(MCR)、部分缓解(PR)、非常好的PR(VGPR)、微小缓解(MR)、疾病稳定(SD)、疾病进展(PD)。在治疗期间需每隔30~60天进行疗效评估(表1-1)。

表1-1 多发性骨髓瘤治疗疗效标准

| 疗效分类 | 疗效标准定义 |
|---|---|
| 完全缓解(CR) | 血清和尿免疫固定电泳阴性,不存在任何软组织浆细胞瘤,以及骨髓中浆细胞≤5%;在唯一可测量指标为血清FLC的患者中,除需要CR标准外,还需要正常FLC比值是0.26~1.65;需要进行连续2次评估 |
| 严格意义的CR(sCR) | 符合CR标准,外加FLC比值正常以及免疫组化或2~4色流式细胞术检查不存在克隆浆细胞,需要进行连续2次实验室参数评估 |
| 免疫表型CR(ICR) | 符合sCR标准,外加经过流式细胞术(4色)分析至少$10^6 \times$全骨髓细胞,显示在骨髓中不存在表型异常浆细胞(克隆) |
| 分子学CR(MCR) | 符合CR标准,外加等位基因特异性寡核苷酸聚合酶链反应(灵敏度$10^{-5}$)阴性 |
| 部分缓解(PR) | 血清M蛋白降低≥50%及24h尿M蛋白降低≥90%或达到<200mg/24h。如果无法检测血清,尿M蛋白受累区和非受累区FLC水平落差需≥50%,以代替M蛋白标准。如果无法进行血清、尿M蛋白检测及血清自由轻链检测,浆细胞减少需≥50%,以代替M蛋白标准,前提是基线骨髓浆细胞百分比≥30%。此外,如果在基线出现,还需软组织浆细胞瘤大小降低≥50%。需要进行连续2次评估;若已行放射学检查,需无任何已知的进展证据或新发的骨受累 |
| 非常好的PR(VGPR) | 免疫固定电泳可检测到血清和尿M蛋白成分但电泳无法将其检出,或血清M成分降低90%且尿M成分为100mg/24h;在唯一可测量疾病是通过血清FLC水平确定的患者中,除符合VGPR标准外,还需受累区和非受累区,FLC水平落差>90%;需要进行连续2次评估 |
| 微小缓解(MR) | 血清M蛋白降低≥25%但≤49%及24h尿M蛋白降低达50%~89%;此外,如果在基线出现,还需软组织浆细胞瘤大小降低达25%~49%。溶骨性病变的大小或数量没有增加(压缩性骨折的发展并不排除缓解) |

| 疗效分类 | 疗效标准定义 |
|---|---|
| 疾病稳定(SD) | 不符合CR、VGPR、PR或疾病进展的标准;若已行放射学检查,无任何已知的进展证据或新发的骨受累 |
| 疾病进展(PD) | 以下任何一项由最低缓解值增加25%:血清M成分绝对增加≥0.5g/dl;如果开始时血清M成分≥5g/dl,血清M成分增加≥1g/dl足以确定病情复发,和(或)尿M成分(绝对增加必须≥200mg/24h),和(或)仅适用于无法测得血清和尿M蛋白水平的患者:受累区和非受累区FLC水平差距(绝对增加需>10mg/dl);仅适用于无法测得血清和尿M蛋白水平以及通过血清FLC水平确定无可测量疾病的患者,骨髓浆细胞百分比(绝对百分比必需≥10%)。发生新的骨病变或软组织浆细胞瘤,或现有骨病变或软组织浆细胞瘤的大小有明确增加。发生只能归因于浆细胞增殖病变的高钙血症。在新治疗前需要进行连续2次评估 |

## (七)治疗

1. 治疗原则

(1)对有症状的MM应采用系统治疗:包括诱导、巩固治疗(含干细胞移植)及维持治疗,达到SD及以上疗效时可用原方案继续治疗,直到获得最大程度缓解;不建议治疗有效的患者变更治疗方案;未获得MR的患者应变更治疗方案。

(2)对适合自体移植的患者,应尽量采用含新药的诱导治疗加干细胞移植;诱导治疗中避免使用干细胞毒性药物(避免使用烷化剂以及亚硝脲类药物,来那度胺使用不超过4个周期)。

(3)所有适合临床试验的患者,可考虑进入临床试验。

2. 治疗

(1)无症状骨髓瘤:暂不推荐治疗,高危无症状骨髓瘤可根据患者意愿进行综合考虑或进入临床试验。

(2)孤立性浆细胞瘤的治疗:骨型浆细胞瘤对受累野进行放疗(45Gy或更大剂量)。骨外型浆细胞瘤先对受累野进行放疗(45Gy或更大剂量),如有必要则行手术治疗。疾病进展为MM者,按MM治疗。

(3)有症状骨髓瘤的初始治疗:

1)诱导治疗:患者的年龄(原则上≤65岁)、体能及共存疾病状况决定其造血干细胞移植条件的适合性。

适合移植患者的主要治疗方案首选的仍为硼替佐米为主的化疗,包括硼替佐米/地塞米松(VD),硼替佐米/阿霉素/地塞米松(PAD),硼替佐米/沙利度胺/地塞米松(VTD),硼替佐米/环磷酰胺/地塞米松(VCD),来那度胺/地塞米松(Rd)。其他的还包括沙利度胺/地塞米松(TD),长春新碱/阿霉素/地塞米松(VAD)。

不适合移植患者的初始诱导方案,除以上方案外尚可选用以下方案:马法兰/泼尼松/硼替佐米(VMP),马法兰/泼尼松/沙利度胺(MPT),马法兰/泼尼松/来那度胺(MPR),来那度胺/低剂量地塞米松(Rd),马法兰/泼尼松(MP)及长春新碱/卡莫司汀/马法兰/环磷酰胺/泼尼松(M2)。

2)自体造血干细胞移植(ASCT):肾功能不全及老年并非移植禁忌证。相比于晚期移植,早期移植者无事件生存期更长。对于原发耐药患者,ASCT可作为挽救治疗措施。对于移植候选者,建议采集足够2次移植所需的干细胞量。若首次移植后获得CR或VGPR,则暂不考虑第2次移植;若首次移植后未达VGPR,可序贯行第2次移植。第2次移植一般在首次移植后6个月内进行。

3)巩固治疗:为进一步提高疗效反应深度,以强化疾病控制,对于诱导治疗或ASCT后获最大疗效的患者,可采用原诱导方案短期巩固治疗2~4个疗程。

4)维持治疗:长期维持治疗(毒副作用轻微)通过延长疗效反应的持续时间与无进展生存期,最终可改善患者总生存期。可选用来那度胺或沙利度胺单药、硼替佐米联合沙利度胺或泼尼松。

5)异基因造血干细胞移植:年轻、高危、复发难治患者可考虑异基因造血干细胞移植。

6)原发耐药MM的治疗:换用未用过的新方案,能获得PR及以上疗效者,条件合适者应尽快行ASCT;符合条件者,进入临床试验。可选择的方案包括:来那度胺/地塞米松(Rd),来那度胺/硼替佐米/地塞米松(RVD),来那度胺/泼尼松/美法仑(MPR),来那度胺/环磷酰胺/地塞米松(RCD),来那度胺/阿霉素/地塞米松(RAD),地塞米松/环磷酰胺/依托泊苷/顺铂±硼替佐米(DCEP±B),地塞米松/沙利度胺/顺铂/阿霉素/环磷酰胺/依托泊苷±硼替佐米(DT-PACE±V),大剂量环磷酰胺(HD-CTX),低剂量环磷酰胺/醋酸泼尼松(CP)。

7)MM复发患者的治疗:复发患者的异质性较大,需要对复发患者进行个体化评估以决定治疗的时间。对于仅有M蛋白升高而没有临床表现的患者,不需要立即治疗,但需每2~3个月随访及复查。对于伴有CRAB表现或快速生化复发的患者,需要立即启动治疗。对于复发的MM患者,优先推荐进入临床试验。

8)支持治疗:2015年修订的指南较前没有太多更新。

骨病:建议所有活动性骨髓瘤患者可使用双膦酸盐类药物治疗,而无症状(冒烟型)骨髓瘤除非进行临床试验,否则不建议使用双膦酸盐。对于无法控制的疼痛,或即将发生病理性骨折或即将发生脊髓压迫时,可采用小剂量放疗(10~30Gy)作为姑息性治疗,在干细胞采集前,避免全身放疗。

高钙血症:高钙血症的治疗有水化和呋塞米、双膦酸盐、类固醇和(或)降钙素。

肾功能不全:可采用水化、利尿治疗,避免应用肾毒性药物,必要时进行血液透析治疗。

贫血:应采用促红细胞生成素治疗,特别是伴有肾功能衰竭的患者。

感染:①对反复发作、危及生命的感染应考虑静脉注射免疫球蛋白治疗;②考虑注射肺炎球菌和流感疫苗;③如使用高剂量方案,建议预防性抗卡氏肺囊虫肺炎(PCP)、抗疱疹病毒及抗真菌治疗。

凝血/血栓:常见于以沙利度胺或来那度胺为基础方案的患者,建议预防性抗凝治疗。

高黏滞血症:指南提出采用血浆置换作为高黏滞血症的辅助治疗。

## 八、结合指南对本病例的思考

多发性骨髓瘤(MM)是一种血液系统恶性肿瘤,好发于老年患者,男性多于女性,病因尚未明确。多发性骨髓瘤根据免疫球蛋白分型,不同分型临床表现及预后不同。其临床表现多种多样,主要由骨髓瘤细胞大量增生或M蛋白引起,骨骼疼痛和破坏、血液系统异常及肾功能损害最常见。患者(特别是老年男性患者),出现上述表现时,应考虑到本病的可能性。在疾病早期,常常表现为全身症状,而没有典型的症状、体征,容易导致误诊或漏诊。这就要求我们临床医生,不仅能够处理常见病、多发病,更要加强学习,开阔思维,在已知疾病不能完全解释病情时,继续寻找证据,尽早明确诊断,从而及早治疗,延长生存时间,改善生活质量。

（董桂娟　李春盛）

# 病例2　头面部腹部外伤疼痛2小时

患者,王某,男,40岁。

## 一、主诉

头面部腹部外伤疼痛2小时。

## 二、病史询问

现病史:2小时前骑车摔伤,头面部挫伤出血,无意识不清,上腹部被电动车把撞伤,渐加重,恶心,未呕吐,无昏迷头痛,无发热,二便无失禁情况,四肢活动无不适。

既往史:平素体健,无腹部等手术史,结核史,否认高血压史、冠心病史,否认糖尿病史、脑血管病史、精神病史。

个人史:否认肝炎等传染病史,无嗜酒,外出务工来京6年。

家族史:否认家族遗传病史。

**思维提示**

患者头面部和腹部外伤史,要首先明确颅内损伤情况,但要分清主次,本例患者头面部外伤是表浅损伤,需要注意呼吸道通畅,同时想到除外颈椎损伤可能,从创伤机制考虑分析,本例患者的主要隐蔽损伤在腹部胰腺。创伤性胰腺炎病程分为以下三个阶段:①创伤期:起病1~2周内,以创伤和多脏器功能障碍及全身炎症反应为主;②感染期:发病2~8周,以腹腔内及腹膜后感染为主要特点;③并发症期:发病8周以后,以肠瘘、胰腺假性囊肿及胰瘘等并发症为主要表现。

## 三、入院查体

T 37.2℃, P 90次/分, BP 117/67mmHg, SPO$_2$ 100%, R 28次/分,神志清醒,查体配合,面部散在皮肤表浅挫伤渗血,双瞳等大等圆,光反射正常,颈软,无抵抗。结膜苍白,巩膜无黄染,全身皮肤黏膜未见出血点,双肺呼吸音粗,未闻及干湿啰音。心律齐,未闻及杂音及额外心音。腹软,肝脾肋下未及,中上腹广泛压痛,反跳痛可疑,下腹无明显压痛,移动性浊音阴性,四肢不肿,四肢肌力感觉检查无异常,肌张力正常,双侧巴宾斯基征(－)。

**思维提示**

　　本例患者体格检查能明确除外脑部和颈部脊髓损伤体征,表浅损伤为主,颅内损伤可做除外性检查或动态观察。主要的体征集中在腹部,从创伤机制看,存在实质性和空腔性器官损伤可能,目前生命体征稳定,损伤应是局限性的,隐蔽的,或潜在的,需要进一步辅助检查确定。

## 四、辅助检查

　　血常规: WBC $9.32 \times 10^9/L$, NE 90.3%, HGB 11g/L, PLT $51 \times 10^9/L$。

　　血气: lac 0.60mmol/L, pH 7.413, $PCO_2$ 23.4mmHg, $PO_2$ 128.7mmHg, BE –4.0mmol/L。

　　凝血四项: PT 11.2s, PA 58.9%, APTT 30.6s, INR 1.27。

　　腹部B超(入院后半小时报告): 肝胆及双肾无异常,胆囊小,腔内透声差,脾大(13.6cm × 4.1cm),胰腺结构模糊,体尾部明显,可疑出血渗出,盆腔无积液。建议CT复查。

　　胸腹部X光检查: 心肺无异常,无膈下游离气表现。

　　头CT: 未见异常。

　　腹部CT(入院后40分钟阅片): 肝胆脾肾结构完整,胰腺体尾部有中断损伤改变,周围出血性渗出,腹盆腔无积液。胃肠结构无异常(图2-1)。

　　生化(入院后2小时报告): 淀粉酶 2118U/L,电解质、肝功及肾功等项目均正常。

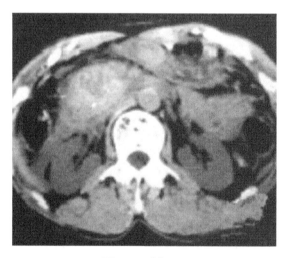

**图2-1　腹部CT**

胰腺内出血、水肿,胰腺增粗是胰腺挫伤的直接征象; 胰腺外形不连续、平扫或增强时垂直胰腺长轴的低密度、线条状影是胰腺断裂的直接征象。胰周积液、网膜囊积血积液,肾前筋膜增厚,腹腔积液是胰腺损伤的间接征象

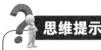

**思维提示**

　　创伤性胰腺炎的诊断标准包括：①继发于胰腺外伤；②临床症状近似于急性胰腺炎；③CT检查胰腺呈现急性胰腺炎的影像学特征；④血淀粉酶大于正常值3倍。本例患者临床症状和体征及辅助检查支持早期创伤性胰腺炎诊断，体征较局限，全身情况稳定，但存在潜在出血和腹膜炎加重休克死亡危险。要考虑病情发展和可能的潜在风险，要立即进行动态观察和治疗，并引起重视，告知伤情严重性和死亡危险。以此争取患者及家属理解和配合，对将来不良的预后情况有足够的认识和接受，有利于急诊全面的工作开展。

## 五、初步诊断

　　腹部闭合性损伤；胰腺挫裂伤；创伤性胰腺炎；弥漫性腹膜炎？腹腔血管损伤出血？头面部多处软组织挫裂伤；颅内损伤待除外。

**思维提示**

　　血、尿淀粉酶升高或诊断性腹腔穿刺提示腹水淀粉酶升高，对于创伤性胰腺炎的诊断具有重要意义。然而，淀粉酶的升高水平与创伤性胰腺炎(TP)并无必然的因果关系，淀粉酶的升高程度也不能反映TP的严重程度。

　　彩超因其操作简便、方便、经济，是TP病人的首要检查，但由于胃肠道气体的影响，其诊断价值有限。CT对于TP的诊断较彩超具有更大的优势，且利于完善其他腹腔脏器的检查，成为诊断TP的首选。

## 六、入院后诊疗

### (一)完善各项术前检查及治疗准备

1. 禁食水，胃肠减压，留观。
2. 转送抢救室监测，禁下地。
3. 抗感染止血抑酸和补液扩容治疗。
4. 严密观察腹部外科剖腹手术体征。
5. 请普外科，肝胆外科二线会诊。
6. 做好必要时腹部穿刺和全腹增强CT检查准备。

**思维提示**

创伤性胰腺炎（*traumatic pancreatitis, TP*）是继发于胰腺外伤,主要表现为胰腺急性炎症反应、难以控制的腹腔感染和其他复杂并发症。近年来,因交通及建筑事故等造成的闭合性腹部外伤病人显著增加,胰腺损伤及*TP*发病率明显升高。*TP*早期误诊率高、治疗棘手、病情进展快、并发症多、病死率高。*TP*的自然病程可分为创伤期、感染期和并发症期三个阶段。其治疗的关键点在于:创伤期,控制病人多器官功能损伤和全身炎症反应;感染期,正确把握手术时机控制感染;并发症期,采取恰当的措施处理并发症。目前,对于*TP*仍有一些问题亟待解决。

### （二）急诊抢救室进一步诊疗过程

普外及肝胆外科会诊考虑胰腺挫裂伤可能性大,目前无紧急剖腹探查手术指征,建议全腹增强CT检查（图2-2）以明确胰腺局部损伤程度和类型,同时了解出血情况,治疗上暂采取非手术保守治疗方案,控制出血,积极按急性胰腺炎内科药物治疗,防止继发感染和感染性休克等并发症,动态观察腹部外科情况,随时做好急诊手术探查准备。

## 七、治疗方案及理由

创伤性胰腺炎是一种特殊类型的胰腺炎,起病急,病情危重。由于首诊医生大多为非专科医生,为后续治疗带来一定难度,病人常需要转诊至专业的胰腺中心。因此,TP病人转诊率较高。此外,针对TP病人不同的时期,治疗应关注不同的侧重点。对于TP总体的治疗,应兼顾创伤与急性胰腺炎治疗的双原则。

**思维提示**

CT对于TP的诊断较彩超具有更大的优势,且利于完善其他腹腔脏器的检查,成为诊断TP的首选。由于TP多在损伤后24h呈现阳性的CT表现,且病情进展迅速,因而需多次复查CT,避免延误病情。

**思维提示**

急诊阶段的主要创伤控制方案是以创伤造成全身炎症反应综合征（SIRS）和多脏器功能不全综合征（MODS）为主要目标。在ICU内实施行之有效的脏器功能保护、持续性血液滤过（CRRT）、液体复苏等对于挽救病人生命具有重要作用。在此阶段,病人病情变化快、疾病复杂、并发症接踵而至,这些决定了其治疗策略的选择,不能单纯依赖胰腺外科医生,多学科协作(multidisciplinaryteam,MDT)体现出其巨大的优势。外科医生不仅需要准确地把握手术指征,更需要建立以胰腺专科医生为核心的MDT治疗团队,针对不同的并发症如呼吸衰竭、心功能衰竭、肾功能衰竭、腹腔间隔综合征(abdominal compartment syndrome,ACS)等,组织呼吸科、心内科、肾内科、介入科及影像科等科室共同协作,发挥各科室的优势。MDT可以整合各专业的经验,制定最合适的治疗方案,以达到各学科之间的"无缝衔接"。

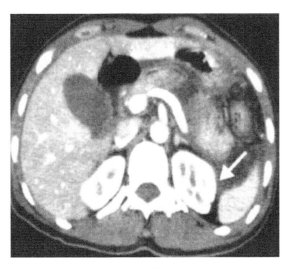

**图2-2　腹部CT**

显示胰体近端断裂处呈低密度不强化,断裂远端的胰腺肿大

急诊入院6小时,肝胆外科收住院。入院第3天因考虑继发弥漫性腹膜炎行开腹探查,胰腺清创引流手术。术后3周后治愈出院。

**思维提示**

外科干预的指征:①腹腔内伴有其他脏器损伤,非手术治疗无效;②因胰周坏死组织感染而出现发热,非手术治疗无效,病情恶化;③出现腹膜炎体征且非手术治疗不能缓解;④难以维持正常的生命体征,且判断为腹腔感染所致;⑤极度腹胀,压迫腹腔内脏器出现ACS甚至脏器功能衰竭。

外科干预时机文献报道,TP早期手术死亡率明显高于延迟手术。目前认为,感染并不是行外科手术的绝对指征。病程中应根据病人的具体情况采取不同的措施,当病人合并弥漫性血管内凝血时,如果生命体征平稳,首选非手术治疗。在严密观察下,尽可能推迟外科干预时间至发病4周后。待感染病灶已充分液化,坏死组织与正常胰腺边界清楚,病变局限,此时手术针对性强且风险小。然而,在严密观察同时,也要避免因时间的推迟而错过最佳的手术时机。当病人感染灶缩小,感染组织与周围器官界限不清时，手术风险反而较大。初始治疗时选用的抗生素要有足够的抗菌覆盖面，根据细菌培养及药敏结果及时转入窄谱目标性治疗。此阶段营养支持同样不可忽视，合理的营养支持在逆转负氮平衡的同时，可以增强病人抗感染的能力，加速受损器官的功能恢复。此外，由于TP常为胰腺捻挫伤所致，病人发生感染的时间多较重症急性胰腺炎(severe acute pancreatitis, SAP)提前，因而TP外科干预时机可能比SAP提前。

（郭　强　赵永祯）

# 病例3 全身皮疹13天,喘憋3天

患者,李某,男,63岁,无业,2011年8月7日来诊。

## 一、主诉

全身皮疹13天,喘憋3天。

## 二、病史询问

### (一)初步诊断思路及问诊目的

患者以全身皮疹伴喘憋来诊,病史皮疹相关症状的询问应围绕皮疹的部位、大小、性质、压之是否褪色、有无瘙痒、有无色素沉着、无伴随发热等,喘憋症状应询问是阵发性还是持续性,是否是夜间出现,是否有端坐呼吸,能否平卧,有无伴随咳嗽、咳痰等,是否药物治疗,治疗后症状是否减轻。

### (二)问诊主要内容及目的

1. 皮疹的部位、大小、性质等 麻疹的皮疹为斑丘疹,位于耳后渐及前额、面颈、躯干及四肢,伴发热,疹退后有色素沉着及糠皮样脱屑。猩红热皮疹为粟粒疹,从颈部和上胸部开始,1日蔓延至全身,2日内达高峰,伴发热,然后开始消退,无色素沉着,有大片脱屑。风疹皮疹初见于面部和颈部,1日内布满躯干和四肢,手足心无疹,2日内出疹达高峰,3日内迅速消退,无色素沉着、脱屑。单纯疱疹皮疹多长在口唇、阴部和肛周,小丘疹、很快形成疱疹,皮疹同批出现,最后形成溃疡,不痒,疼痛明显,一般不发热。

2. 喘憋症状 存在端坐呼吸、夜间阵发性呼吸困难,是心功能不全的典型表现。有过敏史,发作性咳嗽、胸闷及呼气性为主的呼吸困难,经治疗可在较短时间内缓解,是支气管哮喘的临床表现。咳嗽、咳黄痰伴发热的呼吸困难见于肺部感染引起的呼吸困难,有心脏病史的患者,往往和心功能不全合并出现。

3. 既往史的询问 包括有无高血压、糖尿病、冠心病、COPD等病史。

4. 个人史的询问 有无吸烟、饮酒等不良嗜好,有无去过疫区,生育情况,遗传史等。

### (三)问诊结果及思维提示

1. 患者13天前无明显诱因出现肩背部及前胸部红色斑疹,伴瘙痒,未予以重视。3天后皮疹遍及全身,伴严重瘙痒。无咳嗽咳痰、喘憋、发热、腹痛腹泻等症状,自行涂抹药膏、口服脱敏药物(具体不详)后症状无明显好转。

2. 4天前全身出现大小不等水疱,触之易破溃,就诊于双桥医院,给予外用药物及静脉点滴治疗(具体不详),皮疹无明显消退。

3. 3天前患者受凉后出现间断发热,伴喘憋,咳嗽咳痰,痰不易咳出,痰中带血,排白色脓便。

4. 遂于2天前于我院急诊就诊,予气管插管接呼吸机辅助通气治疗,并予甲强龙、古拉定、诺百力等药物对症治疗,为进一步诊治收入急诊监护室。

5. 患者发病来精神弱,睡眠饮食差,二便如前述,体重无明显变化。

6. 糖尿病病史18年,4年前开始使用胰岛素,空腹血糖6~12mmol/L,餐后血糖10~20mmol/L。高血压病史4年,目前服用拜新同30mg一日两次。脑梗死病史4年,期间复发1次,左侧肢体活动不利。肾功能不全病史4年。3月前因前列腺肥大留置导尿。否认肝炎、结核等传染病病史。否认特殊药物及食物过敏史。

7. 出生并久居原籍,否认疫水疫地接触史,吸烟30年,戒烟4年,饮酒30年,戒酒4年;适龄结婚,育1子,均体健。否认家族遗传病史。

**思维提示**

  患者病史特点是无诱因出现红色斑疹,由躯干发展至前胸,瘙痒明显,刚发病时无发热。随着时间的发展,皮疹出现水疱和破溃并发展至全身皮肤,这提示皮疹的情况严重,不能用简单的传染病性皮疹来解释。

## 三、体格检查

### (一)重点检查内容及目的

结合病史,提示患者以皮疹进展性加重至全身为主诉,应围绕皮疹进行细致的体检。同时患者有呼吸道症状,应检查心、肺体征。另外收入监护室的病人应注意记录生命体征等。

### (二)体检结果及思维提示

T 37.5℃,HR 95次/分,R 23次/分,BP 109/53mmHg。镇静状态,气管插管,平车推入,查体不合作,全身皮肤散在红色斑疹、丘疹,可见隆起水疱,部分有破溃、脱皮。双肺呼吸音粗,可闻及湿性啰音,心律齐,腹膨隆,双下肢水肿。双侧Babinski征(+)(图3-1,见文末彩插)。

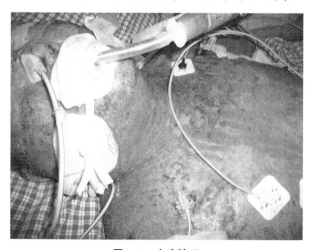

图3-1 皮疹情况

**思维提示**

  患者皮疹分布广泛而严重,进展迅速,需要明确其是什么原因引起的。患者水肿可能与低蛋白血症有关。双侧巴宾斯基征阳性,提示有陈旧脑梗死存在。

## 四、实验室和影像学检查结果

### (一)初步检查内容及目的

1. 血常规、血气分析、生化全项、BNP、PCT　获取患者的一般化验资料，了解感染的程度、心功能的状况等。

2. 心电图、头颅CT　了解合并内科疾病的基本情况。

### (二)检查结果及思维提示

1. 血常规　WBC $10.19 \times 10^9$/L, NE 81.8%, LY% 14.8%, Eo% 10.3%, HGB 89g/L, PLT $194 \times 10^9$/L。

2. 血气　pH 7.436, $PCO_2$ 20.6mmHg, $PO_2$ 109.2mmHg, $SPO_2$ 98.4%, BE −10.5mmol/L。

3. 尿常规　LEU( − ), ERY( ++ ), KET( ++ ), PRO( + )。

4. 生化　ALB 18.1g/L, AST 39U/L, ALT 96U/L, LDH 372U/L, HBDH 293U/L, BUN 44mmol/L, Cr 372.6μmol/L, $Na^+$ 144.7mmol/L, $Cl^-$ 110.2mmol/L, $K^+$ 4.6mmol/L, $Ca^{2+}$ 1.81mmol/L, P 1.53mmol/L。

5. BNP　2394pg/ml。

6. PCT　10.42ng/ml。

7. 心电图　窦性心律，大致正常心电图。

8. 头颅CT　双侧基底节、室旁多发腔隙性脑梗死。脑白质慢性缺血脱髓鞘改变。老年性脑改变。脑动脉硬化。

9. 肺HRCT　双肺多发炎症；主动脉及冠状动脉硬化；左肺门淋巴结钙化；双侧胸膜局限性肥厚(图3-2)。

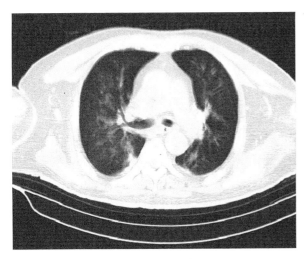

图3-2　肺高分辨CT

> **？ 思维提示**
>
> 诊断剥脱性皮炎成立，同时患者存在肺部感染，PCT显著升高可能与肺部感染及全身皮肤感染均有关系。低蛋白血症提示患者由于病程较长，消耗严重。肾功能不全合并尿蛋白及尿红细胞阳性与糖尿病、高血压多年导致的肾损害有关。酮体存在考虑此次患病有胰岛素作用不足的情况发生。

### (三)进一步检查结果及思维提示

1. 痰病原学　细菌涂片及培养阴性，痰MRSA核酸检查阳性，G实验阴性。
2. 传染病指标　乙肝五项及丙肝抗体阴性，HIV阳性，TP阴性。

3. 炎症活动指标　Hs-CRP 16.78mg/L，ESR 19mm/h。

4. 白细胞手工分类　杆状核 4%，分叶核 81%，嗜酸 9%，嗜碱 1%，淋巴 5%，单核 0%。

**思维提示**

　　结合肺HRCT明确了存在肺部感染，需要追查病原学，痰MRSA核酸阳性，明确了痰中的病原学。患者炎症指标明显升高，且嗜酸性粒细胞明显升高，不除外过敏性炎症。传染性疾病检查阴性，排除了肝炎、梅毒、艾滋病等传染病。

## 五、治疗方案及理由

　　1. 治疗入院后完善各项检查，给予心电监护，有创呼吸机辅助通气，治疗上给予亚胺培南西司他丁及替考拉宁抗感染，补充白蛋白，甲泼尼龙（甲基强的松龙）80mg一天一次静点抗过敏，丙种球蛋白20g静点5天，还原性谷胱甘肽联合硫普罗宁保肝治疗。请皮肤科主任会诊，考虑为重症药疹，治疗上建议：①保暖，局部皮肤0.1%利凡诺湿敷；②禁食，抑酸治疗；③激素持续应用，根据皮损轻重调整剂量；④注意隔离和房间消毒。经积极治疗及充分补液，患者肝酶下降，肾功能逐渐恢复正常。

　　2. 理由经过皮肤科主任医师会诊，明确诊断为重症多型红斑性药疹，患者存在过敏性炎症，故给予激素抑制免疫。患者体液免疫异常，给予输注免疫球蛋白，纠正免疫紊乱。追问病史，患者家属诉患者近半年来因高血压、糖尿病、脑梗死等疾病口服药物治疗，种类达十余种，因此，考虑药物相互作用引起的过敏反应导致了重症药疹的发生。因皮损后保温功能差，需注意保暖。因呼吸道、消化道黏膜同样受损，会出现出血、溃疡，需禁食静脉补充能量并应用静脉抑酸药物。因患者皮损严重，皮肤屏障功能受损，所以要加强局部湿敷保护创面，并进行隔离对房间进行消毒（图3-3，见文末彩插）。

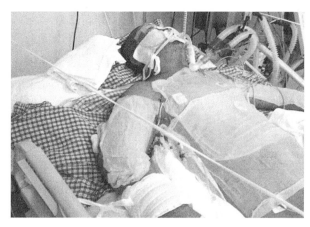

图3-3　患者治疗过程中湿敷状态

## 六、治疗效果及思维提示

治疗效果: 入院第4天时患者创面干燥,分泌物明显减少,继续给予0.1%依沙吖啶(利凡诺)纱布湿敷创面,莫匹罗星(百多邦)外用,给予充分补液。第7天时将甲基强的松减为40mg一天一次静点,2天后停用。患者感染控制的比较理想,呼吸功能得到改善,于第7天给予T管吸氧后成功拔管,抗生素降为头孢吡肟联合替考拉宁,住院时间较长,考虑可能合并真菌感染,于第10天加用氟康唑抗真菌治疗。患者于第12天转出监护室,转入二级医院继续治疗。

> **思维提示**
>
> 患者治疗集中在重症多形红斑型药疹和重症肺炎两方面同步进行。抗生素治疗要覆盖全面,其中亚胺培南西司他丁对常见革兰阳性菌、院内革兰阴性菌均可覆盖,替考拉宁对耐甲氧西林的金葡菌有很好的疗效,后期使用的头孢吡肟也是考虑对病原体要覆盖全面。患者大量广谱抗生素使用,同时应用激素,且有糖尿病基础病,这些都是真菌感染的危险因素,在后期给予抗念珠菌治疗是有必要的。激素的使用以早期应用、剂量适度、逐步减量为原则,随着病情好转后减量。皮肤的护理非常重要,依沙吖啶为杀菌防腐剂,对革兰阳性细菌及少数革兰阴性细菌有较强的杀灭作用,对球菌尤其是链球菌的抗菌作用较强。用于各种创伤、渗出、糜烂的感染性皮肤病及伤口冲洗。该药刺激性小,一般治疗浓度对组织无损害。

最终诊断: 重症多形红斑型药疹; 急性肝功能损害; 肺部感染; 2型糖尿病; 糖尿病酮症; 糖尿病肾病; 慢性肾功能不全急性加重期; 高血压病; 陈旧脑梗死; 低蛋白血症。

## 七、本疾病相关文献解读

药疹又称药物性皮炎,是药物通过口服、注射或其他方式进入体内而引起的皮肤和(或)黏膜发疹。重症药疹是指皮损广泛和伴有全身中毒症状及内脏受损的药疹。药物既有治病的效用,又可能引起副作用和不良反应。由药物引起的非治疗性反应,统称为药物反应,药疹仅是其中的一种表现。引起药疹的药物,随着新药的不断增加,种类也不断增多。任何一种药物在一定条件下,都可能引起药疹。

临床上常见的致敏药物有: ①抗生素类: 包括青霉素、头孢类以及磺胺类; ②解热镇痛类: 药物品种繁多,商品名称复杂,很多是同药异名或同名异药,其主要成分大多是阿司匹林、氨基比林和非那西丁等,其中以吡唑酮类和水杨酸类的发病率最高,保泰松引起的药疹也很常见; ③抗癫痫药、镇静药和催眠药,如卡马西平、苯妥英钠、苯巴比妥等,以卡马西平为最多; ④降压药如波利维等; ⑤异种血清制剂及疫苗等,如破伤风毒素、流感疫苗等; ⑥中药及中成药: 如血塞通、牛黄解毒片等,也成了致敏药物的主要来源。

药疹发生的机制非常复杂,可由免疫反应或非免疫反应引起。

1. 免疫反应,即变态反应 多数药疹属于此类反应。有些药物如血清、疫苗及生物制剂等大分子物质,具有完全抗原的作用。大多数药物是小分子化合物,属于半抗原,必须在机体内与大分子量的载体(如蛋白质、多糖、多肽)通过共价键结合后才能成为完全抗原并激发免疫反应。引起免疫反应的可以是药物原形，也可是其降解或代谢产物，亦可是药物中的赋形剂及杂质。少数光敏药物(如磺胺类、喹诺酮类、吩噻嗪类、四环素类及避孕药等)进入人体后，在光照的诱导下可转变为抗原性物质而引起免疫反应。

2. 非免疫反应　①药物的药理作用：药物在发生治疗疾病的作用时可能会引起药疹的发生；②药物的过量反应：药物在过量给予时，如肾功能不全时未减量导致药物过量，血药浓度明显升高，导致了药疹的发生；③药物的蓄积作用：如地高辛、万古霉素等药物长期的蓄积，导致药疹的发生；④机体的酶缺陷或抑制：肝脏的细胞色素酶是代谢药物的重要活性物质，如果出现异常可能会导致药物代谢障碍，引起药疹；⑤药物的光毒作用：任何个体接受了超量日光照射，或者虽是常规照射量但机体本身敏感性升高，导致皮肤表面发生急性损伤性反应。

变态反应性药疹的特点：①只发生于少数过敏体质的服药者，大多数人则不发生反应。②皮疹的轻重与药物的药理及毒理无关，与用药量无一定的相关性。③有一定的潜伏期，多数患者初次用药4~20日后才出现皮疹，已致敏者，再次用该药后数分钟或数小时内即发生。④皮疹形态各异，很少有特异性。⑤出现交叉过敏及多价过敏，交叉过敏是指药疹治愈后，如再用与致敏药化学结构相似或共有同一基团的药物可诱发药疹。多价过敏是指药疹发生的高敏状态下，与致敏药化学结构不同且平时不过敏的药物也出现过敏。⑥停止使用过敏药物，糖皮质激素治疗有效。

重症药疹在传统意义上主要包括大疱性表皮松解型、重症多形红斑型、剥脱性皮炎型，近年来出现一些新型重症药疹，例如药物超敏反应综合征除上述的一些类型外，药物还可以引起其他形态的皮损，如避孕药可致黄褐斑，氯丙嗪及白消安可致色素沉着，肼苯达嗪、普鲁卡因胺、异烟肼和苯妥英钠可致系统性红斑狼疮样反应等，D-青霉胺可引起天疱疮样皮损，苯妥英钠可引起假性淋巴瘤样综合征。重症药疹包括：

1. 大疱表皮坏死松解型药疹　是最严重的药疹之一，较少见，引起本型药疹的主要药物以解热镇痛类、磺胺类、巴比妥类药物及抗生素等常见。本型药疹的特点是发病急，进展快，皮损开始为片状红斑，迅速波及全身，继而出现松弛性大疱，表皮极易擦破，露出大面积红色糜烂面，似烫伤样，重者体无完肤。疼痛剧烈。黏膜常受侵犯，眼、口、鼻、呼吸道及消化道黏膜均可剥脱。全身中毒症状严重，常有高热、关节疼痛、呕吐、腹泻等。内脏器官常受累，表现黄疸、肝功能异常、蛋白尿、水电解质紊乱等。病情轻者多于1个月内痊愈，如有严重并发症，以及治疗不及时者可导致死亡。

2. 剥脱性皮炎型(红皮病型)药疹　本型是重症药疹之一，发病率不高。引起本型药疹的常见药物有巴比妥类、磺胺类、解热镇痛类等药物。多发生在较长时间的用药后，所以潜伏期较长，如是初次用药，多在20天以上。皮损表现为初起于面部、四肢水肿性红斑，迅速遍及全身，尤以面部肿胀显著。可有糜烂、渗出、结痂，皱褶部位多见。继而大片皮肤脱屑，肢端呈手(袜)套样角质剥脱。病程较长，数月后红斑消退，脱屑减少，渐恢复正常。常伴明显的全身症状，发热、畏寒、全身不适，部分患者可有呕吐、头痛等。内脏器官受累较多见，可有肝大、黄疸、血尿、蛋白尿等。若抢救不及时，可死于全身衰竭、尿毒症、心力衰竭、肝性脑病以及继发感染等。

3. 重症多形红斑型药疹　常由磺胺类、解热镇痛类、巴比妥类及青霉素等药物引起。皮疹表现为豌豆大至蚕豆大水肿性红斑、丘疹，圆形或椭圆形，中央可有水疱，对称分布于四肢。自觉疹痒。皮损泛发全身，出现大疱、糜烂及渗出，并累及眼、口、生殖器黏膜，高热、寒战等全身中毒症状严重，多有呼吸系统、肝、肾损害，亦称Steven-Johnson综合征。本型预后差，可致死。

重症药疹主要受累的脏器为肝脏和肾脏,表现为肝功能损害、黄疸和蛋白尿等。与药物在肝脏代谢,肾脏排泄有关。变态反应严重者可出现过敏性休克的表现,休克时间长时出现多脏器衰竭。

重症药疹的处理原则:①给予抗组胺药口服。②尽早足量使用糖皮质激素:可静脉注射氢化可的松300~400mg/d或地塞米松10~20mg/d,最好维持24小时。待病情稳定后,逐渐减量。病情重者可加大剂量,必要时可采用冲击疗法。③防治继发感染:消毒房间及床单等物品以预防感染。如已有感染,可选用敏感抗生素,注意避免交叉过敏及多元过敏。④积极治疗内脏器官损害。⑤支持疗法:补充热量,维持水电解质平衡,纠正低蛋白血症等。⑥加强护理及局部治疗:护理是治疗的重要组成部分,调节室温,以免受凉。眼部护理要及时,以防组织黏连。

## 八、对本病例的思考

药疹在急诊科较常见,内科病人基础病多,服药种类繁杂,体质各异,药疹呈散发表现。出现药疹说明多数合并过敏反应,应警惕过敏性休克的出现,重症药疹,出疹面积大,大多伴有剥脱性皮炎,内脏损害为肝肾功能损害为主,诊断时要将其与基础病区分开来,分清主次。治疗主要是激素治疗,保护肝肾功能,同时预防继发感染,加强皮肤护理很关键,同时注意气道黏膜脱落及消化道出血的治疗。最后,不要忽略了基础病的治疗,往往严重的基础病是危及患者生命的主要原因。

（贺玉钦）

# 病例4  头晕、胸闷3小时

患者聂××,男,88岁。

## 一、主诉

头晕、胸闷3小时。

## 二、病史询问

**思维提示**

从患者症状及体征上来看,主要症状集中在循环系统及神经系统,病史的询问应围绕患者发病的病因、诱因,头晕、胸闷的程度、性状以及持续时间,同时应该询问伴随症状及有鉴别意义的症状等。

### (一)问诊主要内容及目的

1. 胸闷的诱因、部位、程度,胸闷是否有诱因,要详细询问  胸闷的位置很关键,能提示病变的部位。胸闷提示是否由心脏诱发,有无心前区疼痛、发热、头晕、头痛、晕厥、抽搐、呼吸困难等伴随症状。是否有向肩背部的发散,既往是否有冠心病、高血压、糖尿病等慢性病病史。根据急诊降阶梯思维的理论,应首先考虑是否有急性心肌梗死及急性心包填塞等急危重症的可能性。

2. 头晕的诱因、发作时间、发作时是否有意识丧失、黑矇、视物旋转、抽搐、口角流涎、肢体活动障碍等情况。

3. 既往史的询问  包括有无慢性病史、吸烟、饮酒史、传染病史、个人史等。

### (二)问诊结果及思维提示

1. 患者入院前3小时少量饮酒后感胸闷、憋气,伴头晕头疼,恶心,未呕吐,无发热,无胸痛大汗,咳嗽,咳少量白痰,无咯血,自感右侧肢体无力,尚能站立行走,伴轻度言语不利,无明显饮水呛咳,未服药,症状持续无缓解,后自行来院,于急诊以对症处理后未见明显缓解,遂转至抢救室。

2. 既往高血压病病史,自诉口服药物血压控制尚可,既往COPD、陈旧性腔隙性脑梗死病史。2011年1月因右侧腹股沟斜疝(Ⅱ型)行无张力疝修补术。2011年7月因膀胱结石、前列腺增生症行膀胱结石碎石术及经尿道前列腺电切术。2012年因双眼老年白内障行右眼Phaco+IOL植入术。10天前因肺炎来我院急诊科就诊,当日收入呼吸科住院治疗。否认糖尿病、冠心病病史。否认肝炎、结核等传染病病史。否认外伤史。否认食物、药物过敏史。久居北京,否认疫区旅居史,吸烟30余年,20支/天,戒烟十余年;饮酒30余年,半斤/日(1斤=500g)。适龄婚育,育有2子1女。

**思维提示**

　　患者病史较短,急性起病,主要表现为突发的胸闷,头晕,肢体无力等,经过一般处理后病情未见缓解,病情较重转入抢救室。

### 三、体格检查

#### (一)重点检查内容及目的

　　根据问诊的结果,症状主要集中在循环系统及神经系统,应重点据此进行查体。患者头晕,应检查神经系统各项体征,意识状态,言语及对答能力,瞳孔对光发射,眼震等各项病理征。胸闷不能除外循环系统疾病可能,应进行胸部听诊,有无心脏杂音,肺部啰音等,明确胸闷的性状,心功能不全亦可导致胸闷出现,应与肺部疾病导致胸闷进行鉴别诊断。

#### (二)体格检查结果及思维提示

　　BP 111/54mmHg, HR 103次/分, SPO$_2$ 97%, T 36.7℃, RR 20次/分。
　　查体: 神清,烦躁不安,颜面潮红,双肺呼吸音粗,未闻及明显干、湿性啰音,心律齐,腹软,无压痛及反跳痛,双下肢不肿。神经系统查体: 双侧瞳孔等大正圆,对光反射可,伸舌居中,颈软,无抵抗,双侧上下肢肌力正常,病理征未引出。

**思维提示**

　　患者生命体征较平稳,神经系统各项查体均未见明显异常。但患者烦躁不安,面色潮红,仍不能除外急性心脑血管病变可能,应进一步完善影像学及实验室检查。

### 四、实验室和影像学检查结果

#### (一)初步检查内容及目的

　　1. 血常规、生化全项、凝血、心肌酶、D-二聚体、血气分析、心电图等各项基础检查,了解患者基本情况。
　　2. 颅脑CT,明确有无急性出血性脑血管病。

#### (二)检查结果及思维提示

　　1. 血常规　WBC 15.10×10$^9$/L, NE% 86.5%, LY% 8.7%, RBC 4.65×10$^{12}$/L, HGB 153g/L,

HCT 43.60%，PLT $114 \times 10^9$/L。

2. 血气分析　LAC 3.5mmol/L、pH 7.426、PCO$_2$ 23.8mmHg、PO$_2$ 78.6mmHg、HCO$_3^-$ 15.8mmol/L、SBC 19.4mmol/L、K$^+$ 3.45mmol/L、Cl$^-$ 112.0mmol/L、TCO$_2$ 16.5mmol/L。

3. 生化全项　ALB 37.0g/L，CHOL 3.48mmol/L，HDL 0.88mmol/L，LDL 1.95mmol/L，AST 21U/L，ALT 16U/L，CK 72U/L，TBIL 10.99μmol/L，DBIL 2.54μmol/L，IBIL 8.45μmol/L，BUN 10.63mmol/L，CTNI 0.00ng/ml，CREA 191.7μmol/L，URIC 333.75μmol/L，PHOS 0.62mmol/L，Na$^+$ 139mmol/L，K$^+$ 3.0mmol/L，Cl$^-$ 101.7mmol/L，GLU 15.96mmol/L，OSM 295moSm/L。

4. 心梗五项　CKMB 1.3ng/ml，MYO 153ng/ml，TNI <0.05ng/ml，DDIM 891ng/ml，BNP 140pg/ml。

5. 心电图（图4-1）

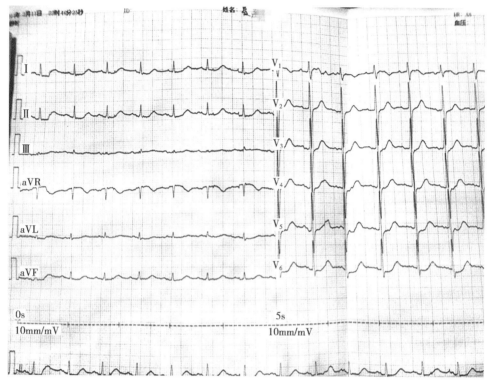

图4-1　心电图

6. 颅脑CT平扫　双侧基底节、右侧脑室旁、半卵圆中心腔梗死缺血灶；老年性脑改变；脑动脉硬化。

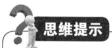

**思维提示**

患者各项检查结果均未见明显异常及阳性表现，均不能解释患者头晕，胸闷及肢体无力等主诉，此时应追问患者病史，因患者近期有肺部感染病史，并有长期酗酒史，不能除外患者离院后于家中自行服用头孢菌素类抗生素可能性，在服用此类药物过程中若饮酒可能诱发双硫仑样反应可能。

### (三)追问病史及思维提示

追问病史,既往每日饮酒约半斤,来院当日饮酒约2两。于呼吸科住院期间应用头孢美唑,沐舒坦。出院后带药:头孢克洛片、切诺、易维适、沐舒坦片。

**思维提示**

根据患者提供病史,患者离院后有继续服用头孢菌素类药物史,症状为饮酒后急性起病,各项实验室及影像学检查均未见明显异常表现,故目前考虑患者双硫仑样反应诊断明确。

## 五、治疗方案及理由

1. 治疗方案　予患者大量补液及对症治疗。
2. 理由　治疗药源性双硫仑样反应无特效治疗药物,轻症患者对症治疗,重症患者应高度重视。该患者各项生命体征平稳,故予患者对症补液处理即可,过程中应密切监测患者各项生命体征变化,若出现病情变化,应及时对症处理。

## 六、治疗效果及思维提示

经过约3小时的补液治疗后,患者症状完全缓解,无不适主诉,离院返家。

**思维提示**

治疗方案有效,患者在较短的时间内症状完全缓解。结合病程特点,在该类主诉与体格检查、实验室检查及影像学不符合时,应加强病史的追问。

最终诊断:双硫仑样反应;COPD;腔隙性脑梗死;2型糖尿病。

## 七、本疾病指南解读

1948年哥本哈根的Jacobsen等发现,双硫仑作为橡胶的硫化催化剂,被人体微量吸收后,能引起面部潮红、头痛、腹痛、出汗、心悸及呼吸困难等症状,尤其是在饮酒后,症状会更加明显。

双硫仑(disulfiram),也称双硫醒、戒酒硫,是一戒酒药物。双硫仑本身对机体不产生作用,但服用该药后饮酒,即使饮用少量,身体也会出现严重不适,使有饮酒嗜好者对酒产生厌恶而达到戒酒的目的。双硫仑的作用机制是抑制肝脏中的乙醛脱氢酶,导致乙醇的中间代谢产物乙醛的代谢受阻,不能继续氧化成乙酸,正常人饮酒后血中可发现少量乙醛,若又服用双硫仑,血中乙醛水平可上升约10倍。由于血液中乙醛浓度增加而发生一系列反应。表现为面部潮红、眼结膜充血、头痛、眩晕、恶心、呕吐、低血压、心率加快、心律失常、呼吸困难等，严重者可致急性充血性心力衰竭、呼吸抑制、意识丧失、惊厥等。故该药须在医生监护下使用，并应警告患者，服用该药期间，饮用任何含乙醇的饮料，均会使身体不适并可能危及生命。

一些药物，特别是某些抗菌药物，也可抑制乙醛脱氢酶，而导致与双硫仑相似的反应，临床上统称为双硫仑样反应。

双硫仑样反应所涉及的抗菌药物主要有：

1. 头孢菌素类（头孢哌酮、头孢美唑、头孢米诺、拉氧头孢、头孢甲肟、头孢孟多）。

2. 硝基咪唑类（甲硝唑、替硝唑、奥硝唑、塞克硝唑）。

3. 呋喃唑酮（痢特灵）。

头孢菌素类抗生素在化学结构上与双硫仑相似，在其母核7-氨基头孢烷酸（7-ACA）环的3位上有甲硫四氮唑（硫代甲基四唑）取代基，与辅酶Ⅰ竞争乙醛脱氢酶的活性中心，可阻止乙醛继续氧化，导致乙醛蓄积，从而引起双硫仑样反应。出现心前区疼痛伴心电图ST-T波形改变是由于甲硫四氮唑取代基引起交感神经兴奋性增高，造成心率加快，心肌耗氧量增加，使心肌舒张期缩短，冠状动脉灌注压降低，导致灌流量减少所致，其严重程度与用药剂量、用药时间和饮酒量成正比关系。

有文献报道，患者大面积烧伤，术后给予头孢哌酮抗感染，用75%乙醇处理创面，反复出现双硫仑样反应。即使极少量乙醇，也会出现此反应，例如有报道儿童仅吃了酒芯巧克力，在应用头孢哌酮当日服用了藿香正气水（含醇），或未饮酒，仅用酒精处理皮肤。上述病例乙醇使用量非常有限，且外用时乙醇可挥发，吸收入血循环的应该是微量的，即使全部代谢成乙醛，也是微乎其微，能产生如此剧烈的效应，仅以乙醛蓄积似乎不足以阐明其全部机制。有专家曾对10位健康受试者用拉氧头孢进行试验，结果有2人发生了双硫仑样反应，其中仅1人血乙醛浓度明显升高。说明应用上述药物的患者接触任何含乙醇的制品都有导致双硫仑反应的可能。

诊断标准：①1周内有致药源性双硫仑样反应药物的用药史；②出现双硫仑样反应之前的数分或数小时内，饮过含酒精的饮料，或使用过含酒精的药物制剂（口服或注射），或使用酒精擦浴，或使用酒精消毒皮肤；③有双硫仑样反应的临床表现，如面部潮红、血管波动性头痛、头晕、眩晕、球结膜充血、视物模糊、胸闷、心慌、心悸、气促、烦躁不安、幻觉、恶心、呕吐、乏力、心跳加速及多汗等，腹痛、腹泻、精神错乱、胡言乱语、言辞不清及口干等，严重的或伴有血压下降或升高、呼吸困难、抽搐、嗜睡或昏睡、大小便失禁、心电图异常（窦性心动过速、ST-T非特异性改变等）、濒死感、心前区疼痛（心绞痛）、休克及心肌梗死等；④排除其他疾病影响因素；⑤经对症治疗后迅速好转。

治疗：治疗药源性双硫仑样反应无特效治疗药物，轻症患者对症治疗，重症患者应高度重视。重症患者，首先注意尽量缩短低血压期，应用去甲肾上腺素升压效果较好。对症治疗：可采用吸氧、输液（加入维生素C、氯化钾等）及利尿；呕吐者，给予甲氧氯普胺（胃复安）；伴心绞痛者，使用硝酸酯类药物等。纳洛酮、醒脑静、葛根素、生脉注射液及地塞米松注射液辅助治疗药源性双硫仑样反应也很有效，患者症状恢复时间显著缩短。

## 八、结合指南对本病例的思考

双硫仑样反应大多数都是在住院用药过程中或疗程结束后饮酒发生的,这说明临床医生未能在使用相关药物时,告知患者饮酒可能发生的不良反应。临床医生在使用头孢菌素等可致双硫仑反应的药物时,除应告知患者禁酒外,还应注意避免合用含有乙醇的制剂。在用药过程中,要警惕药物与乙醇间的相互作用,避免不良反应发生。

（胡 乐 刘长海）

# 病例5 间断头晕、头痛1周

患者朵某,男性,21岁,民工,于2014年7月18日来院就诊。

## 一、主诉

间断头晕、头痛一周。

## 二、病史询问

 **思维提示**

患者的症状主要集中在头部,头晕、头痛在临床上发病率高,伴随症状和体征多样,病因复杂,涉及多个学科。问诊应围绕程度、持续时间、治疗前后变化进行展开。伴随症状和具有鉴别意义的症状也非常关键,可提示最终诊断的方向,应详细问清。

### (一)问诊主要内容及目的

1. 头晕的诱因、种类、程度 头晕的诱因有很多,是否有长时间的手机、电脑、iPad等电子设备的使用史,头晕之前是否有感冒,问诊时都应详细了解;头晕的感觉也不同,从眩晕感到昏昏沉沉、头重脚轻等,此外还有合并意识丧失的晕厥等,引起的疾病都有所不同;伴随症状也很关键,如伴耳鸣、听力减退需要考虑梅尼埃病、突发性耳聋,如头晕前服用过水杨酸制剂、奎宁、某些镇静安眠药则要考虑药物不良反应。问诊时应从症状和伴随症状推断出患者属于中枢性、外周性还是其他原因导致的头晕(如贫血、低血压、心律失常、颈椎损伤、眼肌麻痹、屈光不正等)。

2. 头痛的部位、程度和性质 头痛的部位可分为单侧、双侧、前额、后枕、局限或弥散性全头痛。头痛程度一般分为轻中重三种,但与疾病的严重程度并不成正比。性质可分为搏动性头痛、电击样头痛、紧箍、钳夹样头痛、针刺样头痛等。头痛可见于多种疾病,大多无特异性,问诊时应问清患者有无失眠、焦虑、剧烈呕吐(是否喷射性)、眩晕、晕厥、抽搐、视力障碍、感觉或运动异常、精神异常、意识障碍、抽搐等伴随症状,以及头痛随时间的变化和治疗的效果。

3. 既往史的询问 慢性病史、手术外伤史、吸烟饮酒史、过敏史、生育及家族遗传病史。

### (二)问诊结果及思维提示

患者1周前"感冒"后感头晕、头痛。头晕为摇摆感,自觉站立不稳;头痛为持续性头痛,额部为主,程度中等,尚可忍受。伴视物模糊,视物有闪光点,伴发热,体温最高达38.4℃,自行服用解热镇痛药物"白加黑"后头痛减轻,体温降至正常。退热之后患者仍反复头晕、视物模糊,性质同前。3日前无明显诱因再次出现头痛,咳嗽时加重,静息时缓解。

约15年前患"肝炎",具体不详,自述已治愈;癫痫病史8年,反复发作,口服拉莫三嗪及左乙拉西坦治疗;否认高血压、糖尿病、冠心病史;否认手术、外伤史;否认结核、疟疾等传染病史;否认食物、药物等过敏史。久居原籍,无疫水、疫源接触史;否认冶游史;否认嗜酒、吸烟史;未婚育。母亲及舅舅3年前诊断为线粒体脑肌病。

**思维提示**

年轻男性"上感"后出现头晕头痛伴发热,是否存在中枢神经系统感染?且患者存在视觉异常,头晕头痛持续不缓解,在咳嗽造成颅内压短暂升高的情况下头痛一过性加重,是否有青光眼或脑占位可能?既往癫痫病史,不除外脑占位所致症状性癫痫。

## 三、体格检查

### (一)重点检查内容及目的

根据问诊的结果,患者的症状显而易见集中在神经系统,应重点进行神经系统的详细查体。患者"上感"后出现头晕头痛及发热,应考虑到有无中枢神经系统感染,查体要注意有无脑膜刺激征,包括颈强直、Kernig征以及Brudzinski征。此外还应详细检查眼部,明确有无颅内压增高所致的视盘水肿或青光眼所致的眼压增高。

### (二)体检结果及思维提示

神清语利,T 36.9℃,P 86次/分,R 20次/分,BP 130/80mmHg;自主体位,双肺呼吸音清,未闻及啰音;心律齐;腹软,无压痛、反跳痛。神经系统查体:双眼左侧上方1/4视野缺损;双侧瞳孔等大等圆,直径3mm,对光反射减弱,眼动充分,左视可疑水平眼震,双眼眼压正常,眼底检查未见异常;双侧鼻唇沟对称,伸舌居中,四肢肌力V级,肌张力不高,双侧腱反射降低,双侧病理征阴性。浅感觉对称,指鼻、跟-膝-胫试验稳准,颈软,无抵抗。

**思维提示**

患者双眼左侧视野缺损,对光反射减弱,左视可疑水平眼震,而眼压及眼底检查未见异常,可排除青光眼等眼部本身病变,提示中枢神经系统病变;患者颈抵抗阴性,考虑没有脑膜刺激征,是否有中枢神经系统感染还不确定。

## 四、实验室和影像学检查结果

### (一)初步检查内容及目的

1. 检查心电图、血尿便常规、生化全项、血气分析、凝血四项及CRP、血沉、D-二聚体,完善患者基本资料。

2. 正位胸片明确患者是否有呼吸道、肺部感染征象。

3. 颅脑CT平扫明确是否有颅脑血管、实质的器质性病变。

4. 脑电图及血管B超明确癫痫性质及血管供血情况。

**（二）检查结果及思维提示**

1. 血常规　WBC: $5.07 \times 10^9$/L, N%: 62.5%, L%: 28.4%, HGB: 146g/L, HCT: 42.50%, PLT: $309 \times 10^9$/L。

2. 血沉　6mm/h。

3. 血气　pH: 7.38, $PCO_2$: 39mmHg, $PO_2$: 91mmHg, $SO_2$: 98%, $HCO_3^-$: 23.1mmol/L。

4. 尿、便常规　未见异常。

5. 生化　HDL: 1.63mmol/L, TG: 0.52mmol/L, OSM: 276mOSM/L。

6. BNP、CK-MB、CTnI、凝血四项及D-二聚体均在正常范围内。

7. 心电图及正位胸片　未见明显异常。

8. 颅脑CT平扫（图5-1）

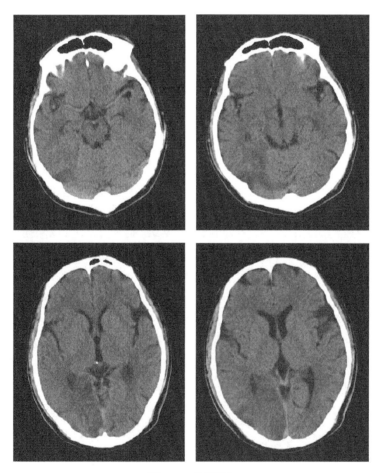

图5-1　头部CT

右侧枕叶可见大片状模糊低密度灶，其余脑实质未见异常密度灶；脑室对称；扩大
增宽，脑池、脑沟略增宽；垂体不大；中线结构居中；所示副鼻窦未见异常

9. 脑电图　异常脑电图。双侧半球同步、非同步出现大量多棘慢波、棘慢波放电,闪光刺激诱发肌阵挛发作。

10. 血管B超　双颈动脉、右大脑中动脉及双椎基底动脉血流增快,其余血管未见异常。

**思维提示**

　　患者阳性结果主要集中于神经系统。颅脑CT平扫发现右侧枕叶大片状模糊低密度灶,提示脑器质性病变,脑电图异常不除外上述病变所致症状性癫痫。患者青年男性,无高血压、糖尿病、高血脂、吸烟酗酒等高危因素,且血管B超回报血管血供良好,用血管性病变如脑梗、脑血栓来解释患者脑部病灶的依据不充分,可查头MRI、头MRA或脑血管造影进一步明确病变性质,必要时查腰椎穿刺及脑脊液检查明确有无中枢神经系统感染。最后不能忽略自身免疫相关检查,如抗核抗体等,可明确有无自身免疫病如系统性红斑狼疮所引起的脑损害。

## (三)进一步检查结果及思维提示

1. 头MRI(图5-2)
结论: 右侧枕叶DWI高信号。
2. 自身免疫检查　ANCA相关检查及抗核抗体结果回报均为阴性。

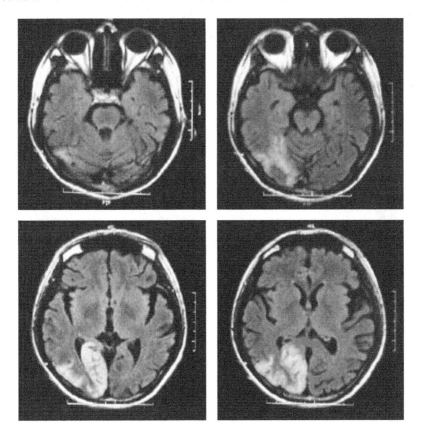

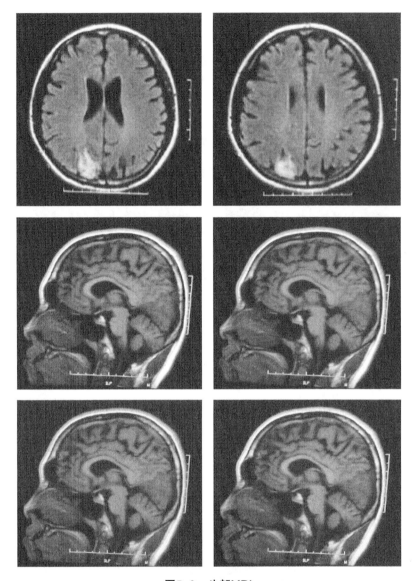

图5-2 头部MRI

**思维提示**

　　诊治到目前阶段可以确定患者不是神经内科的常见疾病,那么到底是何种疾病? 目前的检查结果回报是否符合确诊的要求? 给予患者治疗方案可以使病情好转? 这些问题还没有明确的答案。再次回顾本病例,有一点很值得注意,就是患者的母亲和舅舅都患有线粒体脑肌病,这和本患者此次发病有何关联? 线粒体脑肌病是一种什么样的疾病? 这些问题正是我们下一步诊疗工作需要明确的。

## 五、治疗方案及理由

1. 治疗方案　患者收入神经内科住院,治疗上给予患者ATP、B族维生素、维生素E、辅酶

Q10以及左卡尼汀。

2. 理由　入院后请了神经内科会诊中心专家会诊,再次追问病史,发现患者智力中等偏下,近4年有运动后易疲劳症状,双手大鱼际肌肉欠饱满,结合症状、体征、家族病史及影像学检查等,考虑线粒体脑肌病可能性大,给予上述治疗可改善线粒体代谢,保护神经细胞,增加肌肉能量。同时专家指出患者有发热、咳嗽症状,颅内感染待除外,可行脑脊液检查进一步明确。

## 六、治疗效果、最终确诊及思维提示

应用上述治疗后患者症状明显好转,患者及家属拒绝脑脊液神经免疫检查、肌电图、肌肉活检及基因检查,故暂予完善乳酸最小运动量试验、磁共振波谱分析及脑脊液常规检查。

1. 乳酸最小运动量试验　运动前1.7mmol/L,运动15min后4.6mmol/L,休息10min后3.7mmol/L。

2. 磁共振波谱分析(图5-3)

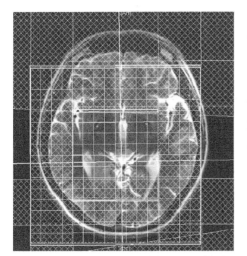
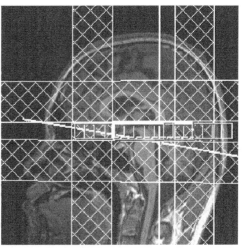
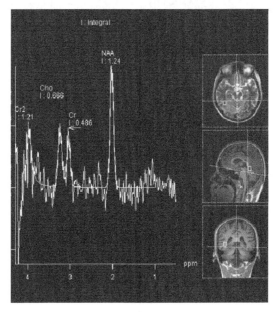

图5-3　磁共振波谱分析

结论: 右侧枕叶、楔叶NAA/Cr较正常明显降低。

3. 脑脊液相关检查外观无色透明,潘氏试验阴性,细胞数、微量蛋白、氯、糖含量均正常,结核、EB病毒、巨细胞病毒基因分型均为阴性。

**思维提示**

该病例的诊治过程就像抽丝剥茧,一点点排除,一点点求证,最后终于真相大白。治疗有效也证明了诊断的正确性。本病例提示我们在疾病的诊治过程中需要大胆假设,小心求证,完善病史的采集对最终确诊起着非常关键的作用。

最终诊断: 线粒体脑肌病; 癫痫。

## 七、本疾病最新解读

线粒体脑肌病( mitochondrial encephalomyopathy )是一种线粒体病,线粒体病是指因遗传基因的缺陷导致线粒体的结构和功能异常,导致细胞呼吸链及能量代谢障碍的一组多系统疾病。此病于1962年由Luft首次采用改良GomoriTrichrome染色( MGT )发现肌纤维中有破碎红纤维(或不整红边纤维)( ragged red fiber, RRF ),并诊断首例线粒体肌病继而发现。近些年来的研究发现线粒体DNA( mtDNA )或核DNA突变是导致人类线粒体疾病发病的重要原因。后天缺血、缺氧、感染、中毒等因素也可造成继发性线粒体功能障碍。

线粒体脑肌病的神经系统主要表现为卒中样发作、癫痫、肌阵挛、眼外肌麻痹及视神经损害等。本病在神经内科中比较常见,其临床特点比较隐匿不典型,绝大部分患者被误诊为癫痫或其他肌肉疾病。

目前对于线粒体脑肌病国内外都缺乏明确的诊断标准,但是符合以下的几点都应考虑线粒体脑病的可能:

1. 有无家族史、有无从儿童期开始出现不明原因癫痫发作的病史,包括不能解释的疾病或对药物疗效不佳甚至加重癫痫发作的情况。家族成员中有难以解释的类似情况时也有一定的提示意义。

2. 复杂部分性发作继发泛化、肌阵挛发作、强直阵挛发作及失神发作均提示MELAS或MERRF可能。丙酮酸、乳酸最小运动量试验阳性、血清和脑脊液中乳酸含量增高、肌肉活检可见破碎红纤维、线粒体氧化呼吸酶活性降低、部分患者血清中CK、LDH升高均是诊断该病的重要指标。

3. 影像学检查发现脑白质病变、基底节区钙化及低密度影、脑萎缩和脑室扩大等。磁共振波谱分析( MRS )可以提供脑形态和代谢方面的细微改变,H-MRS出现乳酸峰是ME的一个特征性表现。

4. 静息状态下乳酸水平大于2.00mmol/L即为异常,特别是运动后乳酸水平升高更具诊断意义。运动后10分钟不能恢复正常或运动后乳酸水平升高大于4mmol/L即为异常。但需排除其他导致乳酸水平升高的原因,如惊厥后血液和脑脊液乳酸水平升高、缺血性卒中后脑脊液乳酸水平升高等。而乳酸水平正常也不能完全排除该病。

5. 脑电图表现为弥漫性脑电活动减慢,普遍或局灶暴发的慢波、棘波、尖波以及棘慢综合波。这些都对线粒体脑肌病的诊断有很大的帮助。

6. 基因检测可以发现某些位点的改变,是诊断线粒体脑病的金标准,遗传学分析在必要时也可进行,以防家族中其他人员有相似的症状出现。

目前线粒体脑病还无法彻底治愈,由于线粒体基因改变使得氧化磷酸化呼吸链的完整性被破坏导致能量生成障碍,因此给予各种改善能量代谢的药物有助于患者症状的缓解。最根本的治疗手段还有赖于基因治疗。

## 八、对本病例的思考

线粒体脑肌病作为临床相对罕见疾病,临床医生,尤其是非神经内科专业的医生,对其的认识并不是很充分,在本病例中,患者就长期被诊断为"癫痫",我们在临床过程中应注意询问患者的相关家族史,观察临床表现、头部影像学和血乳酸检测等特征性改变;若考虑该病可能,应尽早行肌肉活检或基因检测,用以明确诊断和治疗,尽可能的改善患者的预后。目前开展的基因治疗是最值得期待的治疗方案。

（蒋 达）

# 病例6 突发腹痛4小时

患者男性,46岁,于2014年4月3日来诊。

## 一、主诉

突发腹痛4小时。

## 二、病史询问

患者李某,男,46岁,主因"突发腹痛4小时"来我院急诊内科就诊。患者4小时前无明显诱因突发腹痛,持续无缓解,伴腹胀、恶心,未呕吐,无腹泻及便血,无腰痛及血尿,无发热,无背痛。既往史:无特殊,自诉便秘。

 **思维提示**

患者壮年男性,无特殊既往病史,其起病急且疼痛为持续性,应首先考虑上消化道穿孔、急性胰腺炎、急性绞窄性肠梗阻等严重急腹症。患者便秘病史是唯一有意义的既往史,对于最终的诊断有辅助作用,详见后文。

## 三、体格检查

神情语利,行动自如;HR 85次/分,BP 135/80mmHg,R 22次/分。心、肺部查体大致正常,腹平坦,全腹可及散在轻压痛,无肌紧张及反跳痛,叩诊普遍呈鼓音,移动性浊音阴性,双肾区叩击痛阴性,肠鸣音3次/分,未闻及腹部血管杂音。

 **思维提示**

患者存在明显的症状体征分离现象,这是特别值得注意的。虽未进一步检查,但基本可除外上消化道穿孔的诊断。临床上常见的症状体征分离的急腹症有两种,一种是肠系膜上动脉血栓,一种是肠扭转或内疝导致的肠绞窄。这两种情况都是因为存在肠管的血运障碍而产生持续而剧烈的腹痛。而这两种疾病往往需要外科手术的介入,因此需要急诊科医师提高警惕。

## 四、实验室检查和辅助检查

血常规: WBC $10.91 \times 10^9$/L, NEU 88.4%, HGB 138g/L, PLT $211 \times 10^9$/L。

生化全项: 大致正常。

尿常规: 红细胞(+),酮体(++++),尿蛋白(+)。

腹部B超: 肝实质回声不均,肝周积液,最深1.9cm。

全腹部增强CT(图6-1): 提示乙状结肠系膜扭转,继发乙状结肠梗阻、积气。

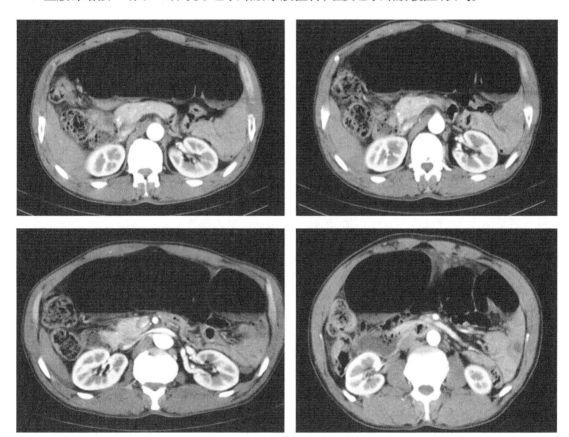

图6-1　腹部增强CT

**思维提示**

　　在进行关键的检查即全腹增强CT之前,最重要的一项检查提示就是B超显示的肝周积液。由于B超对于胰腺未检出明显异常。至此,我们的眼光主要应集中于肠管疾病,而如此短的发病时间内,肝周已见积液,正可见病情的刻不容缓。鉴于此,我们的急诊内科医生选择了急腹症诊断的终极武器——全腹增强CT。

## 五、治疗方案及理由

急诊内科医生对于腹部影像学诊断经验不足,于是请求了消化科及普外科二线紧急会诊。消化二线考虑存在肠梗阻,建议转外科进一步诊治;而普外二线宣称在手术台上,暂时无法来急诊。鉴于上述情况,内科医生将患者转交给急诊外科医生。

## 六、治疗效果及思维提示

急诊外科医生仔细阅片后,根据经验判断此患者为乙状结肠扭转,须行急诊手术治疗,而由于我院普外科无床,患者自行转往外院治疗。两日后,我院放射科报告显示:乙状结肠系膜扭转,继发乙状结肠梗阻、积气;肝右叶后段小囊肿;肝周少量积液;前列腺钙化。后来经急诊医生电话随访确认,患者术中情况与术前诊断一致。

## 七、延伸探讨:乙状结肠扭转诊治简述

乙状结肠一般均较长,而系膜根部大多较窄,肠袢活动度大,这是容易发生扭转的解剖基础。乙状结肠内粪便积聚,由于重力作用,可发生扭转。慢性便秘使结肠特别是乙状结肠扩张增长,肠肌松弛,促使其更易发生扭转,因此该病多见于有习惯性便秘的老年人。

扭转可呈顺时针或逆时针方向,以后者较常见。旋转少于180°时,不影响肠腔的通畅,超过此限,即可以有肠梗阻。超过360°,肠壁血运可能受到影响,如不及时治疗,将有可能导致肠壁坏死穿孔。乙状结肠扭转后,肠袢的入口及出口均被闭塞,因此属闭袢性梗阻,腔内气、液体积聚,压力增高,也会影响肠壁血运。除乙状结肠本身的闭袢梗阻外,扭转对其近侧结肠也造成梗阻,使结肠积气扩张。

乙状结肠扭转的临床表现:中下腹急性腹痛,为阵发性绞痛,无排气排便。病发后不久,即有明显腹胀,叩诊为鼓音。体征除明显气胀外,可有左下腹轻压痛及高调肠鸣音。

X线腹平片对诊断帮助很大,在腹部偏左可见一充气显著的孤立肠袢自盆腔直达上腹或横膈,降、横、升结肠及小肠可有不同程度的胀气。此X线特征,再加病人既往史中有便秘或曾有类似较轻发作,即可基本确定诊断。进一步作钡灌肠检查,即见钡头止于直肠上端,呈典型的鸟嘴样或螺旋形狭窄。

如腹痛不断加重并转为持续性,并有体温增高,脉搏加快,或出现明显的腹膜刺激征时,表明肠壁已开始有血运障碍。

乙状结肠扭转的治疗方法如下:

1. 一般处理　禁食、鼻胃管减压、输液。

2. 在肠袢无绞窄的情况下,应先试用置管减压的非手术治疗。肛管可留置1~2天,并注意观察腹部体征,复位前临床上虽无肠绞窄征,仍不能排除肠壁有小范围坏死穿孔的可能。置管有导致医源性穿孔的可能。

3. 如果非手术疗法失败,或疑已有肠坏死时,应及时手术(复位/肠切除)。

## 八、进一步延伸探讨：便秘杂谈

1. 释名　①閟：《素问·五常政大论》："其病癃閟，邪伤肾也"，王冰注：大便干涩不利也；②大便难：《诸病源候论》、大便不通（《杂病广要》）；③便祕→便秘。

2. 便秘的中医概说　大便难者，由五脏不调，阴阳偏有虚实，谓三焦不和，则冷热并结故也。胃为水谷之海，水谷之精化为荣卫，其糟粕行之于大肠以出也。五脏三焦既不调和，冷热壅涩，结在胃肠之间，其胃肠本实，而又为冷热之气所结聚不宣，故令大便难也（《病源论》）。

夫五秘者，风秘、气秘、湿秘、寒秘、热秘是也。更有发汗利小便，及妇人新产亡血，走耗津液，往往皆令人秘结。燥则润之，涩则滑之，秘则通之，寒则温利之，此一定之法也（《济生》）。

3. 便秘的现代医学论述　功能性胃肠病（functional gastrointestinal disorders，FGIDs）指的是表现为慢性或反复发作的胃肠道症状，而无法找到形态学或生化异常解释的一类消化系统疾病。

2006年5月，FGIDs的国际罗马Ⅲ专家工作组推出了《功能性胃肠病罗马Ⅲ新分类和诊断标准》（图6-2）。

罗马Ⅲ标准的功能性胃肠病的分类（成人）

A1功能性食管疾病
　A11 功能性胃灼热
　A21 推测来源于食管的功能性胸痛
　A31 功能性吞咽困难
　A41 癔球症
B1功能性胃十二指肠疾病
　B11 功能性消化不良
　　B1a1 餐后不适综合征
　　B1b1 上腹痛综合征
　B21 嗳气疾病
　　B2a1 吞气症
　　B2b1 非特异性过度嗳气
　B31 恶心和呕吐疾病
　　B3a1 慢性特发性恶心
　　B3b1 功能性呕吐
　　B3c1 周期性呕吐综合征
　B41 成人反刍综合征
C1 功能性肠疾病
　C11 肠易激综合征
　C21 功能性胀气
　C31 功能性便秘
　C41 功能性腹泻
　C51 非特异性功能性肠疾病
D1 功能性腹痛综合征
E1 功能性胆囊和Oddi括约肌（SO）疾病
　E11 功能性胆囊疾病
　E21 功能性胆道SO疾病
　E31 功能性胰腺SO疾病
F1 功能性肛门直肠疾病
　F11 功能性大便失禁
　F21 功能性肛门直肠疼痛
　　F2a1 慢性肛门痛
　　F2b1 痉挛性肛部痛
　F31 功能性排便疾病
　　F3a1 不协调排便
　　F3b1 不充分的排便推力

图6-2　功能性胃肠病罗马Ⅲ新分类和诊断标准

4. 功能性便秘的诊断标准　采用罗马Ⅲ标准,在排除器质性疾病导致的便秘后,符合以下情况者可判定为功能性便秘:

(1)必须包括下列2项或2项以上:至少25%的排便感到费力,至少25%的排便为干球粪或硬粪,至少25%的排便有不尽感,至少25%的排便有肛门直肠梗阻感和(或)堵塞感,至少25%的排便需手法辅助(如用手指协助排便、盆底支持),每周排便少于3次。

(2)不用泻药时很少出现稀便。

(3)不符合肠易激综合征的诊断标准。

注: 诊断前症状出现至少6个月,且近3个月症状符合以上诊断标准。

5. 国内的相应指南　中国慢性便秘诊治指南(2013年,武汉,中华医学会消化病学分会胃肠动力组、中华医学会外科学分会结直肠肛门外科学组)

便秘(constipation)表现为排便次数减少、粪便干硬和(或)排便困难。排便次数减少指每周排便少于3次。排便困难包括排便费力、排出困难、排便不尽感、排便费时及需手法辅助排便。慢性便秘的病程至少为6个月。

我国成人慢性便秘患病率为4%~6%,并随年龄增长而升高,60岁以上人群慢性便秘患病率可高达22%。女性患病率高于男性,男女患病率之比为1∶1.22~1∶4.56。慢性便秘患病率农村高于城市,与工作压力、精神心理因素(如焦虑、抑郁及不良生活事件等)有关。女性、低BMI、文化程度低、生活在人口密集区者更易发生便秘。低纤维素食物、液体摄入减少可增加慢性便秘发生的可能性,滥用泻药可加重便秘。

6. 慢性便秘的病因及病理生理病因(图6-3)。

| 病因 | 相关因素 |
|------|----------|
| 功能性疾病 | 功能性便秘、功能性排便障碍、便秘型肠易激综合征 |
| 器质性疾病 | 肠道疾病(结肠肿瘤、憩室、肠腔狭窄或梗阻、巨结肠、结直肠术后、肠扭转、直肠膨出、直肠脱垂、痔疮、肛裂、肛周脓肿和瘘管、肛提肌综合征、痉挛性肛门直肠痛)<br>内分泌和代谢性疾病(严重脱水、糖尿病、甲状腺功能减退、甲状旁腺功能亢进、多发内分泌腺瘤、重金属中毒、高钙血症、高或低镁血症、低钾血症、卟啉病、慢性肾病、尿毒症)<br>神经系统疾病(自主神经病变、脑血管疾病、认知障碍或痴呆、多发性硬化、帕金森病、脊髓损伤)<br>肌肉疾病(淀粉样变性、皮肌炎、硬皮病、系统性硬化) |
| 药物 | 抗抑郁药、抗癫痫药、抗组胺药、抗震颤麻痹药、抗精神病药、解痉药、钙拮抗剂、利尿剂、单胺氧化酶抑制剂、阿片类药、拟交感神经药、含铝或钙的抗酸药、钙剂、铁剂、止泻药、非甾体抗炎药 |

**图6-3　便秘病因及相关因素**

功能性疾病所致便秘的病理生理学机制尚未完全阐明,可能与结肠传输和排便功能紊乱有关。目前按病理生理学机制,将功能性疾病所致便秘分为慢传输型便秘(slow transit constipation, STTC)、排便障碍型便秘(defecatory disorder)、混合型便秘、正常传输型便秘(normal transit constipation, NTC)。

7. 慢性便秘的诊断和鉴别诊断　慢性便秘的诊断主要基于症状,可借鉴罗马标准中功能性便秘诊断标准所述的症状和病程。慢性便秘患者还常表现为便意减少或缺乏便意、想排便而排不出（空排）、排便费时、每日排便量少，可伴有腹痛、腹胀、肛门直肠疼痛等不适。IBS-C患者的腹痛、腹部不适常在排便后获改善。

对近期内出现便秘或伴随症状发生变化的患者，鉴别诊断尤为重要。对年龄大于40岁、有报警征象者，应进行必要的实验室、影像学和结肠镜检查，以明确便秘是否为器质性疾病所致、是否伴有结直肠的形态学改变。报警征象包括便血、粪隐血试验阳性、贫血、消瘦、明显腹痛、腹部包块、有结直肠息肉史和结直肠肿瘤家族史。

8. 肠道的相关检查及评估　结肠传输试验；肛门直肠测压；球囊逼出试验；排粪造影；腔内超声检查；会阴神经潜伏期或肌电图检查；对精神心理、睡眠状态和社会支持情况的评估。

9. 慢性便秘的治疗

（1）调整生活方式

1）膳食：增加纤维素和水分的摄入，推荐每日摄入膳食纤维25~35g、每日至少饮水1.5~2.0L。

2）适度运动：尤其对久病卧床、运动少的老年患者更有益。

3）建立良好的排便习惯：结肠活动在晨醒和餐后时最为活跃，建议患者在晨起或餐后2h内尝试排便，排便时集中注意力，减少外界因素的干扰。

（2）药物治疗：选用通便药时应考虑循证医学证据、安全性、药物依赖性以及价效比。避免长期使用刺激性泻药。

世界胃肠组织便秘指南（2010年）（图6-4）。

| 药物 | 证据等级和推荐水平 |
| --- | --- |
| 容积性泻药 | 欧车前（Ⅱ级，B级）聚卡波非钙（Ⅲ级，C级）麦麸（Ⅲ级，C级）甲基纤维素（Ⅲ级，C级） |
| 渗透性泻药 | 聚乙二醇（Ⅰ级，A级）乳果糖（Ⅱ级，B级） |
| 刺激性泻药 | 比沙可啶（Ⅱ级，B级）番泻叶（Ⅲ级，C级） |
| 促动力药 | 普芦卡必利（Ⅰ级，A级）<br>国内商品名：力洛 |

图6-4　世界胃肠组织便秘指南（2010年）

（3）精神心理治疗。

（4）生物反馈：循证医学证实生物反馈是盆底肌功能障碍所致便秘的有效治疗方法（Ⅰ级推荐，A级证据）。

（5）其他治疗方法：益生菌，中药，针灸，按摩推拿，骶神经刺激治疗。

（6）手术治疗。

10. 中医关于便秘治疗的相关论述

有风秘、冷秘、气秘、热秘。又有老人津液干燥，是名虚证。妇人分产亡血，及发汗、利小便、病后血气未复，皆能做秘，俱宜麻仁圆。

风秘之病，由风搏肺脏，传于大肠，故传化难，或其人素有风病者，亦多有秘。宜小续命汤，去附子，倍芍药，入竹沥、两蚬壳许。实者，吞脾约麻仁圆，虚者，吞养正丹。

冷秘，由冷气横于肠胃，凝阴固结，津液不通，胃道秘塞，其人肠内气攻，喜热恶冷，宜藿香正气散，加官桂、枳壳各半钱，吞半硫圆。热药多秘，惟硫黄暖而通；冷药多泄，惟黄连肥肠而止泻。

气秘,则气不升降,谷气不行,其人多噫,宜苏子降气汤加枳壳,吞养正丹,或半硫圆、来复丹。未效,佐以木香槟榔圆。欲其速通,则枳壳生用。

热秘,面赤身热,肠胃胀闷,时欲得冷,或口舌生疮,此由大肠热结,宜四顺清凉饮,吞润肠圆,或木香槟榔圆。

老人虚秘,及出汗、利小便过多,一切病后血气未复而秘者,宜苏子降气汤,倍加当归,吞威灵仙圆,或肉黄饮、苁蓉顺肠圆尤宜。

—戴原礼《秘传证治要诀及类方》

11. 常用通便中成药简介

(1)麻仁润肠丸:原名麻子仁圆,也称脾约丸,出自《金匮要略》:"趺阳脉浮而涩,浮则胃气强,涩则小便数。浮涩相搏,大便则坚,其脾为约。麻子仁圆主之。"

组方:麻仁、大黄、厚朴、枳实、芍药、杏仁。治胃肠热燥,大便秘结。徐大椿《兰台轨范》认为"此润肠之主方也"。

**附:麻仁丸方论一首**

凡胃家之实,多因于阳明之热结,而亦有因太阴之不开者,是脾不能为胃行其津液,故名为脾约也。承气诸剂,只能清胃,不能扶脾。如病在仓卒,胃阳实而脾阴不虚,用之则胃气通而大便之开阖如故。若无恶热、自汗、烦躁、胀满、谵语、潮热等症,饮食小便如常,而大便常自坚硬,或数日不行,或出之不利,是谓之孤阳独行,此太阴之病不开,而秽污之不去,乃平素之蓄积使然也。慢而不治,则饮食不能为肌肉,必至消瘦而死。然府病为客,藏病为主。治客须急,治主须缓。病在太阴,不可荡涤以取效,必久服而始和。盖阴无骤补之法,亦无骤攻之法。故取麻仁之甘平入脾,润而多脂者为君,杏仁之降气利窍,大黄之走而不守者为臣,芍药知滋阴敛液,与枳、朴之消导除积者为佐,炼蜜为丸,少服而渐加焉,以和为度。此调脾承气,推陈致新之和剂也。

—柯韵伯《伤寒附翼》

(2)四磨汤口服液:原名四磨饮,出自《严氏济生方》。

组方:人参、槟榔、沉香、天台乌药。治七情伤感、上气喘急、胸膈不快、妨闷不食。可用于气秘、虚秘。又有六磨饮(木香、大黄、枳壳)。

现代组方有较多变动,用法亦改,效果可疑。

(3)苁蓉润肠口服液

组方:黄芪、肉苁蓉、白术、太子参、地黄、玄参、麦冬、当归、黄精、桑葚、黑芝麻、火麻仁、蜂蜜等。本品用于气阴两虚、脾肾不足、大肠失于濡润而致的虚症便秘。

组方失衡,不宜采用。

(4)胆宁片

组方:大黄、虎杖、青皮、白茅根、陈皮、郁金、山楂。

疏肝利胆,清热通下。用于肝郁气滞、湿热未清所致的右上腹隐隐作痛、食入作胀、胃纳不香、嗳气、便秘;慢性胆囊炎见上述症候者。

效果确切,适用于胆道感染伴便秘者。

(5)两种重要通便药品

杜秘克:尤其适合肝硬化患者,肠梗阻患者慎用。

甘油灌肠剂:急诊外科之利器,治疗肠梗阻必不可少。

**(郎轶群)**

## 病例7　下腹痛1日余

患者男性,88岁,于2015年3月23日来诊。

### 一、主诉

下腹痛1日余。

### 二、病史询问

患者姚某,男,88岁,主因"下腹痛一日余"于2015年3月23日来我院急诊科就诊。患者一日余前无明显诱因出现下腹痛,左侧稍重,伴恶心,食欲缺乏,无呕吐、腹泻,无腰痛、血尿,无背痛、大汗,无发热。既往史:高血压,腹股沟疝,腹主动脉瘤。

**思维提示**

老年患者,症状无特异性,且既往有疝气及腹主动脉瘤病史,此两种疾病都可能与此次腹痛有关,但也可能只是合并因素。这里面的腹主动脉瘤,尤其是个令人头痛的疾病,即使腹痛与其无关,相信很多急诊医生都不愿意看到这个字眼。

### 三、体格检查

HR 89次/分, BP 145/90mmHg, R 22次/分, T 36.5℃。一般状况可,步行入诊室,神清语利;心肺部查体大致正常;腹平软,脐偏左下可触及搏动性包块,约6cm×8cm大小,左下腹、右下腹可及深压痛,无肌紧张及反跳痛,腹部叩诊普遍呈鼓音,移动性浊音(-),肠鸣音3次/分,脐旁包块处可闻及收缩期血管杂音。

**思维提示**

患者腹痛症状位于下腹偏左,而查体腹主动脉瘤亦位于左下腹,这是令人最不想看到的结果,因为如果是腹主动脉瘤相关的腹痛,那都将是极为凶险而致命的临床情况。所以尽管患者生命体征平稳,却丝毫不能令人放心。

## 四、实验室检查和辅助检查

心电图: 大致正常。

血常规: WBC $11.18 \times 10^9$/L, NEU 89.6%, HGB 128g/L, PLT $172 \times 10^9$/L。

腹部B超: 左中腹异常回声—腹主动脉瘤并附壁血栓?(腹主动脉平脐处增宽,宽约4.6cm, 长约9.1cm,内血流通畅,内可见中等回声附壁,较厚约1.7cm),胆总管上段扩张(宽约1.1cm,中下段显示不清),右肾囊肿伴钙化(右下腹麦氏点目前未见明显肿大阑尾,未见明显包块,肠间隙未见明显积液),请结合临床。

全腹CT平扫: 腹主动脉瘤(腹主动脉局部呈瘤样扩张,最宽处直径5.5cm); 双侧腹股沟疝(右侧腹股沟可见系膜组织及膀胱膨出,左侧腹股沟区可见系膜组织及肠管膨出); 前列腺增生伴钙化; 腹主动脉及其分支硬化。( 2014年5月29日检查结果 )。

**思维提示**

这诸多检查对于诊断依然帮助不大。然而从医院影像系统调出的去年的CT资料却是一个绝好的参考物。作为一名急诊科的医生,应该从一开始就培养独立自主的阅片能力,因为这对于提高个人的临床诊疗能力是至关重要的。且不说放射科不能及时出报告,就是出了也未必完全可信,对于医生来说,放射科报告应该是仅供参考而非可靠依据。实际上此患者的两次来诊真正病因,不但是B超,就是两次CT都没有报出来。

## 五、治疗方案及理由

急诊内科医师考虑患者腹痛与腹主动脉瘤有关,于是将患者转交给急诊外科医师; 外科医师接诊后详细查看了相关资料,忽然忆起去年患者来诊时正是自己给的诊断,而此次发作是否与上次类似,还是真的与动脉瘤相关,目前难以确定。

## 六、进一步检查及结论

为了明确诊断,外科医师让患者尽快复查了腹部CT(图7-1),发现患者腹主动脉瘤与去年相比并无明显变化,影像学提示是急性阑尾炎。由于患者阑尾位置特殊,尖端位于左下腹,所以产生了不典型的症状和体征。

2015年3月23日腹部平扫CT报告: 腹主动脉瘤(腹主动脉局部呈瘤样扩张,最宽处直径5.4cm); 双侧腹股沟疝(右侧腹股沟可见系膜组织及膀胱膨出,左侧腹股沟区可见系膜组织及肠管膨出); 右肾多发囊肿,左肾萎缩; 前列腺增生伴钙化; 腹主动脉及其分支硬化。

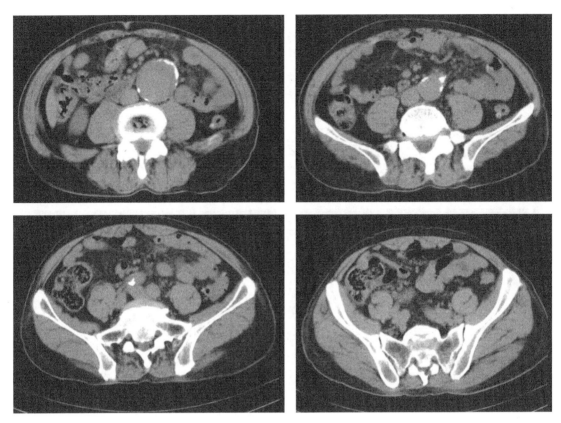

图7-1　腹部CT

## 七、治疗效果及思维提示

患者急诊输液后症状显著好转,带三天输液回社区治疗,2015年3月27日复查,症状及体征基本消失,血常规结果( WBC $7.27 \times 10^9$/L, NEU% 51.2%, HGB 126g/L, PLT $157 \times 10^9$/L ),带口服抗生素离院。

这例患者的诊断是需要相当的临床功力和胆量的,没有功力不可能发现特殊位置的阑尾,也不敢除外动脉瘤的因素;没有胆量也不敢在放射科都没有倾向性诊断甚至漏掉阑尾时坚持自己的见解,贯彻自己的治疗方案。

## 八、延伸探讨

各种罕见阑尾炎一览(图7-2~图7-5 )。

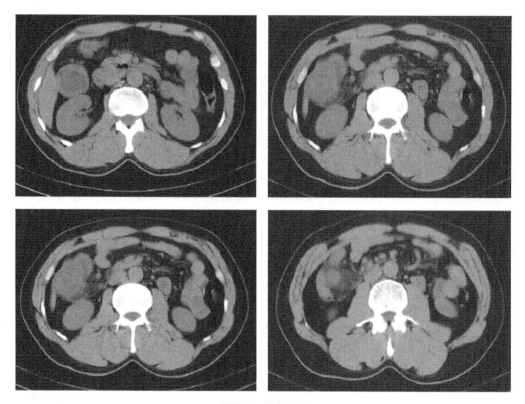

图7-2 腹部CT

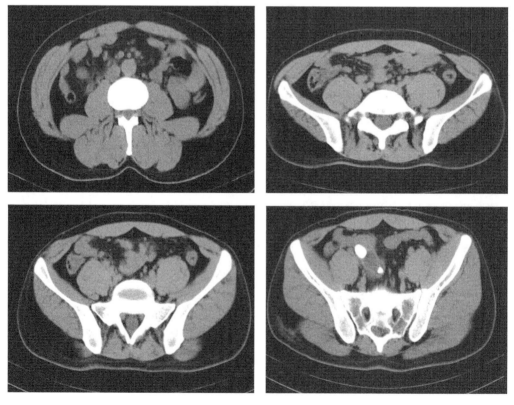

图7-3 腹部CT

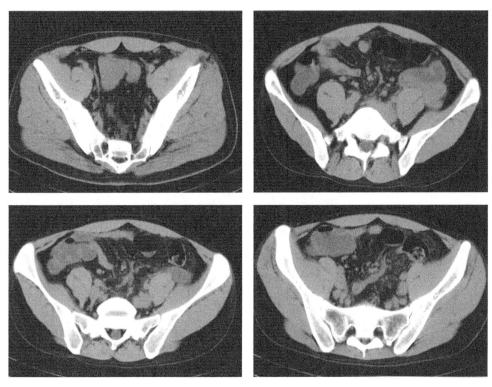

图7-4　腹部CT

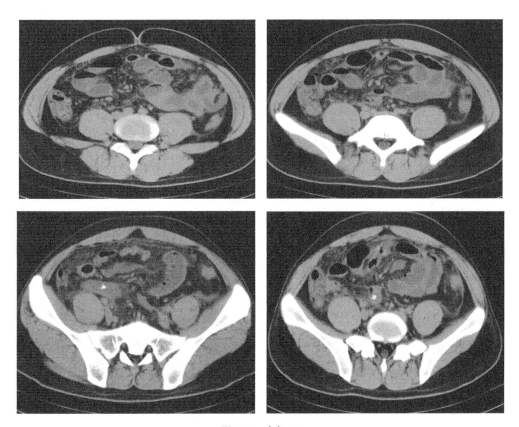

图7-5　腹部CT

寄语: 急性阑尾炎是最常见的外科急腹症,其诊断最简单又最复杂; 急诊内科医师应警惕并注重腹部体征,善于识别此疾病,急诊外科医师应注重影像证据及动态观测,善于确诊并治疗此疾病。

**（郎轶群　谢苗荣）**

患者徐某,男性,15岁,于2013年12月4日入院就诊。

## 一、主诉

发热伴咳嗽、咳痰5天。

## 二、病史询问

### (一)初步诊断思路及问诊目的

患者青年男性,以发热咳嗽、咳痰为主要症状,首先应区分发热为感染性疾病或非感染性疾病引发,并对发病的疾病系统有初步定位(即是心血管系统、呼吸系统还是其他系统,如消化系统病变)。

### (二)问诊主要内容及目的

发热的诱因,最高体温、热型,伴随症状(如寒战、咳嗽、咳痰、呼吸困难、胸痛,有无胃肠道和腹部症状,泌尿系统症状,是否伴随意识障碍等),其次对其诊疗经过,既往病史、用药史、家族病史等进行询问。

### (三)问诊结果及思维提示

患者于入院前5天无明显诱因出现发热,体温最高达38.5℃,伴咳嗽、咳少量黄痰,不易咳出。无寒战、胸闷、胸痛。无呕吐、腹泻,无头晕、头痛、意识障碍。就诊当地校医室,给予退热、补液治疗,无明显好转。2天前患者体温逐渐升高,最高达40℃,咳嗽较前加重,夜间明显,伴胸闷、右侧胸痛。夜间可平卧入睡。先后就诊于当地县、市级医院,初步诊断为"右侧肺炎",给予头孢曲松治疗,发热无明显改善,咳嗽、呼吸困难较前加重,为进一步治疗转入我院。

患者既往体健,否认家族遗传病史,无手术外伤史,无药物过敏史。

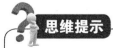

**思维提示**

患者发热伴咳嗽咳痰,伴呼吸困难及胸痛,结合其当地医院就诊资料,考虑发热为感染性疾病所致,定位呼吸系统。

## 三、体格检查

### （一）重点检查内容和目的

问诊结果提示呼吸系统疾病,肺部体征应为重点查体内容。

### （二）体检结果及思维提示

神清语利, T 37.4℃, P 92次/分, RR 22次/分, BP 121/73mmHg,皮肤巩膜无黄染、无皮疹、出血点。浅表淋巴结无肿大。咽红,扁桃体无肿大,右侧呼吸音减低,右侧语音震颤增强,可闻及少许干湿性啰音,左肺呼吸音正常,心律齐,各瓣膜区未闻及病理性杂音,腹软,无压痛,肝脾肋下未及。双下肢不肿。

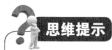
**思维提示**

患者呼吸系统体检发现阳性体征与病史询问中考虑的发病系统一致。

## 四、实验室和影像学检查结果

### （一）初步检查内容及目的

1. 血常规、生化全项 常规检查。
2. 血气分析 明确有无缺氧及其严重程度。
3. 心电图、心肌损伤标志物、心脏彩超、BNP 排查心血管病变,评价心功能。
4. PCT 判断是否为感染性疾病及评价感染严重程度。
5. D-二聚体 急诊筛查急性肺栓塞。
6. 胸片或肺CT 常规检查。

### （二）检查结果及思维提示

1. 血常规 WBC $4.03 \times 10^9$/L, N 78.9%, L 18.6%, HGB 142g/L, PLT $168 \times 10^9$/L。
2. 生化全项 ALB 33.2g/L, CHOL 1.86mmol/L, AST 33U/L, ALT 20U/L, LDH 395U/L, CTNI 0ng/ml, TBIL 9.6μmol/L, BUN 2.57 mmol/L, CREA 70.4μmol/L, $Na^+$ 146.4mmol/L, $K^+$ 3.1mmol/L。
3. 血气分析 pH 7.467, $PCO_2$ 27.9mmHg, $PO_2$ 59mmHg, BE-3.6mmol/L, $HCO_3^-$ 20.4mmo/L（未吸氧状态）。
4. 凝血四项 PT 12.3秒, PA 82%, INR 1.1, APTT 38.5秒, Fbg 514.3 mg/dl, TT 17.5秒。D-二聚体: 2.24mg/L。
5. PCT 10.72ng/ml。
6. 心电图等（图8-1）
7. BNP 238.1pg/ml。
8. 心脏彩超 心内结构大致正常。
9. 胸片和肺CT（图8-2~图8-4） 胸部影像学提示右肺渗出实变影,下肺为著。

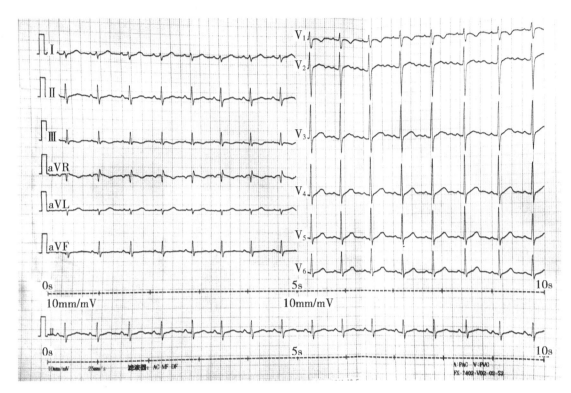

图8-1 心电图

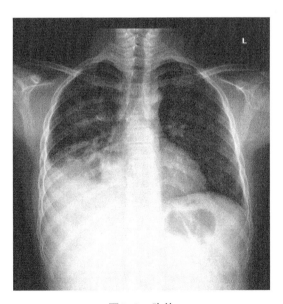

图8-2 胸片

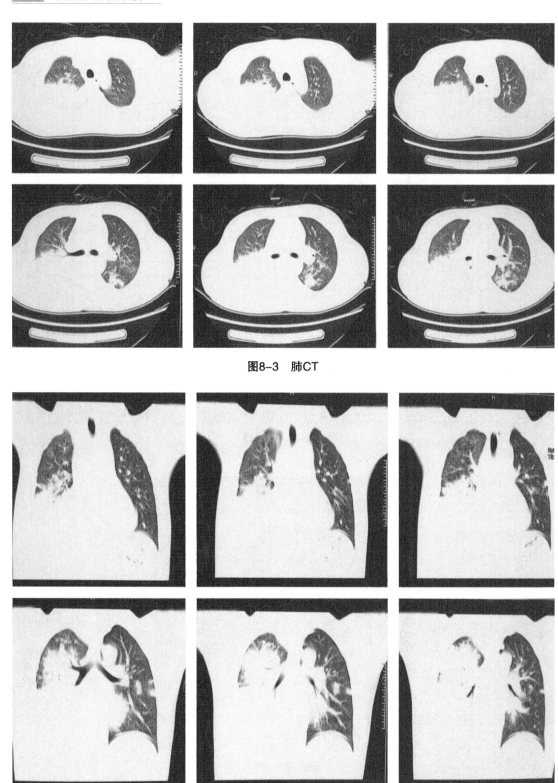

图8-3 肺CT

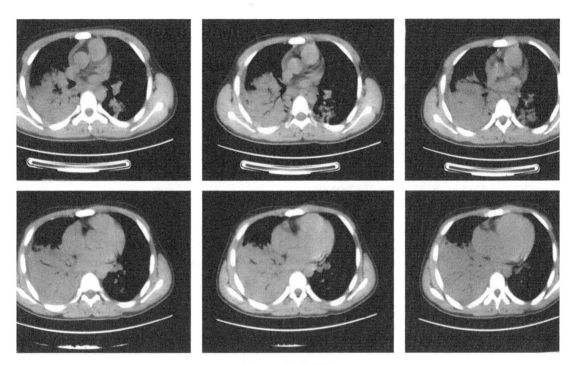

图8-4　肺部影像

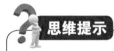　思维提示

　　结合患者病史、症状、体征、辅助检查结果等，其肺部感染（社区获得性肺炎）Ⅰ型呼吸衰竭诊断明确。

社区获得性肺炎的诊断标准：

1. 新近出现的咳嗽、咳痰或原有呼吸道疾病症状加重，并出现脓性痰，伴或不伴胸痛。

2. 发热。

3. 肺实变体征和（或）闻及湿性啰音。

4. WBC>$10 \times 10^9$/L或<$4 \times 10^9$/L，伴或不伴细胞核左移。

5. 胸部X线检查显示片状、斑片状浸润性阴影或间质性改变，伴或不伴胸腔积液。

　　符合1~4项中任何1项加第5项，并除外肺结核、肺部肿瘤、非感染性肺间质性疾病、肺水肿、肺不张、肺栓塞、肺嗜酸性粒细胞浸润症及肺血管炎等之后，可建立临床诊断。

　　患者当地医院诊断为肺部感染并与头孢曲松抗炎治疗，但症状改善不明显，伴胸痛、呼吸困难加重，下一步应如何诊疗？

　　重症肺炎诊断标准：出现下列征象中1项或以上者可诊断为重症肺炎，需密切观察，积极救治，有条件时，建议收住ICU治疗：

1. 意识障碍。

2. 呼吸频率≥30次/min。

3. $PaO_2$<60mmHg，$PaO_2/FiO_2$<300，需行机械通气治疗。

4. 动脉收缩压<90mmHg,并发脓毒性休克。

5. X线胸片显示双侧或多肺叶受累,或入院48h内病变扩大≥50%。

6. 少尿　尿量<20ml/h,或<80ml/4h,或并发急性肾功能衰竭需要透析治疗。

CAP初始治疗后48~72小时应对病情和诊断进行评价。治疗有效表现为体温下降,呼吸道症状改善。但白细胞恢复正常和X线病灶吸收一般出现较迟。凡症状改善,不一定考虑痰病原学检查结果如何,应维持原有治疗。初始治疗72小时后症状无改善或一度改善又恶化,视为治疗无效,应完善或重复病原学检查并结合实验室结果调整抗菌药物。

## 五、患者住院治疗情况及病情演变

1. 患者入院后给予鼻导管吸氧;泰能联合阿奇霉素抗感染;沐舒坦祛痰;营养支持治疗。

2. 积极完善病原学检查。

3. 3日后患者体温下降,胸闷胸痛症状有改善,呼吸频率降至正常。

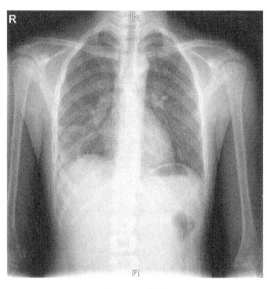

图8-5　胸片

病原学回报:

（1）EB病毒:IgG可疑,IgM阴性,基因分型正常。

（2）巨细胞病毒:IgG阳性,IgM可疑,基因分型正常。

（3）单纯疱疹病毒:IgM阴性。

（4）结核抗体:阴性。

（5）军团菌抗体:阴性。

（6）支原体抗体:阳性。

病原学回报后,将抗生素更换为倍舒林联合阿奇霉素。一周后患者症状改善,体温正常,复查血常规正常,复查胸片较前明显好转,患者出院并继续口服阿奇霉素治疗。

出院前复查胸片(图8-5):右肺实变影较前明显吸收。

## 六、结合本病例的思考

本病例为社区获得性肺炎一例,文中已穿插叙述了有关社区获得性肺炎的诊断标准、重症肺炎诊断标准,下面再简单介绍下社区获得性肺炎的病原学诊断方法选择、初始经验性抗菌治疗建议及初始治疗后的评价和处理。

1. 病原学诊断方法的选择

（1）门诊治疗的轻、中度患者不必普遍进行病原学检查,只有当初始经验性治疗无效时才需进行病原学检查。

（2）住院患者应同时进行常规血培养和呼吸道标本的病原学检查。凡合并胸腔积液并能够进行穿刺者,均应进行诊断性胸腔穿刺,抽取胸腔积液行胸液常规、生化及病原学检查。

（3）侵袭性诊断技术仅选择性地适用于以下CAP患者:①经验性治疗无效或病情仍然

进展者,特别是已经更换抗菌药物1次以上仍无效时;②怀疑特殊病原体感染,而采用常规方法获得的呼吸道标本无法明确致病原时;③免疫抑制宿主罹患CAP经抗菌药物治疗无效时;④需要与非感染性肺部浸润性病变鉴别诊断者。

2. CAP的初始经验性抗菌治疗建议　我国幅员辽阔,各地CAP病原体流行病学分布和抗菌耐药率并不一致,下述治疗建议是原则性的,需结合具体情况进行选择。

（1）青壮年、无基础疾病者:常见病原体包括肺炎链球菌、肺炎支原体、肺炎衣原体、流感嗜血杆菌等。抗菌药物选择:大环内酯类、青霉素、第一代头孢菌素、新喹诺酮类。

（2）老年人或有基础疾病者:常见病原体包括肺炎链球菌、流感嗜血杆菌、需氧革兰阴性杆菌、金黄色葡萄球菌等。抗菌药物选择:第二代头孢菌素、β内酰胺类、或联合大环内酯类、新喹诺酮类。

（3）住院患者常见病原体:肺炎链球菌、流感嗜血杆菌、复合菌(包括厌氧菌)、需氧革兰阴性杆菌、金黄色葡萄球菌、肺炎衣原体、呼吸道病毒等。抗菌药物选择:第二代头孢菌素单用或联合大环内酯类;头孢噻肟或头孢曲松单用或联合大环内酯类;新喹诺酮类或新大环内酯类。

（4）重症患者常见病原体:肺炎链球菌、需氧革兰阴性杆菌、嗜肺军团菌、肺炎支原体。抗菌药物选择:大环内酯类联合头孢噻肟或头孢曲松;具有抗假单胞菌活性的广谱青霉素/β内酰胺酶抑制剂或头孢菌素类;碳青霉烯类。

3. CAP初始治疗后评价和处理　初始治疗后48~72小时应对病情和诊断进行评价。治疗有效表现为体温下降,呼吸道症状改善。白细胞恢复正常和X线病灶吸收一般出现较迟。凡症状改善,不一定考虑痰病原学检查结果如何,应维持原有治疗。初始治疗72小时后症状无改善或一度改善又恶化,视为治疗无效,原因和处理:

（1）药物未能覆盖致病菌或细菌耐药。结合实验室痰培养结果并评价其意义,调整抗菌药物并重复病原学检查。

（2）特殊病原菌感染如结核、分枝杆菌、真菌、卡氏肺孢子虫、病毒。应重新对有关资料进行分析并进行相应检查,必要时采用侵袭性检查技术,以明确病原学诊断并调整治疗方案。

（3）非感染性疾病误诊为肺炎。应认真收集病史、仔细体检和进行有关的检查,以便确诊。

## 七、支原体肺炎诊治专家共识

肺炎支原体( Mycoplasma pneumoniae )属于柔膜体纲中的支原体目、支原体科、支原体属,最初曾被称为Eaton媒介( Eaton Agent ),直至20世纪60年代才被确认为支原体属的一种。肺炎支原体肺炎是由肺炎支原体引起的以间质病变为主的急性肺部感染,由于此类肺炎在临床表现上与肺炎链球菌等常见细菌引起的肺炎有明显区别,且β内酰胺类抗生素和磺胺类药物等治疗无效,因此临床上又将其与嗜肺军团菌、肺炎衣原体及立克次体等其他非典型病原体引起的肺炎统称为"原发性非典型肺炎"(图8-6,见文末彩插;图8-7)。

1. 流行状况　肺炎支原体肺炎广泛存在于全球范围内,多为散发病例,约3~6年发生一次地区性流行,流行时间可长达1年,流行年份的发病率可以达到非流行年份的数倍,容易在学校、幼儿园及军队等人员比较密集的环境中集中发病。最近的一项包括亚洲地区在内的全球性CAP病原学调查结果显示,肺炎支原体肺炎占CAP的12%,在所有非典型病原体感染所导致的CAP中所占的比例超过了50%。与大多数国外地区相比,我国肺炎支原体肺炎的发病率可能更高。甚至已经超过了肺炎链球菌,成为成人CAP的首要致病原。

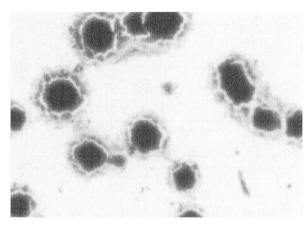
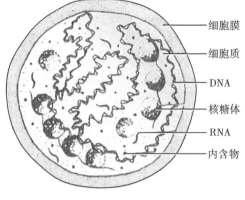

细胞膜
细胞质
DNA
核糖体
RNA
内含物

图8-6 支原体肺炎图　　　　　　　　图8-7 支原体模式图

一般认为,肺炎支原体肺炎的流行较少受到气候和季节的影响,但在美国绝大多数的暴发流行都发生在夏末秋初,而我国秋冬季发病率较高,可能与秋冬季室内活动增多、空气流通差及人员接触密切有关。

肺炎支原体肺炎可发生于任何年龄,但在青壮年、无基础疾病的CAP患者中所占比例更高,我国全国性的成人CAP调查结果表明,30岁以下年龄组和31~50岁年龄组的肺炎支原体感染率分别高达32.8%和27.8%,远高于50岁以上的中老年患者。

2. 临床表现及一般实验室检查　潜伏期为1~3周。发病形式多样,多数患者仅以低热、疲乏为主,部分患者可出现突发高热并伴有明显的头痛、肌痛及恶心等全身中毒症状。

呼吸道症状以干咳最为突出,常持续4周以上,多伴有明显的咽痛,偶有胸痛、痰中带血。呼吸道以外的症状中,以耳痛、麻疹样或猩红热样皮疹较多见,极少数患者可伴发胃肠炎、心包炎、心肌炎、脑膜脑炎、脊髓炎、溶血性贫血、弥散性血管内凝血、关节炎及肝炎等。

阳性体征以显著的咽部充血和耳鼓膜充血较多见,少数患者可有颈部淋巴结肿大。肺部常无阳性体征,少数患者可闻及干湿性啰音。

外周血白细胞总数和中性粒细胞比例一般正常,少数患者可升高。

3. 肺部影像学表现　肺部阳性体征少而影像学表现明显是支原体肺炎的一个重要特点。病变多为边缘模糊、密度较低的云雾样片状浸润影,从肺门向外周肺野放射,实质受累时也可呈大片实变影。部分病例表现为段性分布或双肺弥漫分布的网状及结节状间质浸润影。胸腔积液少见。与普通细菌性肺炎通常表现为下肺单一的实变影或片状浸润影相比,支原体肺炎累及上肺者或同时累及双肺者更多,且吸收较慢,即使经过有效治疗,也需要2~3周才能吸收,部分患者甚至延迟至4~6周才能完全吸收。

4. 病原学依据　血清特异性抗体检测仍然是目前诊断肺炎支原体肺炎的主要手段。酶免疫测定试验(EIA)或免疫荧光法(IFA)可以分别检测肺炎支原体特异性IgG和IgM,其中特异性IgM在感染后第1周即可出现,在感染后3周达到高峰,对早期诊断更有价值,但部分反复发生肺炎支原体感染的成年患者,特异性IgM可能持续阴性,因此,即使肺炎支原体特异性IgM多次阴性,也不能排除肺炎支原体急性感染。无论采用何种检测方法,急性期及恢复期的双份血清标本中,肺炎支原体特异性抗体滴度呈4倍或4倍以上增高或减低时,均可确诊为肺炎支原体感染,这是目前国际上公认的标准。

5. 抗感染治疗　大环内酯类抗生素、氟喹诺酮类药物、多西环素及米诺环素等四环素类抗生素是治疗肺炎支原体的常用药物。抗感染治疗的疗程通常需要10~14天,部分难治性病例的疗程可延长至3周左右,但不宜将肺部阴影完全吸收作为停用抗菌药物的指征。在上述三类抗菌药物中,氟喹诺酮类药物可能对骨骼发育产生不良影响;四环素类药物可引起牙齿黄染及牙釉质发育不良。因此,大环内酯类抗生素可作为治疗儿童肺炎支原体肺炎的首选药物,其中阿奇霉素及克拉霉素等新型大环内酯类药物具有半衰期长、用药次数少、胃肠道反应轻、生物利用度高及细胞内药物浓度高等特点,与红霉素相比,患者的依从性和耐受性更好,临床应用更有优势。

根据现有的研究结果,建议在临床工作中,对于大环内酯类抗生素治疗72h仍无明显改善的成人肺炎支原体肺炎患者,应考虑大环内酯类抗生素耐药菌株感染的可能,若无明确禁忌证,可换用呼吸喹诺酮类药物或四环素类抗生素。

与大环内酯类抗生素日益严峻的耐药形势相比,氟喹诺酮类药物和四环素类抗生素仍然对肺炎支原体保持了良好的体外抗菌活性。迄今为止,在国内外现有的临床研究中尚未发现对这两类抗菌药物耐药的肺炎支原体菌株。在临床常用的氟喹诺酮类药物中,左氧氟沙星、莫西沙星及吉米沙星等呼吸喹诺酮类药物对肺炎支原体的菌体活性良好,而且具有较好的肺组织穿透性和较高的吞噬细胞内浓度,是治疗成人肺炎支原体肺炎的理想药物。虽然环丙沙星对肺炎支原体也有较好的抗菌活性,但考虑到部分支原体肺炎可能合并肺炎链球菌感染,且其肺组织穿透性和吞噬细胞内浓度与呼吸喹诺酮类药物相比没有优势,因此,也不推荐常规用于肺炎支原体肺炎的治疗。

（刘长海）

# 病例9 腹胀1周,伴胸闷2天

患者宋某,女,33岁,2015年3月就诊。

## 一、主诉

腹胀1周,伴胸闷2天。

## 二、病史询问

### (一)初步诊断思路及问诊目的

患者33岁女性,主诉中以腹胀伴胸闷为主症,腹胀多见于消化系统问题,而胸闷多见于心血管和呼吸系统疾病,问诊时应该分别明确这两个症状的发病情况,同时也要仔细询问二者的发生是否存在时间上的联系或其他相关性。

### (二)问诊主要内容及目的

腹胀可分为功能性和病理性,其原因多与腹腔脏器相关,尤其多见于消化系统,问诊首先要明确腹胀有无诱因(暴饮暴食、便秘等),有无伴随症状(呕吐、腹泻、发热等),以及发病前后饮食、排泄等生活习惯是否有改变(食欲缺乏厌食、排便次数改变、大便性状改变等),以帮助判断腹胀的性质;但同时也不能忽视其他器官(如子宫附件、泌尿系统以及心血管系统)疾病的可能,育龄妇女一定要询问月经史。

胸闷的问诊主要是区分胸闷是功能性还是病理性,功能性胸闷多伴有情绪波动,无需治疗可自行缓解;病理性胸闷多指心血管和呼吸系统疾病,发生时多伴有其他症状(胸背痛、心悸出汗、咳嗽发热等),详细询问病史可有助于判断。

### (三)问诊结果及思维提示

1. 患者近一周来腹胀,进行性加重,伴食欲缺乏,恶心未吐,排便少,无腹泻,有排气,无发热。

2. 近两天来感胸闷,与活动无关,无咳嗽咳痰,无胸背痛,可平卧,无少尿水肿等症状,自述无明显情绪波动。

3. 结婚6年,孕0产0,月经不规律,末次月经大约20天前。

4. 否认传染病史,否认高血压、糖尿病、先天性心脏病等病史。

5. 患者于我院妇科诊为原发性不孕,行促排卵治疗,具体不详。

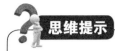

**思维提示**

　　通过问诊,可知患者腹胀先于胸闷发生,且没有明显的消化道梗阻表现,进一步检查时应着重于排查腹腔其他脏器病变;胸闷症状晚于腹胀,不伴有咳嗽发热、胸背痛、不能平卧等症状,心血管疾病以及肺部感染性疾病依据不足;患者年轻女性,同时出现腹胀和胸闷症状,还应考虑是否存在胸腹腔积液可能,此多见于结核、结缔组织病、肝硬化、恶性肿瘤等。

## 三、体格检查

### (一)重点检查内容和目的

　　如条件允许,体格检查时对胸腹部应尽量做到全面的"望、触、叩、听",如:胸廓的活动度、有无三凹征、腹部是否膨隆、脐是否突出、有无胸腹部压痛、肺下界有无上移、心界有无增大、腹部有无移动性浊音、呼吸音是否减低、肠鸣音亢进或消失等都对诊断有很重要的提示作用。

### (二)体检结果及思维提示

　　当时查体:神清语利,自主体位,血压 118/68mmHg,心率 89次/分,呼吸 20次/分,体温 37℃,双下肺呼吸音略低,未闻及明显干湿啰音,心律齐,各瓣膜区未闻及杂音;腹平软,剑突下及脐周轻微压痛,肝脾肋下未及,Murphy征(-),移动性浊音(-),肠鸣音正常存在;双下肢无水肿。

**思维提示**

　　患者体格检查仅中上腹部轻微压痛,无其他明显阳性发现。

## 四、实验室和影像学检查结果

### (一)初步检查内容及目的

　　1. 心电图　急诊室首选检查,明确有无心脏病变。
　　2. 血常规　常规检查,提示有无感染性疾病、有无贫血(出血)可能。
　　3. 尿常规　常规检查,提示有无泌尿系统感染和结石可能;尿胆原、胆红素、尿胰蛋白酶原对肝胆系统和胰腺的疾病有提示作用。
　　4. 生化全项(包括心肌酶、淀粉酶)　帮助对全身主要脏器功能做出判断,包括对心肌损伤、胰腺炎、代谢紊乱、电解质紊乱等进行排查。
　　5. 凝血功能+D-二聚体　急诊除外血栓性疾病。

## (二)检查结果及思维提示

（1）心电图：大致正常。

（2）血常规：WBC $15.55 \times 10^9$/L, N 79%, HGB 187g/L, PLT $302 \times 10^9$/L, HCT 53%。

（3）尿常规：KET(++++)。

（4）生化全项：AST 34U/L, ALT 18U/L, BUN 2.89mmol/L, Cr 42.2$\mu$mol/L, TP 71.0g/L, ALB 31.8g/L。

（5）凝血功能：INR 0.98, PT 11.9s, FBG 444.8mg/dl。

**思维提示**

以上结果我院急诊科常规检查,可在两小时内获得全部结果。血常规白细胞升高,中性粒细胞为主,此常提示有感染可能,但同时应注意到红细胞压积升高,提示血液有浓缩存在;尿常规中检出酮体(++++),提示患者近期摄入量不足,脂肪代谢活跃;结合血常规结果考虑,此患者应存在入量不足,而感染的可能性尚不确切。其余检查结果未发现明显异常。

## (三)进一步检查结果及思维提示

在等待常规生化检查结果的同时,我们给患者做了腹部超声检查。

1. 双卵巢增大,左侧大小7.6cm×4.5cm,右侧大小9.2cm×5.0cm(成人卵巢,左侧大小2.93cm×1.48cm×0.82cm,右侧大小2.88cm×1.38cm×0.83cm,卵巢重为3~4g)。

2. 盆腔见液性暗区,最深1.3cm。

3. 双侧胸腔少量胸腔积液,左侧1.4cm,右侧2.7cm。

# 五、治疗方案及理由

1. 治疗　请妇科会诊,诊断为"卵巢过度刺激综合征,腹腔积液,胸腔积液",当日收入病房。

2. 理由　患者初步检查后除少量胸腔积液外,未见明显内外科异常表现,超声检查提示双侧卵巢增大,盆腔可见少量积液,结合发病前曾行促排卵治疗,于是请妇科会诊,以除外妇科疾病可能。

# 六、治疗效果及思维提示

1. 患者入院后予以补液、营养支持、补充白蛋白治疗,监测腹围和体重,尿量每日可达2000余毫升。三日后症状明显好转,出院回家继续观察,正常饮食。

2. 一周后复查超声,两侧胸水和盆腔积液全部消失。

## 七、本疾病相关知识简介

1. 卵巢过度刺激综合征(OHSS) 是辅助生殖技术促排卵治疗的较常见并发症之一。是临床上使用排卵诱导剂,如人绒毛膜促性腺激素(HCG)、人绝经后促性腺激素(HMG)及氯米芬时,卵巢被过度刺激而引起的一系列临床表现。严重者可危及生命。

2. 特征表现

(1)卵巢体积增大。

(2)毛细血管通透性增加。

(3)病理生理改变。

(4)体液从血管内大量渗出,导致胸腹水形成。

(5)血液浓缩,电解质紊乱。

(6)肝肾功能受损及血栓形成,继续发展甚至可危及生命。

3. OHSS发病机制一些公认的理论

(1)卵巢存在肾素-血管紧张素-醛固酮系统。外源性或内源性的HCG均可使血液及卵泡液中的肾素原增加,使其向肾素的转化增加,激活肾素-血管紧张素-醛固酮系统。通过该系统的最终活性产物血管紧张素Ⅱ,影响血管生成,并增加毛细血管的通透性。

(2)血管内皮生长因子(VEGF)是异致OHSS血管通透性增加的主要因素。超排卵过程中,高水平的雌激素及hCG的使用诱导了VEGF的合成,VEGF水平升高引起血管内皮细胞增殖和毛细血管通透性增加。

(3)促超排卵药物使患者体内雌激素水平较高,以及hCG的使用可活化花生四烯酸转变成前列腺素所需要的环氧酶,二者共同促进前列腺素的分泌,使组胺产生增加,并因而使毛细血管通透性增加,产生胸水和腹水。

(4)超排卵使卵巢颗粒细胞的血管通透因子mRNA的表达增加,从而使血管通透因子的水平上升。此外,超排卵可使淋巴细胞和巨噬细胞分泌更多的细胞因子,包括肿瘤坏死因子和白细胞介素-1、2、6、8。某些炎症介质的增加,如组胺、五羟色胺,可造成毛细血管损害,毛细血管扩张和通透性增加。

4. 临床表现

(1)主诉: 恶心、呕吐、腹胀、腹围增大、气急、体重增加、少尿等。

(2)发病时间: 在hCG注射后3~10天; 妊娠则出现于hCG注射后12~17天; 此时与内源性hCG增高有关,双胎妊娠时更甚。

(3)偶有病人因为卵巢过度增大发生扭转。

(4)外阴或尿道水肿少见。

(5)有脑血栓形成报道。

5. 临床上较常用的分类

(1)轻度: 表现为体重增加、口渴、腹部不适、下腹稍肿胀、轻度恶心及呕吐等。体格检查无失水及腹部阳性体征, B超示卵巢增大(直径>5cm),有多个黄体,可见腹腔少量积液。发生率为8%~23%。

(2)中度: 恶心呕吐,腹胀加重,腹痛,呼吸急促,但无显著液体丢失及电解质平衡失调表现。体检可见腹部膨隆但无腹肌紧张,腹水征可能为阳性,可扪及肿大的卵巢。B超示卵巢囊性肿大(>7cm)和中等量腹腔积液。发生率为1%~6%。

（3）重度：中度OHSS的症状进一步加重,并有大量体液丢失的临床表现（如烦躁不安、脉搏快、血压低）。第三间隙液体积聚,出现腹腔积液甚至肠腔积液,低血容量休克,血液浓缩、尿少、水电解质平衡紊乱等,体检见腹部紧张、腹水征阳性、卵巢明显增大。B超检查示卵巢直径>10cm。极重症病例可因大量腹水、胸水、心包积液而发生急性呼吸窘迫综合征,也可并发肝、肾衰竭和血栓形成等并发症。如血细胞容积≥45%,白细胞≥15×10⁹/L,大量腹水、少尿、轻度肝、肾功能障碍即可诊断为重度OHSS。发生率为0.2%~1.8%。如血细胞容积≥55%,白细胞≥25×10⁹/L,大量腹水、肾衰、血栓栓塞现象,并发展为呼吸窘迫综合征提示病情极其严重。

6. 治疗　OHSS是一种自限性疾病,如无妊娠通常10~14天会快速自行消退。一旦诊断OHSS,须及时治疗,治疗以支持治疗为主。目的在于最大程度改善症状,避免严重并发症发生。

7. OHSS是一种医源性疾病,预防是根本,应谨慎使用促排卵药物。预防可能使妊娠率降低。

**（潘京浩）**

## 病例10 产后5天,头痛4天,左上肢无力半天

患者女性,30岁,2012年10月来诊。

### 一、主诉

产后5天,头痛4天,左上肢无力半天。

### 二、病史询问

#### (一)初步诊断思路及问诊目的

患者青年女性,主诉中以产后头痛伴左上肢无力为主症,问诊首先要明确头痛的发生时间,有无诱因,疼痛的部位和性质,有何伴随症状;还要明确肢体无力的发生时间和程度,与头痛有无对应关系。另外患者是产后一天起病,应考虑到孕产妇的特殊性。

#### (二)问诊主要内容及目的

头痛是比较常见的症状,可分为功能性和病理性,而患者除了头痛外,还出现了单侧肢体麻木无力的症状,因而考虑颅内病变的可能性较大,问诊时要着重了解头痛有无诱因以及疼痛的部位和性质,左侧肢体无力发生的时间和程度等方面的情况,从而对病变的定位定性有所提示,在接下来的查体和辅助检查时可以有针对性的对重点怀疑方面进行排查。

#### (三)问诊结果及思维提示

1. 患者5天前于妇产医院剖宫产1女婴,产后第2天无明显诱因出现头痛,持续无缓解,无头晕,无视物旋转,无视物模糊,无恶心呕吐。
2. 患者今晨出现左上肢麻木无力,伴言语不利,症状进行性加重。
3. 发病以来无发热,无咳嗽咽痛,无腹痛腹泻,无抽搐,无意识不清。
4. 既往无慢性病史,无药物过敏史,G1P1。

**思维提示**

通过问诊,可知患者头痛是剖宫产后一天出现,孕产妇处于血液高凝状态,应警惕血栓形成可能;而患者单侧肢体无力出现在持续头痛之后,且伴有言语不利,也提示颅内病变,特别是脑血管疾病可能,例如:脑梗死、脑出血、蛛网膜下腔出血、颅内占位等,应作为下一步的重点排查方向。

## 三、体格检查

### (一)重点检查内容和目的

问诊结果提示脑血管疾病可能,神经系统体征应为重点查体内容。

### (二)体检结果及思维提示

当时查体:神清,言语稍欠流利,双眼运动好,双侧瞳孔等大等圆,对光反射正常,左侧鼻唇沟浅,伸舌居中,口角右偏,颈软,无抵抗,四肢肌张力正常,左上肢肌力近端Ⅳ级,远端Ⅱ级,余肌力Ⅴ级,双侧感觉对称,双侧病理征阴性,BP 117/77mmHg,HR 90次/分,双肺呼吸音清,无啰音,心律齐,未闻及杂音,腹软,子宫脐下两指,无明显压痛,伤口愈合好,无红肿,肝脾肋下未及。

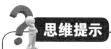

**思维提示**

患者神经系统检查中的阳性发现主要集中肢体左侧,提示颅内病变发生在右侧大脑半球的可能性大。

## 四、实验室和影像学检查结果

### (一)初步检查内容及目的

1. 心电图　常规检查。
2. 血常规　常规检查,用除外感染、贫血、血小板减少等情况。
3. 尿常规　常规检查。
4. 生化全项　常规检查,对全身各系统的情况做初步筛查。
5. 凝血四项+D-二聚体　凝血和血栓指标,对血栓性疾病的预后和后续治疗有指导意义。
6. 头CT　颅内病变的首选检查方式,简便易行,无需特殊准备,对患者的配合程度要求不高,对脑出血、蛛网膜下腔出血、颅内占位等急危重症检出率高,是急诊的优先检查手段。

### (二)检查结果及思维提示

检查结果
(1)心电图(图10-1):大致正常。
(2)血常规:WBC $9.65 \times 10^9$/L,N 82.7%,L 10.2%,HGB 136g/L,PLT $236 \times 10^9$/L。
(3)尿常规:RBC(++++)。
(4)生化:CHOL 7.5mmol/L,$K^+$ 3.3mmol/L,其余正常。
(5)凝血四项+D-二聚体:PT 10.3s,INR 0.95,APTT,19.6 s,Fbg 452.7mg/dl,D-二聚体10.34mg/L。
(6)头CT(图10-2):右顶叶局部脑沟表面,上矢状窦后部及左顶骨颅骨内板下异常密度影(急诊CT可阅片,24小时后可取报告)。

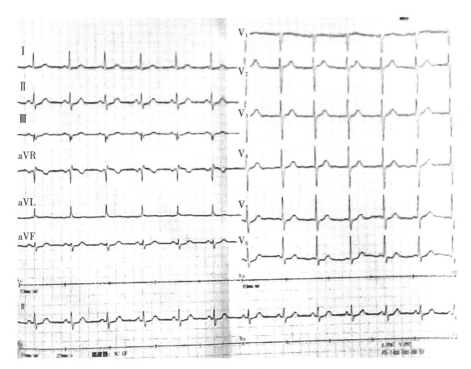

图10-1　心电图

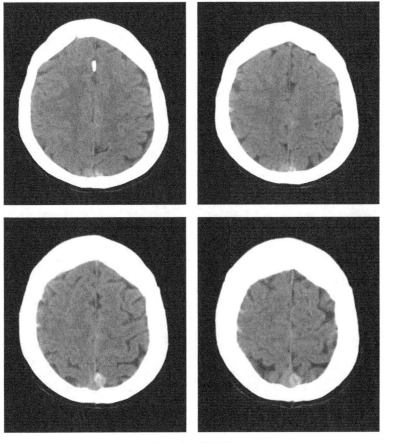

图10-2　头部CT

**思维提示**

　　以上结果我院急诊科常规检验,头CT检查可于检查后即刻实现全院电脑图像共享,方便多科室及时会诊。结果显示:D-二聚体明显升高,高度提示血栓性疾病可能;头CT示右顶叶局部脑沟表面病灶,与患者症状和体征相呼应,基本可明确为此次发病部位,但此病灶密度并非如常见脑梗死般减低,而是介于正常密度与脑出血的高密度之间,且范围局限,上矢状窦后部及左顶骨内板下亦有类似高密度影,综合以上情况考虑静脉系统血栓可能性大,应当进一步行头MRI+MRV明确诊断。

**(三)进一步检查结果及思维提示**

　　根据以上分析,我们尽快为患者联系了头颅MRI检查(图10-3),磁共振回报:

　　1. 上矢状窦后部血栓形成,管腔未闭塞; 脑表面上浅静脉右前上部分支及左后上部分支静脉血栓形成。

　　2. 右顶叶皮层梗死灶,考虑为静脉血栓栓塞后所致皮层新鲜梗死灶。

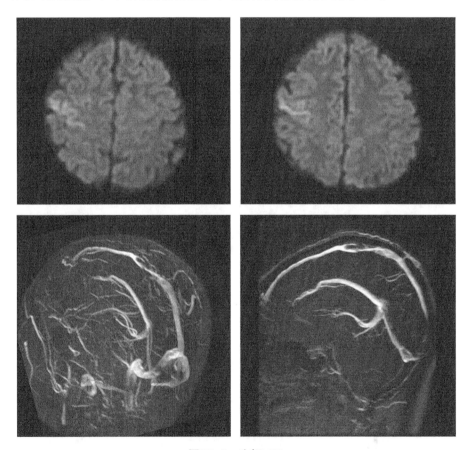

图10-3　头部MRI

## 五、治疗方案及理由

1. 治疗 患者诊断为"颅内静脉窦血栓形成,脑梗死,剖宫产术后",入院后给予低分子肝素抗凝、扩容等治疗。

2. 理由 抗凝治疗的目的是避免血栓扩大,有助于自发性血栓溶解和预防肺栓塞。目前证据表明,没有抗凝禁忌证的患者应该积极给予抗凝治疗,包括皮下注射低分子肝素或静脉内肝素,使APTT延长2倍。

## 六、治疗效果及思维提示

1. 一周后,左侧上肢肌力恢复至 V⁻级,准予出院。
2. 三个月后复查头部磁共振(图10-4)静脉窦血栓基本消失。
3. 通过抗凝治疗患者的肢体症状短期内便得以明显的减轻,而后期的头部磁共振也证实了抗凝治疗的效果,可见早发现、早诊断、早治疗对静脉系统血栓的预后至关重要。

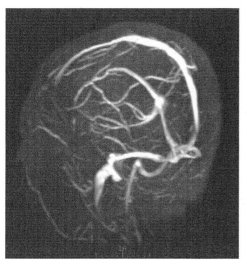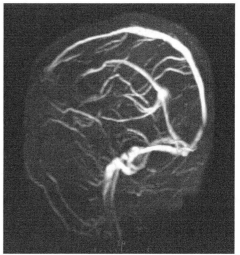

图10-4 头部MRI

## 七、本疾病相关知识简介

### (一)脑静脉系统(包括静脉及静脉窦)血栓形成

脑静脉系统(包括静脉及静脉窦)血栓形成是脑血管病的一种特殊临床类型,可分为脑静脉和静脉窦血栓形成两种类型。根据病变性质还可将之分为炎性和非炎性血栓形成,炎性者又称化脓性静脉血栓形成、或血栓性静脉炎和静脉窦炎。

### (二)脑静脉窦

脑静脉窦主要有6个:上矢状窦、下矢状窦、直窦、横窦、乙状窦和海绵窦(图10-5)。

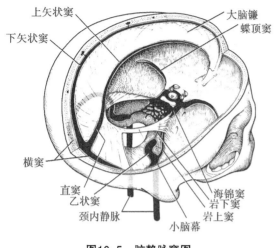

图10-5 脑静脉窦图

（三）脑部的静脉分为深静脉与浅静脉两组

1. 深静脉 主要为大脑大静脉,此静脉位于胼胝体压部的下方,引流血液进入直窦。

2. 浅静脉 包括大脑上静脉、大脑中静脉及大脑下静脉,主要收集大脑皮质及皮质下静脉回流血。大脑上静脉流入上矢状窦,大脑中静脉不仅流入上矢状窦也流入海绵窦,大脑下静脉流入横窦或海绵窦。大脑深静脉与大脑浅静脉之间是相通的。

（四）脑静脉系统的特点

1. 脑静脉与静脉窦内无静脉瓣,所以静脉血可以发生逆流。

2. 颅内、外静脉间有丰富的吻合支。因此,部分脑静脉堵塞,患者可无临床症状。但是颅外的感染也可经这些吻合支扩散至颅内。

（五）病因与发病机制

脑静脉的血栓形成较少见,其病因有炎性和非炎性两种,大多数因静脉窦血栓蔓延所致。

1. 炎性颅内静脉系统血栓形成,好发于海绵窦和乙状窦。

2. 非炎性颅内静脉系统血栓形成,多见于上矢状窦。其发病机制多种多样,其中凝血障碍为主要因素。常见原因如下:妇女妊娠和分娩期间;口服避孕药,充血性心力衰竭、脱水,慢性消耗性疾病(例如:小儿腹泻、痢疾、癌症、结核等),血液浓缩,血流减慢(高热、某些血液病、脑外伤)。

（六）病理

1. 静脉窦内有不同时期的凝血块,炎性者可见脓液。

2. 受累静脉窦引流区内出现脑水肿,并可有红细胞渗出,引起脑出血或蛛网膜下腔出血。若血栓范围广,严重影响循环时,可出现血管怒张、脑静脉瘀血、脑水肿、颅内压增高。患者的皮质及皮质下可见多数出血点、出血性梗死或软化灶,病灶周围可出现典型的环状出血点。

3. 炎性静脉血栓,感染可向周围扩散,导致局限性、弥漫性脑膜炎、脓肿甚至全身感染。

（七）临床表现

1. 全身感染中毒症状 多见于炎性静脉窦血栓形成,主要表现为不规则高热、寒战、乏力、肌肉酸痛、咳嗽、血痰等败血症的症状。周围血化验显示白细胞增高。如果不能有效地控制感染,可并发脑膜炎和脑炎,出现意识障碍等症状。

2. 颅内压增高及脑局灶性症状 由于脑静脉与静脉之间存在着丰富的吻合与侧支循环,因此,脑静脉血栓形成未完全阻塞静脉腔者,可无临床症状。若血栓将静脉窦完全堵塞,或扩展至皮质静脉时，患者则出现颅内压增高的症状，表现为头痛、呕吐、视盘水肿，这是由于脑血管极度扩张、脑脊液回流受阻、脑水肿、脑及蛛网膜下腔出血等原因造成的。同时表现出受累回流静脉脑区对应的局灶神经功能缺损，源于该区的代谢障碍。

3. 静脉窦阻塞的症状　主要由脑循环障碍所致，由于血栓形成的部位不同，具有不同的症状。

（1）海绵窦血栓形成，可见动眼、滑车、外展神经麻痹。由于静脉回流障碍，可引起眼睑、结膜水肿，眼球突出。患者还可出现视力减退、甚至失明。海绵窦血栓形成可引起脑膜炎、脑脓肿、颈内动脉炎、颈内动脉海绵窦瘘及蛛网膜下腔出血等并发症，并出现相应的临床表现。个别患者引起脑垂体感染。

（2）上矢状窦血栓形成多为非炎性血栓，与妊娠、消耗和恶病质等因素有关，多见于幼儿、老年人及产妇。主要临床表现有颅内压增高，额顶上部皮质受损及头皮静脉怒张。

（3）乙状窦血栓形成多为单侧，可无明显临床症状。当化脓性中耳炎或乳突炎的患者出现败血症的表现，则应考虑有乙状窦血栓形成的可能。

（4）直窦血栓形成很少见，患者出现昏迷，颅内压急剧升高，肢体强直，惊厥或呈去大脑强直发作，手足抽搐或不自主舞蹈动作等症状，脑内出血可破入脑室而引起血性脑脊液。病情危重，患者可在短期内死亡。

### （八）辅助检查

1. CT通常为诊断本病的首选影像学方法，可以明确显示静脉窦血栓的伴随征象，结合临床体征可拟诊本病，但是通常不能确诊静脉窦血栓形成。

2. MRI除与CT相同可以显示血栓形成后继发的脑组织病理改变及其程度外，MRI还可直接显示静脉窦和血栓本身，可用于观察治疗效果。MRI+MRV结合在绝大多数情况下都能作出脑静脉窦血栓形成的准确诊断。

### （九）治疗

1. 抗癫痫治疗。
2. 颅内高压的处理。
3. 抗炎治疗。
4. 抗凝治疗。

### （十）预后

随着影像学诊断水平的提高和治疗技术的发展，患者的预后较以前有明显改善。国外报道死亡率已下降到6%~30%，国内报道认为超过80%的患者可以存活。复发率较低（<10%），且大多数在12个月内复发。及早确诊并给予规范化治疗至关重要。

（潘京浩）

# 病例11 发热2周

患者男性,25岁,2015年8月10日来诊。

## 一、主诉

发热2周。

## 二、病史询问

**思维提示**

患者青年男性,主诉以发热为主要表现,问诊目的主要是寻找发热的原因,判断发热是感染性还是非感染性,是否有明确的感染表现。

### (一)问诊主要内容及目的

1. 发热的温度和热型 了解是高热还是低热,是弛张热还是稽留热,有助于判断发热的原因。
2. 伴随症状 发热时有头痛、胸痛、腹痛、咳嗽、咳痰、呕吐、腹泻等症状常可提示病因。
3. 外院就诊经过 应用了何种药物?效果如何?做何检查、有何结论?患者已发病数日,若经过治疗,可以通过治疗效果及检查结果判断病情。
4. 既往史 有无心脑肺等基础疾病,有无传染源接触史等。

### (二)问诊经过及思维提示

患者入院2周前受凉后出现发热,最高体温38.7℃,伴颈部、头部疼痛、乏力,偶伴咳嗽、咳痰,为少量白痰,不伴血丝、血块,偶伴喘憋,不伴胸痛,不伴恶心、呕吐,不伴鼻塞、流涕、咽痛、声嘶、寒战、腹泻、腹痛,不伴尿频、尿急、尿痛,自行口服退热药物对乙酰氨基酚后,无改善。后就诊于社区医院,查体可见右下腹压痛(＋),考虑为"急性阑尾炎",予以头孢类抗生素抗感染治疗后未见好转。9天前就诊于263医院门诊,泌尿系超声未见明显异常,血常规提示嗜酸性粒细胞百分比及绝对值升高。否认肝炎史、疟疾史、结核史,否认高血压史、冠心病史,否认糖尿病史、脑血管病史、精神病史,否认手术史、外伤史、输血史,否认过敏史。家族史:父亲患肺癌。

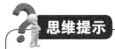

**思维提示**

通过问诊,了解到患者为持续高热。若考虑患者为感染性发热,需找到感染灶。虽外院诊断为急性阑尾炎,但患者诊断依据并不明确,经头孢类抗感染治疗后未见好转。患者伴有头、颈痛,需注意是否是神经系统的疾病导致的发热。且患者嗜酸性粒细胞增多,应注意有无过敏性疾病、感染性疾病及血液系统疾病。

## 三、体格检查

### (一)重点检查内容及目的

主要注意肺部、腹部和神经系统的查体。目的在于找到阳性体征,发现导致发热的病因。

### (二)体格检查结果及思维提示

当时查体: T 37.2℃, P 98次/分, R 20次/分, BP 133/82mmHg。神情,语利,颈软无抵抗;左颈后淋巴结肿大,直径约0.8cm,质硬,无压痛,右侧腹股沟可及一肿大淋巴结,质硬;双肺呼吸音清,未闻及干湿性啰音及胸膜摩擦音;心率98次/分,律齐,未闻及病理性杂音;腹软,无压痛、反跳痛,肝脾未触及,双肾区无叩痛;双下肢无水肿,四肢肌力Ⅴ级,病理反射未引出。

**思维提示**

患者体表淋巴结多发肿大为主要阳性体征,值得注意。

## 四、实验室和影像学检查结果

### (一)初步检查结果及目的

1. 心电图 急诊室首选检查,明确有无心脏病变。
2. 血常规 常规检查,明确感染程度,并且患者外院血常规提示嗜酸性粒细胞增高,应复查血常规。
3. 生化全项 了解肝肾功能及电解质情况。
4. 血沉、降钙素原 了解炎症活动情况。
5. 甲功、自身抗体、肿瘤标记物、ANCA 明确有无自身免疫系统相关疾病及肿瘤。
6. 感染相关检查 明确有无特殊病原体。
7. 头颅CT 初步了解有无神经系统病变。
8. 胸、腹CT 因患者体表淋巴结肿大,可行全身CT检查明确有无深部淋巴结肿大。

### （二）检查结果及思维提示

1. 心电图 窦性心律。

2. 血常规 白细胞21.96×10⁹/L；中性粒细胞33.7%；淋巴细胞7.7%；嗜酸性粒细胞53.3%；血红蛋白158.0g/L；血小板206×10⁹/L；白细胞手工分类计数示：嗜酸性粒细胞48%。

3. 生化全项 未见异常。

4. PCT 0.16ng/ml，ESR 28mm/h。

5. ANCA、甲功、抗心磷脂抗体、自身抗体、体液免疫、肿瘤标记物均为(-)。

6. HIV+TP、肝炎、T-SPOT、痰涂片及培养、粪便找寄生虫卵、送友谊医院查肺吸虫、旋毛虫、莱姆病抗体均为(-)。

7. 头颅CT 双侧筛窦轻度炎症。

8. 胸、腹CT 纵隔及左肺门淋巴结肿大；腹腔及腹膜后多发小淋巴结，左腹股沟淋巴结肿大。

**思维提示**

患者嗜酸性粒细胞增多，临床上常与多种疾病相关，特别是寄生虫感染、过敏性疾病、结缔组织病和肿瘤的非特异性反应等。患者寄生虫相关检查、结缔组织病相关检查、肿瘤标记物均为阴性。但胸腹CT提示多发淋巴结肿大，不能除外感染性疾病、恶性肿瘤及嗜酸性粒细胞增生性淋巴肉芽肿，其均可导致淋巴结肿大。进一步检查应行骨穿明确有无血液系统疾病，淋巴结活检明确淋巴结性质，除外恶性肿瘤，支气管镜取活检。且患者存在头痛，虽头颅CT未见明显异常，但行腰穿明确脑脊液性质，并行脑脊液培养寻找病原学证据。

### （三）进一步检查结果及思维提示

1. 骨穿 嗜酸性粒细胞比例高占26.5%，寄生虫(-)。

2. 支气管镜 左上叶支气管黏膜结节。病理：支气管黏膜上皮部分脱落，基底膜增厚，间质内多量嗜酸性粒细胞浸润，个别小血管腔内可见嗜酸性粒细胞渗出，未见明确的血管炎。

3. 颈部淋巴结活检 （颈部）肉芽肿性炎，组织细胞及多核巨细胞胞质可见圆形小体。倾向为特殊病原体感染。

4. 腰穿 患者疼痛症状加重，行腰穿检查。术中见脑脊液清亮，接测压管测量压力为>300mmH₂O，行脑脊液墨汁染色阳性，同时脑脊液培养新型隐球菌。

## 五、诊断及治疗

根据脑脊液染色及培养结果，新型隐球菌性脑膜炎诊断明确。追问患者病史，其邻居养鸽。

治疗上，联合应用两性霉素B及氟康唑：氟康唑400mg，qd；两性霉素B起始10mg，qd，后逐渐加至60mg，qd。后复查肾功能：尿素氮6.46mol/L；肌酐109.20μmol/L；尿酸295.87μmol/L。肌酐较前上升，两性霉素B减量至50mg，并给甘露醇脱水降颅压，纠正电解质紊乱、保肝等综合治疗。

## 六、治疗效果

经抗真菌治疗,患者体温正常,头痛明显减轻,脑脊液压力降至240mmH$_2$O,脑脊液培养仍为新型隐球菌,并出现左眼视野部分缺损,患者及家属要求转协和医院继续治疗。

## 七、对本病例的思考

隐球菌病是条件致病性深部真菌病,主要侵犯中枢神经系统和肺脏,亦可原发或继发于皮肤、黏膜、骨骼、肝脏等器官。其病原体为新型隐球菌,该菌广泛分布于土壤及鸟粪中,主要经呼吸道感染,在肺部引起轻度炎症。当机体免疫力下降时,可通过血行播散等途径向全身蔓延。国外本病常继发于人类免疫缺陷病毒(HIV)感染。

隐球菌病致EC升高的机制可能是由于新型隐球菌荚膜有些特定成分,如:荚膜多糖、葡萄糖吡喃甘露糖引起变态反应,致使淋巴细胞产生EC集落形成因子、白介素-5使骨髓中EC分化增加,从而使外周EC增加。

肺隐球菌病临床表现多样,缺乏特异性。健康无基础病者常症状轻微,如稍有咳嗽,偶发低热,乏力。其影像学则由于宿主免疫功能不同而表现多样:①结节或团块状损害:约占40%~60%,单个或多个,也可以为单侧或双侧,常位于胸膜下,结节大小不一,直径为1~10cm。边界或清楚锐利,或模糊呈晕轮状,或带有小毛刺。主要见于免疫功能正常的患者。②肺实质浸润:约占20%~40%,单侧或双侧性,多数见于免疫功能低下的宿主。③空洞性病变:约10%~20%,空洞内壁一般较光滑,局灶性空洞可能是隐球菌性肺炎的放射学特征之一。④间质性改变:为磨玻璃样和微小结节性损害,与粟粒型肺结核很相似,但以中下肺为主。⑤胸腔积液:常伴随胸膜下肺部结节。⑥肺门和纵隔淋巴结肿大:与淋巴结结核相似,但一般没有钙化。本例患者符合④⑤⑥的表现。

目前治疗新型隐球菌脑膜炎的药物有3类:多烯类、氟胞嘧啶类和吡咯类。两性霉素B对绝大部分真菌均有抗菌活性,疗效确切,耐药菌株少见。缺点是必须静脉滴注,组织穿透能力弱,药物不能通过血脑屏障进入脑脊液。新的三唑类药物具有广谱抗真菌作用。伊曲康唑体外试验表明对新型隐球菌有中度活性,但对中枢神经系统的穿透性差。而多项研究均证明三唑类药物氟康唑对新型隐球菌脑膜炎效果较好。

通常认为,新型隐球菌是本病唯一的病原菌。该菌广泛分布于自然界中,从人的皮肤、土壤、灰尘、鸽粪中都能找到。隐球菌并不一定致病,但鸽子粪便中隐球菌多为致病菌,人感染新型隐球菌主要来源于接触鸽子的排泄物,有人统计,鸽子饲养者患新型隐球菌感染比一般人高几倍。在大城市中,掉落在窗台的鸽粪常成为传染源。隐球菌属包括17个种和18个变种,其中仅新生隐球菌及其变种具有致病性。新型隐球菌是圆形的酵母型菌,周围有宽阔的荚膜,称厚荚膜。菌体内有一个或多个反光颗粒,为核结构。部分菌体可见出芽,但不形成假菌丝。非致病性隐球菌无荚膜。新型隐球菌在沙保培养基和血琼脂培养基上,于25℃和37℃均能生长,非致病性隐球菌则在37℃不能生长。培养数日形成酵母型菌落,表面黏稠,初为乳白色,后转变成橘黄色。此菌能分解尿素可与假丝酵母菌区别。人与动物均可感染。近年发现,其他隐球菌亦可致病,如罗伦特隐球菌、加特隐球菌等。

　　隐球菌病致嗜酸性粒细胞升高的机制可能是由于新型隐球菌荚膜有些特定成分,如:荚膜多糖、葡萄糖吡喃甘露糖引起变态反应,致使淋巴细胞产生嗜酸性粒细胞集落形成因子、白介素-5使骨髓中嗜酸性粒细胞分化增加,从而使外周嗜酸性粒细胞增加。

　　其临床表现可分为肺隐球菌病、中枢神经系统隐球菌病、皮肤黏膜隐球菌病、骨隐球菌病及内脏隐球菌病五型。

　　1. 肺隐球菌病　环境中存在的新生隐球菌直径小于10μm,经呼吸道吸入人体后,一旦其沉积在呼吸道中,在较高的二氧化碳浓度的影响下,形成明显的多糖荚膜保护层以拮抗宿主的防御机制。多数健康人感染可以自愈或病变局限于肺部。在免疫功能受损的患者,隐球菌能够进展活动,可引起严重肺部感染甚至经血行播散全身。症状有咳嗽、胸痛、乏力、低热、体重减轻等,常有少量黏液痰或血痰,痰内可找到病原菌。X线表现:病变以双侧中下肺部为多见,亦可为单侧或局限于某一肺叶,可呈孤立的大球形灶或数个结节状病灶,周围无明显反应,类似肿瘤;或为弥漫性粟粒状阴影;或呈片状浸润阴影。部分患者有空洞形成。

　　2. 中枢神经系统隐球菌病　患者常诉前额、双颞或眼球后疼痛,间歇发作,疼痛逐渐加重,多伴有发热及颈强直、抬颈抬腿试验阳性等脑膜刺激征。若发生脑实质局限性肉芽肿,出现单纯占位性病变,可出现恶心、呕吐、智力减退、昏迷、偏瘫、视物模糊、眩晕、眼球麻痹、眼球震颤、复视等症状。精神障碍可很显著。亦可出现癫痫样发作。本病常发生于艾滋病患者,是其死亡常见原因之一。

　　3. 皮肤黏膜隐球菌病　隐球菌的皮肤感染最多见于头颈部,常因原发灶的播散引起。皮疹表现为丘疹、痤疮样脓疱或脓肿,易溃烂。部分HIV感染者将发生传染性软疣样皮损。皮肤的原发损害较罕见,表现为孤立的瘰疬,须依据明确的植入史及可疑植入物中培养出隐球菌才能确诊。部分患者可同时因累及黏膜而呈结节性、肉芽肿性或溃疡性损害。

　　4. 骨隐球菌病　好发于颅骨及脊柱,但常不累及关节。骨损害常呈慢性多发的散在破坏性病变,无骨膜增生,可有肿胀及疼痛。X线无特殊表现。

　　5. 内脏隐球菌病　播散性隐球菌病可首先表现在许多脏器或系统上,据报道,骨髓炎、前列腺炎、肾盂肾炎、腹膜炎等都可以作为隐球菌病的首发表现。胃肠道及泌尿生殖系统的感染与结核病相似。个别情况可侵犯心脏引起心内膜炎。

　　隐球菌性脑炎起病常隐袭,缓慢进展,多数病人起病前有上呼吸道感染或肺部感染史。早期可有不规则低热,阵发性头痛,以后呈持续性头痛,头痛逐渐加重,伴有恶心、呕吐,一般体温在38℃左右,亦有达40℃以上,多数病人脑膜刺激征阳性。少数病人出现意识障碍、烦躁不安、人格改变、记忆力衰退、癫痫发作、瘫痪,体征有颈项强直、克尼格氏征与布氏征阳性,眼底视盘水肿、出血和渗出。亦可出现颅神经麻痹,包括视力减退、失明、眼球外展受限、面瘫、听力减退,甚至耳聋等。少数病人急性起病,多数患免疫抑制或免疫缺陷病的病人,死亡率高,约2周左右死亡,部分病人反复缓解和加重,预后不良,只有极少病人能自愈。其脑脊液检查压力明显增高(200~400mmHg),脑脊液外观清、透明或微混,约90%的病例细胞轻或中度升高;若蛋白含量急剧增高,升至1g,应考虑蛛网膜下腔阻塞;糖含量常极低,甚至为0;病原学检查,脑脊液墨汁染色涂片镜检70%能找到隐球菌。脑脊液培养阳性率较高,可达到75%~90%。根据临床上亚急性或慢性起病,具有脑膜炎症状和乳头水肿、视神经损害,脑脊液压力升高的患者,应警惕隐球菌脑膜炎的可能,尤其是具有免疫力低下的患者和养鸽子的或与鸽粪接触的患者更应该高度怀疑此病。确诊此病有赖于实验室检查,如脑脊液找隐球菌培养、隐球菌特异性抗体等可以确诊。

治疗:

1. 对症支持治疗

（1）降颅压治疗: 本病确诊后2~4周死亡率高,与颅内压增高有密切关系,可用20%甘露醇和白蛋白脱水,如颅内压>300mmHg,应考虑行脑室引流术。

（2）纠正电解质紊乱和支持疗法。

2. 抗真菌药物治疗

（1）两性霉素B: 常作为首选药物,可抑制隐球菌生长,最终杀死隐球菌,与真菌细胞膜上的麦角甾固醇结合,使细胞膜通透性增加,造成细胞内钾和核苷酸氨基酸外渗,使隐球菌死亡;成人用量首次1~2mg/d+5%~10%葡萄糖500ml,以后每日增加2~5mg,直至1mg/(kg·d),总量为2~3g,避光静脉缓慢滴注,持续6~8h。该药副作用大,可加地塞米松减少发热、寒战、恶心、呕吐副作用;另外副作用有肝肾、心肌损害,血栓性静脉炎,电解质紊乱和贫血等。

（2）氟康唑: 本药为较好的三唑类抗真菌药,抑制真菌细胞膜上的甾醇,影响膜的功能导致真菌死亡。用量:成人200~400mg/d,疗程6~8周,儿童一般不用本药,必须用者,按3~6mg/(kg·d)口服或静脉滴注。副作用:食欲缺乏,恶心,腹痛腹泻,皮疹,偶有肝肾功损害,主要为血清转氨酶、尿素氮升高。

（3）5-氟尿嘧啶: 口服血清浓度达75%,是通过抑制真菌细胞内嘧啶合成而杀菌。由于真菌对本药易产生耐药性,故很少单用本药治疗隐球菌性脑膜炎,常与两性霉素B联合应用。用量:成人口服或静脉注射5~10g/d,儿童100~200mg/(kg·d),疗程3个月以上。副作用为食欲缺乏,恶心,白细胞、血红蛋白及血小板减少,皮疹,哮喘,精神错乱及肝肾功损害。

（任丽杰）

## 病例12　视物模糊伴头痛6天,加重伴抽搐1天

患者女性,16岁,因"视物模糊伴头痛6天,加重伴抽搐1天"来院。

### 一、主诉

视物模糊伴头痛6天,加重伴抽搐1天。

### 二、病史询问

**临床思维**

　　从患者主诉上来看,应着重从神经系统展开问诊,特别应关注患者是否有意识状态的改变,是否存在神经系统的症状和体征,并且关注可能引起神经系统症状的相关因素,如感染或循环系统病变,同时要关注患者是否在外院进行过诊治,以及疗效如何等。

#### (一)问诊的内容及目的

1. 是否存在发病前的诱因,比如感染,发热,情绪变化,最近的服药史等。
2. 发病时突然起病还是逐渐加重,伴随症状从何时开始出现。
3. 患者出现抽搐时是否存在意识丧失,抽搐的特点及持续时间,抽搐时是否伴有二便失禁、呕吐等。
4. 患者为年轻女性,月经史需要明确,初潮何时,平时月经是否正常,末次月经时间是否准确。
5. 患者以前是否有基础疾病,包括先天性疾病及家族遗传病史。
6. 患病后家属是否带其进行了诊治,或是自行服用了一些药物处理,对于病情的变化的影响也很重要。

#### (二)问诊结果及思维提示

1. 6天前无明显诱因出现头痛,伴视物模糊,伴恶心呕吐,为胃内容物。无晕厥,无抽搐,无胸闷气短,2天前于外院就诊,血压波动于200~230/110~130mmHg,考虑"高血压急症",完善脑CT,肾上腺CT等检查,并予以降压,口服硝苯地平,美托洛尔及静脉硝普钠治疗,血压可降至140~160/80~90mmHg,但患者仍有视物模糊,头晕恶心症状。1天前突发双眼右侧凝视,四肢抽搐,意识丧失,约1分钟左右缓解,考虑"癫痫",遂转院。
2. 患者既往史:贫血,否认家族类似遗传病史。

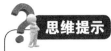

**思维提示**

　　从病史可以看出,该患在神经系统症状出现的同时存在高血压,当地医院在予降压的同时进行了对高血压原因的检查,但患者无法提供高血压的既往病史,所以无法判断该患者基础血压状态。而在患者血压得到控制的同时,却新出现了抽搐,那么到底是病情进展,还是有没有发现到的病因,需要进一步完善检查来明确。

## 三、体格检查

### (一)体格检查的内容及目的

　　我们除了进行常规的生命体征的测量外,主要围绕神经系统的体征进行检查,一些重要的定位体征、意识状态、瞳孔变化都应详细记录。同时对于循环系统的体征包括血压、心率等要进行反复测量,必要时需要进行动态监测。

### (二)体格检查结果及思维提示

　　T 36.5℃,P 98次/分,R 20次/分,BP 160/110mmHg(左上肢),体重70kg。

　　肥胖体型,全身皮肤巩膜无黄染,自主体位,神志清楚,对答切题,言语流利,全身皮肤无痤疮及紫纹,双肺呼吸音粗,心律齐,腹软,无压痛及反跳痛,肝脾肋下未触及,双下肢无水肿。

　　神经系统检查:颈软,无抵抗,双侧瞳孔等大等圆,直径3mm,对光反射正常,双侧巴宾斯基征(-),双侧布氏征(-),四肢肌力Ⅴ级,肌张力大致正常。患者痛温触觉基本正常。

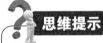

**思维提示**

　　经过体检发现,该患血压较高,但并无颈抵抗及病理征,肌力和肌张力大致正常,我们在考虑神经系统的同时,要开始扩大思路,进一步完善检查以明确病情。

## 四、实验室检查及辅助检查

### (一)辅助检查的内容及目的

　　对于该患者,临床检查需要在基本的常规检查基础上,行神经系统的影像学检查,如CT或MRI检查,存在抽搐,可行脑电图检查,同时可以考虑行腰穿检查来明确神经系统病变。对于该患存在视物模糊,可以行眼底检查以明确眼部病变。患者存在高血压,亦应对心功能进行评价。

### (二)外院辅助检查

　　1. 血常规　WBC 26.36×10$^9$/L,NE% 91.2%,RBC 4.71×10$^{12}$/L,Hgb 117g/L,PLT 425×10$^9$/L。

2. 尿常规　尿潜血3+，微量白蛋白＞0.15g/L（月经期）。

3. 眼底检查　双眼视盘周网膜水肿，隆起，波及黄斑中心。

4. 头颅CT　未见异常。

5. 肾上腺CT　腹主动脉，腹腔干，肠系膜上动脉，两侧肾动脉增粗，腹主动脉周围脂肪间隙模糊。

6. 心电图　窦性心律。

**思维提示**

　　该患者存在感染情况，同时尿常规发现潜血，头CT未发现出血、梗死及占位，肾上腺CT没有发现可以引起继发高血压的提示，那么下一步必须要考虑进行腰穿的检查来除外下中枢神经系统感染的可能。同时，影像学方面要考虑在合适时间复查CT或行MRI进一步检查。

### （三）转院后的辅助检查

1. 血常规　WBC: 11.99×10⁹/L，NE%: 81.6%，RBC: 4.12×10¹²/L，Hgb: 103g/L，Plt: 274×10⁹/L。

2. 生化　ALT: 3IU/L，TBIL: 8.7μmol/L，ALB: 38.03g/L，CREA: 58μmol/L，CK: 41IU/L，K⁺: 3.67mmol/L，Na⁺: 138μmol/L。

3. BNP 5988pg/ml。

4. 脑脊液　常规：细胞总数24800×10⁶/L；白细胞7×10⁶/L；生化未见异常；找细菌，隐球菌及抗酸杆菌均未见；病理：镜下成片红细胞，少量中性粒细胞，散在淋巴细胞及单核细胞。

5. 脑电图　中度异常。

6. 头颅MRI　延髓，左侧小脑，双侧额顶叶，颞叶皮层斑片状异常信号，脑内多发异常信号。

**思维提示**

　　患者经过转院后一些初步的检查结果已出，结合目前的结果，考虑脑炎的可能性较大，但是患者的一些情况如顽固的高血压似乎又不能用脑炎来解释，所以需要更进一步检查来明确病情，包括内分泌系统，自身免疫系统检查等。

后续检查—免疫筛查

1. 抗核抗体谱检测

（1）抗核抗体（－），抗核糖体P蛋白抗体阴性（－）。

（2）nRNP/Sm抗体阴性（－），抗线粒体M2型抗体（－）。

（3）抗Sm抗体阴性（－），抗核小体抗体阴性（－）。

（4）抗SS-A抗体阴性（－），抗PM-Scl抗体阴性（－）。

（5）抗SS-B抗体阴性（－），抗CENP B抗体阴性（－）。

(6)抗Ro-52抗体强阳(-),抗组蛋白抗体阴性(-)。

(7)抗dsDNA抗体阴性(-),抗PCNA抗体阴性(-)。

(8)抗Jo-1抗体阴性(-),抗Scl-70抗体阴性(++)。

2. 皮质醇节律　未见异常。

3. 心磷脂抗体,甲状腺功能,性激素全项未见异常。

## 五、治疗方案及理由

### (一)入院后治疗

1. 甘露醇脱水降颅压,阿昔洛韦抗病毒,亚宁定降压。

2. 复查血常规　WBC: $13.01 \times 10^9$/L,胸片示"左上肺炎",予头孢抗感染治疗。

3. 患者于第12天出现全身水肿,并有少量咯血,四肢血压,左上肢: 170/90mmHg,右上肢: 230/100mmHg,左下肢150/80mmHg,右下肢: 165/85mmHg,剑突下可闻及血管杂音。

### (二)治疗效果及思维提示

该患者在经过1周左右的治疗后,血压仍得不到有效控制,并且经过进一步详细的体检发现,患者在上腹部存在血管杂音,这时我们就要考虑血管系统的病变并需要尽快行影像学检查来明确病变的程度及性质。

患者进行的颈部超声显示颈部皮下软组织水肿,而主动脉CTA结果显示: 主动脉自左肺动脉水平至肾动脉水平以下约1.5cm可见管壁环形增厚,管腔不同程度狭窄,以肝静脉汇入下腔静脉下方约2.0cm水平为主,腹腔动脉及双肾动脉受累,呈重度狭窄,肠系膜上动脉起始部轻度狭窄,左上肺可见斑片状模糊影及团块影,左下肺可见部分肺组织膨胀不全,双侧胸腔后部可见新月形液性密度,心包可见增厚,呈液性密度。结论: 主动脉壁增厚并狭窄,符合大动脉炎改变,腹腔动脉及双肾动脉狭窄,左上肺炎,双侧胸腔积液,心包积液(图12-1~图12-3)。

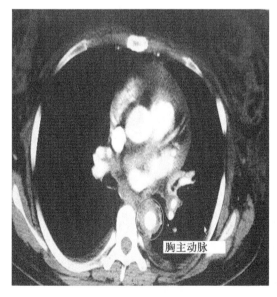

图12-1　主动脉CTA示胸主动脉

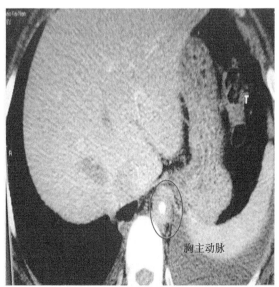

图12-2　主动脉CTA示胸主动脉

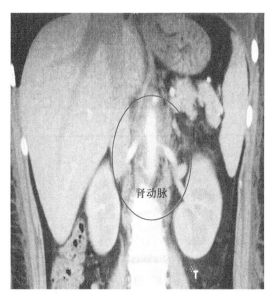

图12-3 胸主动脉CTA所示肾动脉

此时,经过血管外科及风湿免疫科会诊:诊断更新为:大动脉炎(主动脉干型)继发性高血压脑病。

### (三)治疗方案调整及疗效

后续治疗为转入风湿免疫科进行激素冲击3天。患者经过甲强龙500mg冲击3天后,症状明显好转,水肿减轻,未再有咯血,血压波动于140~150/70~80mmHg。

## 六、多发性大动脉炎的解读

1.概述 多发性大动脉炎是主动脉及其主要分支和(或)肺动脉的慢性进行性非特异性炎症性疾病。本病是一种较常见的自身免疫性血管炎最早被称为高安动脉炎,是1908年由日本眼科医师高安右人(Mikito Takayasu)报道一女性病人眼底有奇特的动静脉吻合现象,本病世界各地均有报道,大部分病例报告来自日本、韩国、中国、以色列、新加坡、泰国和南非黑人等,少数病例报告白人有发病。

2. 分型 根据病变侵犯血管的分布分为以下几型:

(1)头臂型:累及主动脉及其主要分支上。

(2)胸腹主动脉型:累及胸腹主动脉及其分支。

(3)肾动脉型

(4)混合型

(5)肺动脉型

3. 病因 病因未明,可能与体内产生免疫反应相关。可能由于感染、中毒、药物等因素作用于机体,因其自身免疫功能失调,使大动脉壁具有抗原性,而机体的免疫活性细胞对它不能识别,与该自身抗原接触后产生抗大动脉抗体,与大动脉壁发生抗原抗体反应形成免疫复合物,沉积于大动脉壁而发生自身免疫性炎症性病理改变。长期服用雌激素类药物患者可损伤血管壁,引起内膜纤维增厚,中膜纤维组织变性等病理改变;人体内雌激素的持续高水平可导致主动脉及其分支非炎症性病理改变。

4. 临床表现　临床表现呈多样性，轻者无症状，重者可危及生命，症状的出现常显示动脉病变部位及病程不同时期病变活动期可有全身不适、发热、易疲劳、食欲缺乏、体重下降、多汗、月经不调等症状；皮肤表现有感染性皮肤结节、结节性红斑、坏疽性脓皮病；局部表现与累及部位有关。

5. 辅助检查

（1）血液检查：①血沉：红细胞沉降率来判断疾病的活动性，大多增快；C反应蛋白阳性；②组织因子、血栓烷、组织型纤溶酶原激活因子等升高；IgG升高；

（2）脑血流图：头臂型大动脉炎，颈动脉严重受累，脑供血不足，脑血流量明显减少；

（3）超声心动图及心电图：持续高血压，病变累及主动脉瓣；

（4）CT或MRI：显示动脉的形态、结构；

（5）动脉造影：主要检查手段，了解病变的部位、范围及程度，以及侧支情况，为手术和介入治疗提供最有价值的影像学依据；

（6）放射性核素肾图、肾显像：了解肾脏血流灌注以及评价肾脏形态功能情况。

6. 诊断　本病尚无统一诊断标准，40岁以下女性，具有下列表现一项以上者，应怀疑本病：①单侧或双侧肢体出现缺血症状，表现动脉搏动减弱或消失，血压降低或测不出；②脑动脉缺血症状，表现为颈动脉搏动减弱或消失，以及颈部血管杂音；③近期出现的高血压或顽固性高血压，伴有上腹部二级以上高调血管杂音；④不明原因低热，闻及背部脊柱两侧、或胸骨旁、脐旁等部位或肾区的血管杂音；⑤脉搏有异常改变者；⑥有眼底病变者。

1990年美国风湿病协会制定的大动脉炎的分类标准：①发病年龄40岁以下；②间歇跛行；③上臂动脉动搏减弱；④两上肢收缩压差大1.33kPa（10mmHg）；⑤锁骨下动脉与主动脉连接区有血管杂音；⑥动脉造影异常。凡6项中有3项符合者，可诊断本病。

7. 治疗　原则：尽量恢复远端动脉血流，改善脏器肢体血供。大动脉炎的治疗往往需要多种治疗方法相结合，先用药物控制病变的活动，改善症状，然后再采用介入或手术治疗或两者并用。

8. 预后　慢性病，有自然缓解及复发的可能。与高血压的程度、肾功能和脑供血有关。死亡原因：多为脑出血、肾衰、心衰、动脉瘤破裂和肺栓塞。

## 七、对本病例的思考

多发大动脉炎的患者不容易直接诊断，但是对于临床所见青年高血压患者，我们要思考到这种可能。同时通过该病例我们可以发现高血压患者四肢动脉血压监测和血管搏动杂音的检查很重要，对于疾病的提示意义很强，是临床工作中不可忽视的。同时辅助检查一定要完善（尿常规，尿蛋白定量，炎性指标，免疫相关检查，心脏彩超）等；并加强多科协作，加强会诊。

（邵　菲）

# 病例13 皮疹10天,腹痛伴发热7天

患者男性,23岁。

## 一、主诉

皮疹10天,腹痛伴发热7天。

## 二、病史询问

### (一)初步诊断思路及问诊目的

患者年轻男性,皮疹、腹痛伴有发热,首先考虑皮疹的原因及类型,并发腹痛的部位和性质,发热的类型,皮疹先于腹痛和发热出现,是否为同一疾病所致还是皮疹与腹痛发热无相关性。

### (二)问诊主要内容及目的

1. 首先询问患者皮疹的具体情况,皮疹的部位,皮疹的形态(斑疹,丘疹,荨麻疹等),有无瘙痒,有无出血点、瘀斑。

2. 腹痛的具体部位(右上腹部,中上腹部,右下腹部,脐周疼痛等),疼痛性质(持续性,间断性,隐痛,绞痛等)。

3. 患者发热的情况,发热的类型(稽留热,弛张热,间歇热,波状热,回归热,不规则热)。

### (三)问诊结果及思维提示

1. 患者来院10天前无明显诱因出现双下肢"皮疹",皮疹具体形态性状表述不清,无特殊不适,未予治疗,自行减轻。

2. 患者来院7天前自觉"感冒",自行服用药物效果欠佳。

3. 患者5天前出现腹泻,4次/天,稀水样便,伴腹痛,以中上腹痛为主,持续性隐痛,间断加重,伴发热,最高38.7℃,外院考虑胃肠炎,输液后发热好转,3天前再次出现皮疹,仍伴腹痛,遂来我院就诊。分别就诊于肠道门诊、血液科、消化科等科室后,查尿胰蛋白酶原Ⅱ(+),来急诊除外急性胰腺炎。

4. 既往史  既往有过出"皮疹"病史,具体诊断及治疗不详。

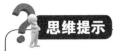

**思维提示**

通过问诊，可了解患者的具体发病过程，同时可以了解患者腹痛和皮疹有一定的相关性。

### 三、体格检查

#### (一)重点检查内容和目的

体格检查主要着重患者皮疹的形态、部位及腹痛的位置和疼痛性质的情况进行。

#### (二)体检结果及思维提示

当时查体：BP 120/60mmHg，HR 85次/分，T 36.8℃，患者神清，双肺呼吸音清，心律齐，未闻及杂音，腹软，中上腹压痛，无反跳痛，双下肢无明显水肿，面部及躯干部散在淡红色斑丘疹，双下肢散在粟粒样红色皮疹，双侧颊黏膜未见Koplik斑，双结膜无充血，面部颈部无发红，眼眶无疼痛。

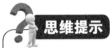

**思维提示**

患者目前暂无发热，但查体见全身多处皮疹，未见明显出血点及瘀斑，腹痛以中上腹部疼痛为主，压痛明显，无明显反跳痛，不除外急性胰腺炎的可能，同时也不能除外有过敏性紫癜的可能。

### 四、实验室和影像学检查结果

#### (一)初步检查内容及目的

1. 血常规　常规检查。
2. 尿常规　常规检查。
3. 生化全项+淀粉酶　明确患者全身情况及血淀粉酶除外急性胰腺炎。
4. 凝血四项　明确有无凝血功能障碍。
5. 腹部CT　明确腹腔内情况，明确是否胰腺炎诊断及有无其他疾患。

#### (二)检查结果及思维提示

1. 血常规　WBC $4.78 \times 10^9$/L，NE%：36.9%，LY%：43.7%，MO%：12.1%，HGB 140g/L，PLT $186 \times 10^9$/L。

2. 尿常规　白细胞25/$\mu$l，红细胞250/$\mu$l，酮体15mg/dl，尿蛋白500mg/dl。

3. 生化全项　白蛋白32.4g/L，钾2.8mmol/L，血糖5.88mmol/L，血甘油三酯1.8mmol/L，血淀

粉酶57U/L。

4. 凝血四项 正常。

5. 腹部CT 胃窦部胃壁增厚,腹盆腔及腹膜后多发小淋巴结显示,盆腔积液。

**思维提示**

目前血淀粉酶不高,血生化血脂正常,腹部CT未见明显胰腺炎影像表现,暂不考虑急性胰腺炎,患者目前过敏性紫癜诊断不能除外,虽然查体未见明显双侧颊黏膜未见Koplik斑,但是麻疹诊断也不能完全排除在外,另外也可以抽血检查出血热抗体除外流行性出血热疾病。

### (三)进一步检查结果及思维提示

根据初步检查结果,进一步检查:

1. 复查凝血四项 结果正常。

2. 查PCT<0.05。

3. 抽血查流行性出血热 阴性。

4. 抽血查麻疹 阳性(检查化验需要2周)。

## 五、治疗

1. 目前病毒性感染不能除外,给予更昔洛韦抗病毒治疗。

2. 患者有腹痛症状,予泮托拉唑输液抑酸治疗。

3. 并拜复乐抗炎治疗。

4. 补液、营养支持治疗。

治疗3天后,患者腹痛症状逐渐缓解,皮疹逐渐减少,病情好转。后麻疹抗体回报阳性,诊断为麻疹。经过支持治疗,患者出院。

## 六、本疾病解读

麻疹是儿童最常见的急性呼吸道传染病。它的特点是发热、上呼吸道炎症、结膜炎、麻疹黏膜斑(Koplik spots)、全身斑丘疹。其传染性强、易并发肺炎。病后免疫力持久,大多终身免疫。

典型麻疹临床表现包括: 潜伏期、前驱期、出疹期及恢复期

1. 潜伏期 6~18天。

2. 前驱期 发疹前期,一般3~4天。

(1)发热: 中度以上发热。

(2)上呼吸道炎表现: 卡他症状,结膜充血、流泪畏光及眼睑水肿是本病特点。

(3)麻疹黏膜斑(Koplik spots): 早期诊断麻疹的依据。

1)时间: 发热第2~3天,常于皮疹出现2天后消失。

2）部位:先出现于双侧近第一臼齿(磨牙)的颊黏膜上,1~2天内迅速增加,可遍布唇、颊、龈黏膜。

3）形态:帽针头大小,细盐粒样,灰白色斑点,直径约0.5~1mm,微隆起,周围红晕。

（4）偶见荨麻疹,斑疹,猩红热样皮疹。

（5）非特异症状。

3. 出疹期

（1）发热3~4天出皮疹,体温升至40~40.5℃。

（2）皮疹形态:不规则红色斑丘疹,疹间皮肤正常,严重时皮疹融合皮肤水肿,面部水肿。皮疹压之褪色。不伴痒感。

（3）出疹顺序:耳后、颈部、面部、躯干、上肢、下肢及足部。

4. 恢复期

（1）出疹3~4天,皮疹开始消退。

（2）消退顺序与出疹相同。

（3）皮肤有糠麸状脱屑及棕色色素沉着,7~10天痊愈。

5. 麻疹的治疗方面　麻疹目前暂无特殊治疗方法,治疗原则是:加强护理,对症治疗,预防感染。

单纯麻疹病人采取对症支持疗法,细心护理。

一般治疗:卧床休息,房内保持适当的温度和湿度,有畏光症状时房内光线要柔和;给予容易消化的富有营养的食物,补充足量水分;保持皮肤、黏膜清洁。

对症治疗:高热时可用小量退热剂;烦躁可适当给予苯巴比妥等镇静剂;剧咳时用镇咳祛痰剂;继发细菌感染可给抗生素。

## 七、对本病例的思考

本病例患者由于病情迁延,对于前驱期的Koplik斑,并没有观察到,对于患者的早期诊断有一定影响。同时患者既往"皮疹"病史不明确,不能完全除外具有过敏性紫癜疾病的可能,需门诊进一步就诊明确诊断。

（佟　楠）

## 病例14　发热伴咽痛、颈痛、四肢酸痛10天

患者陈某某,男性,38岁,2015年11月10日来诊。

### 一、主诉

发热伴咽痛、颈痛、四肢酸痛10天。

### 二、病史询问

**思维提示**

从症状上看,患者的主要症状为发热及伴随疼痛。病史询问应该着重于引起发热的诱因及发热后其他伴随症状,及随病程进展是否有其他症状出现,还有患者的诊疗过程和有鉴别意义的症状。

#### (一)问诊的主要内容和目的

1. 发热的诱因及发热程度　从而能分辨出热型,对疾病的诊断有一定程度的帮助。通常发热的诱因有受凉,机体受到感染等,并且不同的疾病有不同的热型。

2. 有鉴别诊断意义的症状　如流涕、咳嗽等,提示有呼吸系统疾病;腹痛、腹泻等提示消化道系统疾病的可能性大,尿频、尿少、尿痛的可提示有泌尿系统疾患。

3. 诊疗过程对疾病诊断的意义　诊疗过程对该病的诊断意义重大,如曾服用何种药物,是否有效,曾做过何种化验及检查,结果是否能明确病因等。

4. 既往史的询问　包括慢性病史,是否吸烟,饮酒等,传染病史,个人史。

#### (二)问诊结果及思维提示

1. 患者10天前无明显诱因出现发热,最高39℃,伴有咽痛,颈痛、四肢肌肉酸痛,咳少量脓痰,无鼻塞、流涕,无咯血,无恶心、呕吐,无腹痛、腹泻,无皮疹,无尿频、尿急等。于当地医院给予抗感染治疗(具体不详),上述症状缓解不明显,来我院就诊。患者自发病来,精神状态一般,食欲略下降,睡眠可,二便正常,体重无明显变化。

2. 既往史　否认高血压,冠心病,糖尿病史,否认哮喘,结核等病史,否认食物,药物过敏史。预防接种史不详。

3. 个人史　生于原籍,否认疫水疫区接触史。吸烟20年余,20~30支/日,饮酒20年,白酒为主,平均2两/日,已婚,爱人及子女体健。

## 三、体格检查

### （一）重点检查及内容

首先检查生命体征，然后对容易产生发热症状的相应部位重点检查，如咽部、扁桃腺、肺部、腹部等重点检查，是否有咽部红肿，扁桃腺体的肿大，化脓，肺部是否出现啰音，腹部有无压痛等，然后对出现的伴随症状进行相应检查，如颈痛有无甲状腺重大，是否有包块等，肢体疼痛有无出血点、瘀斑等。

### （二）体检结果及提示

T 37.4℃，P 120次/分，R 27次/分，BP 117/76mmHg，坐位，神清语利，口唇无发绀，咽部未见充血，双侧扁桃体不大，未见颈部明显肿大，未见颈静脉怒张，双肺呼吸音粗，未闻及干湿性啰音，心律齐，各瓣膜听诊区未闻及杂音。腹平软，肝脾肋下未及，全腹无压痛、反跳痛，双下肢不肿。

**思维提示**

患者的一般体格检查未见明显阳性发现，说明该患者的发热及伴随症状不是一般常见的普通感染发热，应该引起重视，进一步结合实验室及其他辅助检查，以明确病因。

## 四、实验室和影像学检查结果

### （一）实验室和影像学检查

1. 血常规，尿常规，生化全项，C反应蛋白。
2. 心电图及肺功能。
3. 胸部平片及肺部CT。
4. 颈部B超。

### （二）检查结果及思维提示

1. 血常规　WBC: $29.74 \times 10^9$/L，NE: 79%，LY: 10%，HGB: 153g/L，PLT: $348 \times 10^9$/L，HCT: 44%。
2. 尿常规　未见明显异常。
3. 生化全项　ALB: 25.4g/L，GLB: 65.6g/L，A/G: 0.4，ALT: 39U/L，AST: 26U/L，CK: 70U/L，BUN: 11.18mmol/L，CREA: 90.9μmol/L，GLU: 8.25mmol/L，电解质均正常。
4. C反应蛋白　结果未见异常。
5. 心电图（图14-1）
6. 肺功能检测　中度混合型通气功能障碍（阻塞性为主）；肺弥漫功能中度减退。
7. 胸部平片　影像所见：双侧胸廓对称，纵隔增宽，密度增高，边缘清楚，气管无移位，所示肋骨走形及骨质结构未见明显异常，双肺纹理增重，双侧肺门影不大，心影不大，双侧膈面光整，双侧肋膈角锐利。侧位胸片未见明显异常。影像诊断：双肺纹理增多增粗。纵隔增宽，密度增高，结合临床必要时进一步检查。

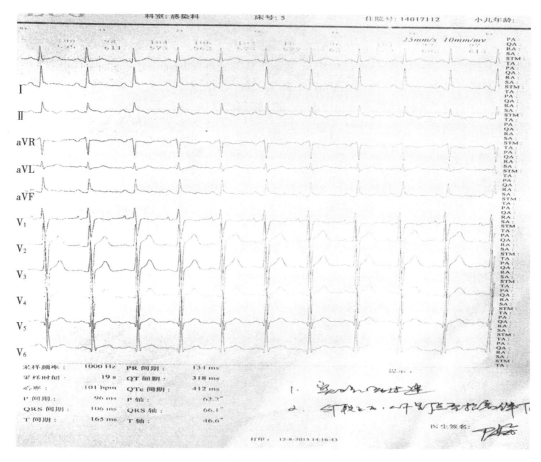

图14-1 心电图

8. 肺部CT　胸廓对称,右中上纵隔增宽,脂肪间隙密度增高,气管后可见软组织影,与邻近食管壁分界欠清,食管壁略增厚,气管未见移位。右上肺少量斑点状高密度影。各叶段支气管通畅,未见狭窄受压,右肺门斑点状钙化影,心影不大。纵隔内未见肿大淋巴结。双侧胸膜增厚。提示:①考虑右肺少量炎症;②纵隔密度增高,右中上纵隔软组织影。

9. 颈部B超　甲状腺大小形态未见异常,表面光滑,边界规整,腺体回声均匀,未见结节样改变。右侧甲状腺与颈动脉间见3.9cm×0.8cm的低回声,左侧甲状腺与颈动脉间见4.5cm×1.1cm的低回声,形态不规则,周边可见点状血流信号,甲状腺周边组织回声增强。

**思维提示**

患者血象明显升高,提示感染,需进一步检查PCT,其长期吸烟,肺功能减退目前可合理解释,但是胸片和肺部CT均有阳性发现,且颈部B超提示也有阳性发现,为除外肿瘤可能,需要进一步检查。

### （三）进一步检查结果及思维提示

1. 凝血四项，D二聚体，血气分析，肿瘤系列

（1）凝血四项：PT 12.5s，PA 77.7%，INR 1.15，APTT 26.1s，TT 20.1s，Fbg 669.7mg/dl。

（2）D-二聚体：9.77mg/L。

（3）血气分析：pH 7.473，$PO_2$ 67.3mmHg，$PCO_2$ 36.9mmHg，lac 0.80mmol/L。

（4）肿瘤四项：均未见异常。

2. 肺部增强CT （图14-2）：双肺炎症，纵隔内异常改变，食管管壁增厚，结合临床，必要时进一步检查。纵隔内多发大小不等淋巴结显示，右肺门小淋巴结钙化。左侧胸腔积液。

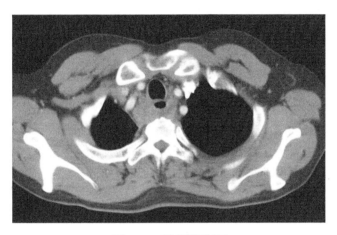

图14-2　肺部增强CT

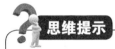

思维提示

　　虽然肿瘤四项正常，但是患者CT提示有食管管壁增厚，纵隔内大小不等淋巴结。故需进一步检查明确。且患者生化显示：白球比例倒置，需明确有无骨髓瘤的可能。

3. 消化道造影及胃镜

（1）消化道造影：胃旋转不良伴胃炎，空肠憩室。

（2）胃镜：慢性胃炎；胃镜病理：(胃窦)幽门腺胃黏膜组织轻度慢性炎症，固有腺体未见改变。

（3）患者血清蛋白电泳中未检出M成分。

## 五、治疗方案及理由

1. 治疗　静脉输注抗生素及支持对症治疗。

2. 理由　在患者来诊后的初次检查提示感染，在诊疗过程中，患者无其他症状出现，从逐渐深入的检查中可以看出，患者肿瘤、骨髓瘤等的可能性不大，故目前主要治疗为抗感染和对症支持。

## 六、治疗效果及思维提示

患者的体温迅速下降,症状明显好转,及肺部影像学复查也明显好转。

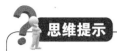

**思维提示**

> 抗感染效果明显,患者无其他并发症状的出现。治疗方向正确。

最终诊断:纵隔炎;双侧肺炎;低蛋白血症。

## 七、本病解读

纵隔炎分为急性和慢性。

急性纵隔炎指外伤手术和感染引起的急性纵隔结缔组织化脓性炎症。如贯通性胸部外伤、食管或气管破裂、咽下异物造成食管穿孔、食管手术后吻合口瘘、食管镜检查时、外伤穿孔和食管癌溃疡穿孔等为常见病因;也可能为自发性,如呕吐。偶因邻近组织如食管后腔、肺、胸膜腔淋巴结、心包膜等的感染灶的直接蔓延而引起。

慢性纵隔炎是指结核、组织胞浆菌病、放线菌、结节病、梅毒、外伤后纵隔出血以及药物中毒等均可引起纵隔纤维化。早期无症状,逐渐出现纵隔器官受压或粘连的症状,表现为上腔静脉梗阻综合征,出现静脉压增高、头面部、颈部及上肢水肿、颈静脉充盈,胸壁上侧支循环静脉扩张。

急性纵隔炎常见的症状为寒战、高热、气短及颈部疼痛,重者可伴有纵隔内积脓、积气、纵隔气肿及皮下气肿。感染的脓液也可破入胸膜腔引起急性脓胸及脓气胸。后期由于侧支循环的建立,梗阻可逐渐减轻,症状也可改善或消失。病变累及其他器官则可引起各器官梗阻的相应症状。如累及肺静脉可导致肺血管淤血,出现咯血;压迫膈神经引起膈肌麻痹;压迫喉返神经出现声音嘶哑等症状;若脓肿压迫气管可产生高音调性质的咳嗽、呼吸困难、心动过速、发绀,严重时出现休克,危及生命。

急性纵隔炎的诊断主要根据病史、临床症状及X线检查,X线可见纵隔增宽,纵隔内积脓、积气影像,一般可作出诊断,必要时纵隔穿刺抽出脓液即可确诊。

急性纵隔炎的处理,主要针对病因及原发病进行治疗。纵隔外伤致气管破裂者,可行气管修补术;食管破裂或术后吻合口瘘者,可行食管修补术,禁食补液及胃肠减压。如因误吞枣核、菱角等异物引起,须取出异物并同时引流方能控制感染;如异物进入胸腔,或形成一侧脓胸则须开胸取出异物,同时引流。如系贯通性外伤或手术后引起,则须根据伤情、病情进行具体处理。

根据脓液培养,指导敏感抗生素的选择。大量抗生素控制感染、输血、输液、防治休克、营养支持、吸$O_2$、物理或药物降温以减少全身消耗,均为重要措施。若为食管穿孔必须禁食,必要时可行胃或空肠造瘘术,胃肠道营养或锁骨下静脉穿刺行深静脉营养。

急性纵隔炎如形成脓肿未及时治疗,病程凶险,病死率高。

（王宏伟）

## 病例15　间断发热1个月,伴呼吸困难3天

患者孙某,女,18岁,2015年4月19日来诊。

### 一、主诉

间断发热1个月,伴呼吸困难3天。

### 二、病史询问

**思维提示**

　　从症状上看,患者主要症状集中在呼吸系统和心血管系统,病史的询问应围绕此展开,特别应注意发热的特点,是否伴有寒战,热型,发热与呼吸困难的关系,以及在当地医院的治疗情况和治疗反应进行展开,同时还应注意询问伴随症状和有鉴别意义的症状。

#### (一)问诊主要内容及目的

　　1. 发热的诱因及程度发热是否存在诱因,要详细询问是否有伴随症状,是否伴有寒战,大汗,发热分为感染性发热和非感染性发热,感染性发热多有发热,白细胞增高,CRP、PCT升高,胸片有片状影或是腹腔感染及泌尿系感染的症状,患者发热时间约一月,年轻女性,所以要注意是否存在免疫系统问题。

　　2. 患者近3天出现呼吸困难,还需要注意询问是否伴有端坐呼吸和夜间阵发性呼吸困难,咳痰。痰的颜色,痰量以及是否存在咯血。同时要关注肺部情况和心功能状况。

　　3. 既往病史的询问既往有无慢性病史,传染病史,个人史等。

#### (二)问诊结果及思维提示

　　1. 入院前1个月无诱因出现发热,伴寒战,最高体温达38.5℃,伴有乏力、食欲缺乏。社区门诊查血常规:WBC 7.96 × 10⁹/L,N 68.2%,HGB 97g/L,PLT 221 × 10⁹/L。给予解热镇痛药物(具体不详)及阿昔洛韦治疗,体温恢复正常。每隔2~3天发热,口服药物后体温均可恢复正常。

　　2. 患者3天前出现呼吸困难,可平卧,无夜间憋醒,于县人民医院住院治疗。胸部CT可见双下肺弥漫分布斑片状高密度影,因病重转往山西省大同市人民医院治疗。查巨细胞病毒抗体(+),EB病毒抗体(+),pANCA(-),cANA(-),住院期间联合应用头孢哌酮舒巴坦、阿奇霉素、达菲、利巴韦林、甲强龙、丙种球蛋白等药物,并行无创通气。但患者仍有发热,呼吸困难不

缓解。

3. 患者1天前，因喘憋加重，无法平卧，由当地医院转至我院，收入急诊监护室。

4. 既往病史否认肝炎史，外伤史，青霉素过敏。生于山西，否认疫区旅居史。

**思维提示**

患者病史分两个阶段，第一阶段是发热1个月，经当地医院治疗，胸部CT可见双下肺弥漫分布斑片状高密度影，给予抗生素，抗病毒及退热药物，但效果不佳。仍持续发热，第二阶段是近3天，出现呼吸困难，夜间不能平卧。由当地医院转至我院急诊监护继续治疗。

## 三、体格检查

### （一）重点检查内容及目的

根据问诊结果，症状主要集中在心脏和肺部，应重点进行查体，检查心脏和肺部情况，注意心前区是否有隆起，有无异常心尖搏动，触诊有无震颤。心界扩大，心率是否整齐，有无杂音和心包摩擦音。同时还需注意肺部情况，有无干湿啰音和胸膜摩擦音，有无胸水等情况。患者明显存在左心功能不全表现，仍需注意右心功能，双下肢有无水肿。

### （二）体格检查及思维提示

神清，T 37.3℃，P 130次/分，R 36次/分，BP 113/73mmHg，发育正常，营养良好，皮肤巩膜无黄染，浅表淋巴结未及肿大。双侧肺呼吸音低，双侧可闻及干湿性啰音，未闻及胸膜摩擦音。心律齐，心率130次/分，心尖部可闻及响亮粗糙的4~5/6级收缩期吹风样杂音。腹软，压痛（－），肝、脾未触及。四肢无畸形，无杵状指（趾）。生理反射存在，病理反射未引出。

**思维提示**

患者呼吸急促，双肺可闻及干湿啰音，心率快，氧合低，均提示缺氧明显。心率130次/分，心尖部可闻及响亮粗糙的4~5/6级收缩期吹风样杂音，应结合心肌酶学检查和心脏超声结果进一步诊断。所以心脏超声是首要检查的项目，它既可以了解心功能状况，也可以明确心脏杂音的原因，有无结构改变。

## 四、实验室及影像学检查

### （一）初步检查内容及目的

1. 血常规，血气分析，尿常规，生化全项，D－二聚体，血沉，CRP，PCT，了解患者一般状况。

2. 肺部CT（图15-1），了解感染状况。

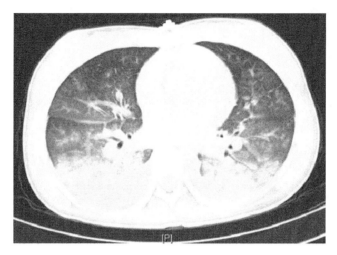

图15-1　肺部CT

3. 心脏彩超，了解心功能和有无瓣膜赘生物。

## （二）检查结果及思维提示

1. 血常规　WBC $15.01 \times 10^9$/L，N 93.8%，HGB 117g/L，PLT $264 \times 10^9$/L。

2. 生化　ALB 33.3g/L，AST 75U/L，ALT 32U/L，CTNI 0.11ng/ml，BUN 6.36mmol/L，CREA 57 μmol/L，$Na^+$ 136.3mmol/L，$K^+$ 4.5mmol/L。

3. 心电图　窦性心动过速。

4. ESR　8mm/h。

5. Hs-CRP　11.2mg/L。

6. 凝血四项正常，D-二聚体1.73mg/L。

7. PCT　0.68。

8. T-SPOT(－)；HIV(－)，TP(－)。

9. NT-proBNP　1119pg/ml。

10. 血培养　阴性。

11. 心脏超声　左房增大，二尖瓣前叶脱垂并反流（中度），三尖瓣反流（轻度），肺动脉高压（中度，66mmHg），心包积液（少量）。

12. 腹部超声　双侧胸腔可见液性暗区。肝胆胰脾双肾未见明显异常。

**思维提示**

　　患者各项检查均有阳性发现，血常规和PCT提示感染血象，NT-proBNP和心脏超声提示有心功能异常并伴有瓣膜功能改变，超声提示双侧胸腔积液也考虑和心功能不全有关。患者发热，白细胞和中性粒细胞增高均提示为感染性发热。胸部CT提示双肺渗出性改变及心脏超声提示瓣膜功能改变，应考虑存在感染性心内膜炎。应反复查血培养和心脏超声以进一步明确诊断。

## （三）进一步检查结果及思维提示

1. 风湿因子(－)，类风湿因子(－)。
2. 免疫十一项(－)。
3. 体液免疫(－)。
4. 复查心脏超声(图15-2) 二尖瓣前叶脱垂并反流(重度)，三尖瓣反流(轻度)，可疑二尖瓣前叶赘生物，左心增大，肺动脉高压(中度)，心包积液(少量)。

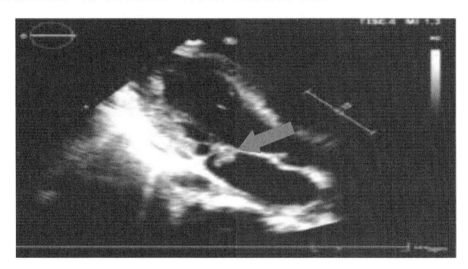

图15-2 心脏超声

**思维提示**

患者自身免疫检查为阴性结果，同时复查心脏超声提示可疑二尖瓣前叶赘生物，进一步提示感染性心内膜炎。继续沿用抗革兰阳性菌为主的抗生素治疗。

## 五、治疗方案和理由

1. 治疗抗感染治疗，感染性心内膜炎多由革兰阳性细菌引起，抗感染治疗应使用对抗革兰阳性菌的抗生素为主的治疗方案，并联合予甲强龙和丙种球蛋白治疗。同时结合患者氧合状况差，给予无创呼吸机治疗。

2. 理由感染性心内膜炎中，90%的发热病人，往往伴有寒战，食欲缺乏和体重减轻的全身性症状。高达85%的患者存在心脏杂音。影像特别是超声心动图，无论在感染性心内膜炎(IE)的诊断还是治疗中均起着关键作用。感染性心内膜炎多由革兰阳性细菌引起，本患者青霉素过敏，所以选用泰能＋万古霉素＋利福平共同治疗。

## 六、治疗效果及思维提示

患者经过治疗3天，体温和白细胞明显下降，喘憋情况明显好转，逐渐下调无创呼吸机吸氧浓度100%至50%,后改为文丘里面罩吸氧,进而改为鼻导管吸氧3L/min,氧合指数得到改善。一周后复查肺CT(图15-3),炎症较前好转。

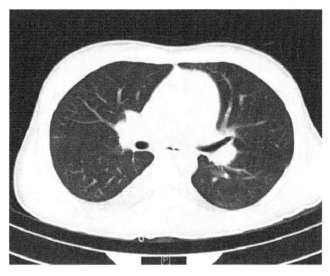

图15-3 肺部CT

**思维提示**

患者治疗非常有效,感染得到良好控制,体温和白细胞明显下降,9天后,患者体温降至正常。结合病史考虑:亚急性感染性心内膜炎,重症肺炎,Ⅰ型呼吸衰竭,双侧胸腔积液。

## 七、本疾病最新指南解读

ESC2015年感染性心内膜炎(IE)指南中强调了多模态成像技术在诊断心内膜炎中的重要作用,与上版指南仅强调心脏超声不同。首次提出了用于感染性心内膜炎管理的多学科团队合作的重要性,建议包括心内科、心外科医生及传染病医生,医院同时应设置诊断及心外科手术专用快速通道。

对特定情况下IE管理的更新,强调早诊断、早期应用抗菌药物及早期手术相结合,并注意对高危人群进行抗菌药物预防用药。

相关高危操作的抗菌药物应用原则:

1. 仅应在处理牙龈、根尖周组织或穿透口腔黏膜时考虑预防性应用抗菌药物(Ⅱa,C)。

2. 下述口腔操作不推荐预防性应用抗菌药物 非感染区域的局部麻醉注射、浅龋治疗、拆线、X线检查、放置或调整可移动的口腔修复及正畸装置、乳牙脱落后、口腔黏膜及唇部创伤后(Ⅲ,C)。

3. 下述呼吸道操作不推荐预防性应用抗菌药物 支气管镜、喉镜、经鼻插管、气管插管(Ⅲ,C)。

4. 下述胃肠道及泌尿生殖道操作不推荐预防性应用抗菌药物 胃镜、肠镜、膀胱镜、经阴道分娩、剖宫产、经食管心动超声描记术（Ⅲ，C）。

5. 皮肤及软组织操作不推荐预防性应用抗菌药物（Ⅲ，C）。

抗菌药物的选择：

1. 口腔操作过程中预防性应用抗菌药物主要针对口腔内的链球菌属。推荐术前30~60分钟应用阿莫西林或氨苄西林，成人2g/kg，儿童50mg/kg口服或静滴（亦可选用头孢唑林钠或头孢曲松，成人1g/kg，儿童50mg/kg静滴或头孢氨苄，成人2g/kg，儿童50mg/kg静滴）。过敏者选用克林霉素，成人600mg/kg，儿童20mg/kg口服或静滴。不推荐应用喹诺酮类抗菌药物和氨基糖苷类抗菌药物。

2. 非口腔的侵入操作仅在感染区域进行时需应用抗菌药物治疗。选择抗菌药物时，呼吸道操作需针对葡萄球菌，胃肠道及泌尿生殖道操作需针对肠球菌（可选用氨苄西林、阿莫西林、万古霉素），皮肤及骨骼肌肉操作时需针对葡萄球菌及乙型溶血性链球菌。

3. 心脏或血管手术 早期人工瓣膜感染（术后1年）最常见病原微生物为凝固酶阴性葡萄球菌和金黄色葡萄球菌。预防性治疗应该在术前立即开始，如果术程延长，应重复应用至术后48小时停止。除非急诊手术，否则应在人工瓣膜或其他外源性材料植入术前至少2周将潜在的口腔感染灶清除。

4. 不建议高危患者及天然瓣膜疾病患者进行文身或穿刺。即使进行这些操作，也应在严格无菌条件下实施，但不建议预防性应用抗菌药物。

5. 医源性感染性心内膜炎约占所有IE病例的30%。尽管不推荐在侵入操作前常规应用抗菌药物，但操作过程中的无菌原则还是有助于降低医源性感染性心内膜炎。

心血管手术前应用抗菌药物预防局部及全身感染的推荐意见：

1. 推荐心脏手术前筛查鼻部金黄色葡萄球菌携带者并加以治疗（Ⅰ，A）。

2. 推荐在起搏器及可植入除颤仪置入术的围手术期内预防性应用抗菌药物（Ⅰ，B）。

3. 除非急诊手术，否则应在人工瓣膜或其他心脏血管内外源性材料植入术前至少2周将潜在的感染灶清除（Ⅱa，C）。

4. 对于拟行外科手术或经导管置入人工瓣膜、血管内移植物及其他外源性材料的患者，应在其围手术期预防性应用抗菌药物（Ⅱa，C）。

5. 不推荐对未筛查金黄色葡萄球菌的患者进行系统性治疗或局部治疗（Ⅲ，C）。

ESC专家组强烈建议组建专业化团队（心内膜炎团队）在治疗中心对IE患者进行治疗。

1. 需要心内膜炎团队处理的患者类型

（1）复杂性IE患者，如心内膜炎伴有心力衰竭、脓肿、栓塞、神经系统并发症或先天性心脏病（Ⅱa，B）。

（2）非复杂性IE患者虽未在治疗中心进行初始治疗，但其与治疗中心有定期沟通并经心内膜炎团队会诊，如有需要可转入治疗中心（Ⅱa，B）。

2. 治疗中心的要求

（1）可为患者随时进行检查，包括经胸壁或经食管心动超声描记术、CT、MRI、核素显像等。

（2）可在患者的疾病早期随时进行心脏外科手术，尤其是复杂性IE患者（Ⅱa，B）。

（3）治疗中心拥有多学科的专家，至少包括心内科、心外科、麻醉科、感染科及微生物领域专家，如有可能，还应包括瓣膜疾病、先天性心脏病、起搏器、超声心动图、神经科专家以及神经外科手术及介入设备（Ⅱa，B）。

3. 心内膜炎团队的任务

（1）应定期进行病例讨论、术前讨论，并制定相应随访计划。

（2）根据当前指南和标准的治疗流程，选择抗菌药物治疗的类型、疗程及随访方式。

（3）参加国际国内学术交流，公布中心的发病情况及死亡情况，并参与医疗质量改进及患者教育。

（4）定期进行门诊随访。

本次指南修订工作组对诊断标准提出了三点补充（图15-4）：

| 主要标准 |
| --- |
| 1.IE 血培养阳性 |
| a.2次独立取样的血培养结果显示存在典型微生物感染符合IE诊断 |
| 草绿色链球菌、解没食子酸链球菌（牛链球菌）、HACEK细菌组[备注：HACEK是一组革兰阴性菌"嗜血杆菌属（H）、放线菌属（A）、人心杆菌属（C）、啮蚀艾肯菌属（E）、金氏杆菌属（K）"的英文缩写，该组微生物都是口咽部正常菌群的一部分]、金黄色葡萄球菌；或 |
| 社区获得性肠球菌，未发现原发感染灶；或 |
| b.连续血培养阳性发现的微生物感染符合IE诊断 |
| 相隔>12小时取样的≥2次血培养结果阳性；或 |
| 所有3次血培养或≥4次独立取样血培养（首次和末次取样间隔时间≥1小时）结果中多数阳性；或 |
| c.单次血培养发现伯纳特氏立克次体阳性或Ⅰ期IgG抗体滴度>1:800 |
| 2.成像技术提示IE |
| a.超声心动图提示IE |
| 赘生物 |
| 脓肿、假动脉瘤或心内瘘 |
| 瓣膜穿孔或动脉瘤 |
| 人工瓣膜新发部分裂隙 |
| b.经$^{18}$F-FDG PET/CT（仅当假体植入超过3个月时）或放射性标记白细胞SPECT/CT发现植入部位附近存在异常活动 |
| c.经心脏CT确定发现瓣膜周围病变 |
| 次要标准 |
| 1.诱发心脏病倾向或静脉注射药物诱使发病 |
| 2.发热体温>38℃ |
| 3.血管征象（仅包括通过成像技术发现的血管事件）：大动脉栓塞、化脓性肺梗死、真菌感染性动脉瘤、颅内出血、结膜出血及Janeway损害 |
| 4.免疫征象：肾小球肾炎、Osler结节、Roth点和类风湿因子 |
| 5.微生物学证据：血培养阳性但是不满足上述有关微生物证据的主要标准，或符合IE诊断的微生物活动性感染的血清学证据 |

**图15-4　欧洲心脏病学会2015年感染性心内膜炎诊断标准修订版使用术语相关定义**

1. 心脏CT发现心瓣膜周围病变，应视作一个主要诊断标准。

2. 人工瓣膜疑似发生心内膜炎，经$^{18}$F-FDGPET/CT（仅当假体植入超过3个月时）或放射性标记白细胞SPECT/CT发现植入部位附近存在异常活动，应视作一个主要诊断标准。

3. 仅通过成像技术发现近期发生栓塞事件或感染性动脉瘤，应视作一个次要诊断标准。

感染性心内膜炎的治疗中，对于青霉素过敏的葡萄球菌感染性心内膜炎抗生素治疗方案为万古霉素联合利福平治疗。

抗菌药物治疗原则与用药方法对于现有治疗（图15-5）推荐还有6点补充建议：

| 抗生素 | 给药方法 | 持续时间(周) | 推荐等级 | 证据水平 | 说明 |
|---|---|---|---|---|---|
| 固有瓣膜 | | | | | |
| 甲氧西林敏感的葡萄球菌感染 | | | | | |
| 氯洒西林或苯唑西林 | 12g/d,iv,分4~6剂给药;儿童剂量200~300mg/(kg·d),iv,等分4~6剂给药 | 4~6 | Ⅰ | B | 不建议添加庆大霉素治疗,因为该用药方法临床获益尚未得到临床验证,还会增加肾毒性 |
| 替代治疗采用磺胺甲基异噁唑 | 磺胺甲噁唑4800mg/d和甲氧苄氨嘧啶960mg/d(iv,分4~6剂给药);儿童剂量:磺胺甲噁唑60mg/(kg·d)和甲氧苄氨嘧啶12mg/(kg·d)(iv,分2剂给药) | 1 iv + 5po | Ⅱb | C | 适用于金黄色葡萄球菌 |
| 联合克林霉素 | 1800mg/d,iv,分3剂给药;儿童剂量:40mg/(kg·d)(iv,分3剂给药 | 1 | Ⅱb | C | |
| 青霉素过敏患者或甲氧西林耐药葡萄球菌感染 | | | | | |
| 万古霉素 | 30~60mg/(kg·d),iv,分2~3剂给药;儿童剂量:40mg/(kg·d),iv,等分2~3剂给药 | 4~6 | Ⅰ | B | 青霉素过敏而对甲氧西林敏感但无过敏反应的心内膜炎患者推荐使用头孢菌素(头孢唑啉6g/d或头孢噻肟6g/d,iv,分3剂给药) |
| 替代方案:达托霉素 | 10mg/(kg·d),iv,每天一次给药;儿童剂量:10mg/(kg·d),iv,每天一次 | 4~6 | Ⅱa | C | 达托霉素用于治疗MSSA和MRSA菌血症(万古霉素MIC>1mg/L)比万古霉素效果好 |
| 替代治疗采用磺胺甲基异噁唑 | 磺胺甲噁唑4800mg/d和甲氧苄氨嘧啶960mg/d(iv,分4~6剂给药) | 1 iv + 5po | Ⅱb | C | 适用于金黄色葡萄球菌 |
| 联合克林霉素 | 1800mg/d,iv,分3剂给药 | 1 | Ⅱb | C | |
| 人工瓣膜 | | | | | |
| 甲氧西林敏感的葡萄球菌感染 | | | | | |
| 氯洒西林或苯唑西林 | 12g/d,iv,分4~6剂给药;儿童剂量200~300mg/(kg·d),iv,等分4~6剂给药 | ≥6 | Ⅰ | B | 一些专家建议,利福平略晚于万古霉素和庆大霉素3~5天给药;庆大霉素可每天单剂给药用以减轻肾毒性 |
| 联合利福平 | 900~1200mg,iv,或分2~3剂口服;儿童剂量: | ≥6 | Ⅰ | B | |
| | 20mg/(kg·d),iv,或等分3剂口服 | | | | |
| 庆大霉素 | 3mg/(kg·d),iv,或分1~2剂im | 2 | Ⅰ | B | |
| 青霉素过敏患者和甲氧西林耐药的葡萄球菌感染 | | | | | |
| 万古霉素 | 30~60mg/(kg·d),iv,分2~3剂给药;儿童剂量:同上 | ≥6 | Ⅰ | B | 青霉素过敏而对甲氧西林敏感但无过敏反应的心内膜炎患者推荐使用头孢菌素(头孢唑啉6g/d或头孢噻肟6g/d,iv,分3剂给药) |
| 联合利福平和 | 900~1200mg,iv,或分2~3剂给药 | ≥6 | Ⅰ | B | |
| 庆大霉素 | 3mg/(kg·d),iv,或分1~2剂 im,给药 | 2 | Ⅰ | B | |

图15-5 抗菌药物治疗原则与用药方法对于现有治疗推荐

1. 氨基糖苷类抗菌药物用药指征和方式有所改变，目前不推荐用于治疗葡萄球菌感染性NVE，因为该药临床获益尚未得到试验证实，且会增加患者肾毒性；当其他疾病具备治疗指征时，应采取每天单剂量给药以减轻肾毒性。

2. 仅当有植入异物感染时（如PVE）才考虑使用利福平，抗菌药物有效治疗3~5天后一旦菌血症消失，就可以开始用药。其用药原理是基于以下考虑：利福平联合用药对游离/复制期细菌可能产生拮抗作用，对生物膜内的休眠期细菌具有协同抗菌作用，以及预防利福平耐药变异株的产生。

3. 指南中仅推荐那些具备临床试验及心内膜炎患者队列研究（或菌血症）验证、已公布有效性数据的药物，而那些来自实验性心内膜炎模型治疗数据的药物则没有纳入指南。

4. 现指南仍使用临床和实验室标准化研究所最小抑制浓度（MIC）界点，而不采用欧洲药敏试验委员会MIC界点，因为多数心内膜炎数据是来自前者标准的MIC。

5. 现对于IE大多数抗菌药物治疗方案达成了共识，但是对于葡萄球菌感染性IE的最佳治疗方案以及经验性治疗方案仍存争议。

## 八、结合指南对本病历的思考

本病患者应用2015年感染性心内膜炎指南进行诊断治疗，在发病初期，积极寻找感染源，并通过体格检查，发现心脏杂音，而主要考虑感染性心内膜炎，患者经过两次超声检查明确心瓣膜赘生物，并按指南给予抗生素治疗。患者经治疗后，症状明显好转，最终体温及白细胞水平下降。综上所述，对于感染性心内膜炎，应认真体格检查，反复心脏超声和血培养，遵循指南用药。

（王军宇）

# 病例16 咯血3天

患者,魏某,女,25岁,2015年5月4日来诊。

## 一、主诉

咯血3天。

## 二、病史询问

**思维提示**

　　年轻女性患者主诉咯血,应首先考虑呼吸系统疾病,围绕此展开病史询问。首先应询问出血为初次或多次。如为多次,与以往是否有无不同。须细致询问和观察咯血量色泽,有无带痰,询问个人史时须注意结核病接触史,吸烟史,月经史,职业性粉尘接触史等。注意咯血有无伴随症状,如胸痛、发热、黄疸等。

### (一)问诊结果及思维提示

　　1. 患者5天前开始咳嗽咳痰,痰中带血。症状进行性加重,逐渐开始出现咯血。严重时为整口鲜血,无痰。无胸闷气短,无发热。

　　2. 既往体健,否认肝炎、结核及其他传染病史,否认手术、外伤、输血及过敏史。

　　3. 生于河北,久居本地,否认疫水接触史,否认活禽接触史。否认性病史。否认嗜酒史、吸烟史。未婚,月经史16岁5~7天/28~30天,月经周期规则,量正常。

**思维提示**

　　患者咯血病史仅为5天,以前从未发生类似症状,无发热等其他伴随症状。诊断首先考虑为呼吸系统疾病,以支气管扩张最为常见。某些病变较为局限的支扩病例可以以咯血为首发症状,不伴有感染。但需要影像学检查进一步证实。

### 三、体格检查

#### (一)重点检查内容及目的

对咯血患者均应做胸部细致反复的检查,肺部听诊注意啰音以及胸膜摩擦音。有些慢性心、肺疾病可并杵状指(趾),进行性肺结核与肺癌患者常有明显的体重减轻。有些血液病患有全身出血性倾向。

#### (二)体格检查及思维提示

神清,T 36.1℃,P 81次/分,R 28次/分,BP 115/80mmHg,双肺叩诊清音,双肺呼吸音粗,右下肺可闻少量湿性啰音,未闻及胸膜摩擦音。心尖搏动位于胸骨右缘第5肋间锁骨中线外侧0.5cm,心律齐,无杂音。腹平坦,无腹壁静脉曲张,全腹无压痛、反跳痛。腹部无包块,肝脏未触及,脾脏未触及,Murphy氏征阴性,肾脏无叩击痛,无移动性浊音,肠鸣音3次/分。

> **思维提示**
>
> 患者由于咯血,呼吸频率略急促,右下肺可闻少量湿啰音,可能由于咯血导致。最有意义的阳性查体结果为心尖搏动与正常人位置完全相反,各瓣膜听诊区因此也处于常人相反位置。至此,考虑患者为先天性内脏反位,腹部查体因此也均在与正常人对称位置进行。

### 四、实验室及影像学检查

#### (一)初步检查内容及目的

1. 血常规,血气分析,生化全项,血沉,凝血功能 了解患者一般状况。
2. 胸片 了解肺部病变情况。如有条件,应行尽量行肺高分辨CT,能更清楚观察到肺部病变。尤其是对于症状较轻的咯血患者,普通胸片不一定能检测到病变。
3. ECG 了解心脏一般情况。

#### (二)检查结果及思维提示

1. 血常规 WBC $10.18 \times 10^9$/L,N 75.5%,L 20.9%,RBC $3.79 \times 10^{12}$/L,HGB 112g/L,HCT 33.6%,PLT $305 \times 10^9$/L。
2. 生化 AST 20U/L,ALT 23U/L,CK 89U/L,LDH 132U/L,BUN 3.05mmol/L,CREA 54.3μmol/L,URIC 296.3μmol/L,$Ca^{2+}$ 2.06mmol/L,P 0.94mmol/L,$Na^+$ 135mmol/L,$Cl^-$ 104.3mmol/L。
3. 凝血四项 PT 10.6s,PA 103.3%,INR 0.91,APTT 25.2s,Fbg 316mg/dl,TT 16.4。
4. 心电图 正常导联连接(图16-1)与双手导联反接(图16-2)。
5. ESR 16mm/h。
6. 胸片 心尖位于胸腔右侧(图16-3)。
7. 肺CT 右位心,全内脏反位。右下肺缩小,呈实变影,其内可见支气管充气征(图16-4)。

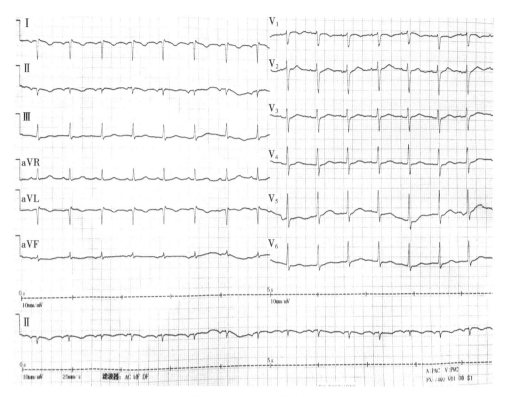

图16-1 ECG正常连接

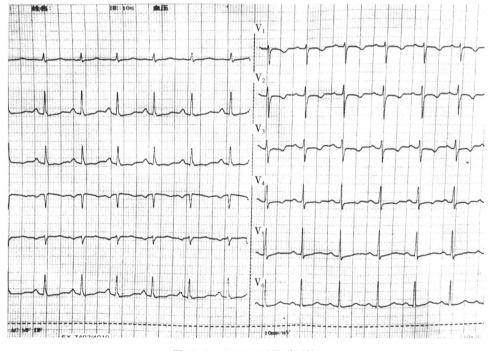

图16-2 ECG双手导联反接

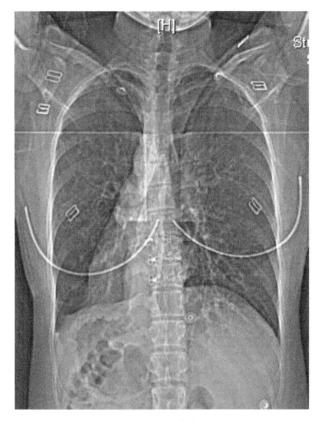

图16-3　胸片

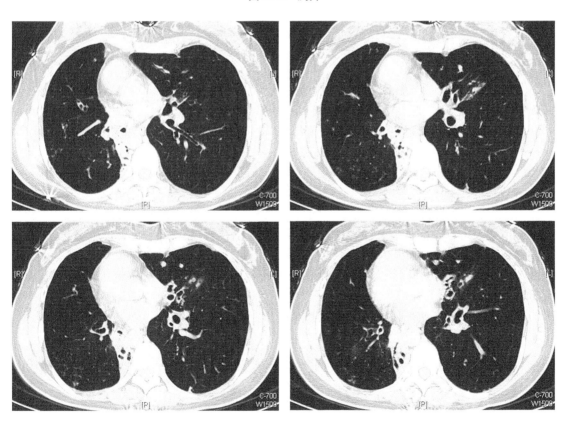

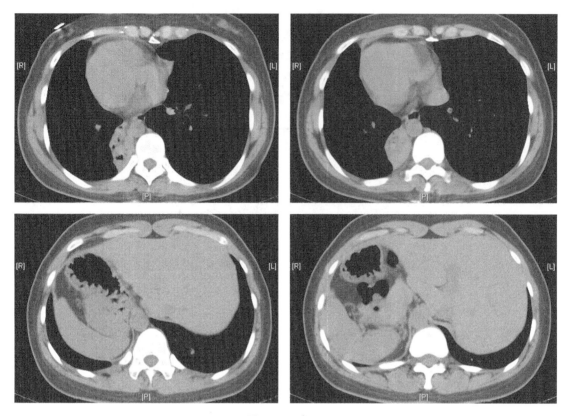

图16-4 肺CT

患者全内脏反位，咯血考虑支气管扩张导致。由于长期支气管扩张导致右下肺完全不张。追问病史，既往患者时常伴有咳嗽、咳痰症状，未予注意及特殊检查。此次首次发作咯血来院发现相应异常。根据以上结果，诊断Kartagener综合征明确。

## 五、治疗方案

1. 止血及对症治疗　吸氧，监护，同时给予止血药物。鼓励患者轻轻将血液咯出，以避免血液滞留于呼吸道内。如发生大咯血，应保持镇静，不要惊慌，令患者取卧位，头偏向一侧。如已知病灶部位则取患侧卧位，以避免血液流入健侧肺内。如不明出血部位时则取平卧位，头偏向一侧，防止窒息。

2. 支扩并咯血往往合并感染，根据病原学选用适当抗生素治疗。

## 六、治疗效果及思维提示

经止血及对症治疗，患者咯血停止。根据患者支扩部位及局限情况，建议手术切除已经实变失去功能的右下肺,彻底防止咯血复发。

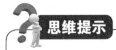

## 七、本疾病简介

Kartagener,又称为内脏逆位 - 鼻窦炎 - 支气管扩张综合征,或称家族性支气管扩张。属于先天性常染色体隐性遗传疾病,具有家族遗传倾向,可同代或隔代发病,其父母多有近亲婚姻史。占全内脏转位( 1/8000 )的6%~9%,占支气管扩张( 0.3%~0.5% )的0.5%。

1. 名称来源　1904年Siewart首先报道1例支气管扩张伴内脏转位的病例。1933年Kartagener氏报道4例具有全内脏转位、支气管扩张、副鼻窦炎三联征的病例,因此以其名字命名。

2. 病因　1976年Afzelius以电子显微镜证实是由于先天性纤毛的超微结构异常,导致纤毛不动所致,称为纤毛不动症( immotile cilia syndrome )。1981年Sleigh等发现纤毛并非完全不动,而是运动出现异常,导致分泌物不能有效排出引起支气管扩张,因此将这类先天性疾患称之为原发性纤毛运动障碍( primary ciliary dyskinesia, PCD )。Kartagener综合征是PCD中的1个亚型,当PCD同时伴有内脏异位时称为Kartagener 综合征。

3. 发病特点　多在15岁前发病,自幼开始反复咳嗽,咳脓痰带血丝或咯血,并有发热、呼吸困难、发绀等,肺部可闻及湿啰音。患者有慢性鼻炎、副鼻窦炎或鼻息肉,偶有眼结膜黑变病。全内脏转位,并可伴其他畸形,如心房间隔缺损、心室间隔缺损、脑积水、唇裂、聋哑等。

由于呼吸道纤毛上皮的活动障碍,黏液纤毛运输功能下降,分泌物不能排出,引起反复长期的慢性感染,这就形成了支气管扩张和副鼻窦炎的病理基础。

由于纤毛广泛存在于呼吸道、中耳、输卵管、精子鞭毛,以及脑、脊髓室膜等组织器官中,Kartagener综合征可同时伴有肺炎、传导性耳聋、宫外孕、不孕不育及脑积水等。

（王　烁）

## 病例17 发热10天,加重伴呼吸困难4天

患者于某,女,18岁,2014年2月9日来诊。

### 一、主诉

发热10天,加重伴呼吸困难4天。

### 二、病史询问

 **思维提示**

患者主诉症状集中于呼吸系统,应围绕此展开病史询问,应注意发热的特点、规律,是否伴有寒战,发热与呼吸困难的关系,以及既往的治疗情况和反应,同时还应注意询问伴随症状和有借鉴意义的病史、接触史。

#### (一)问诊主要内容及目的

1. 发热的前驱症状,发热是否存在诱因以及伴随症状,是否伴有寒战、大汗。发热的热型分为稽留热、弛张热和间歇热。稽留热的体温持续在39~40℃左右,达数天或数月,24小时波动范围不超过1℃,多见于肺炎球菌肺炎、伤寒等;弛张热的体温在39℃以上,24小时内温差达1℃以上,体温最低时仍高于正常水平,多见于败血症、风湿热、化脓性疾病等;间歇热的体温骤然升高至39℃以上,持续数小时或更长,然后下降至正常或正常以下,经过一个间歇,又反复发作,即高热期和无热期交替出现,见于疟疾等。患者发热10天,急性起病,考虑感染性发热可能性大。

2. 患者近4天出现呼吸困难,还需要注意区分心源性和肺源性导致的呼吸困难。是否伴有咳嗽、咳痰,痰的颜色以及痰量。重点关注肺部和心脏症状与体征。

3. 询问既往有无慢性病史,传染病史,个人史等。注意详细询问传染病接触史。

#### (二)问诊结果及思维提示

1. 患者10天前受凉后出现咳嗽、咳少量白痰,伴发热,体温最高39.4℃,无寒战。服用退热药物后体温可降至正常,但随后再次升高。当地医院给予阿奇霉素、甲硝唑联合头孢类抗生素治疗3日后体温无下降趋势。当地医院胸片示:双侧肺炎。

2. 患者4天前出现症状加重,呼吸困难,口唇发绀,伴乏力肌肉酸痛。肺部CT示:双肺大量

散在斑片状阴影。于我院急诊就诊过程中，SpO$_2$进行性下降，行气管插管接呼吸机辅助通气，并予泰能（0.5g q6h）联合拜复乐（0.4g qd）抗感染，阿昔洛韦（0.25g qd）抗病毒，地塞米松（10mg q8h）抑制炎症反应，为进一步诊治收入我科。

3. 既往体健，否认肝炎、结核及其他传染病史，否认手术、外伤、输血及过敏史。

4. 生于河北保定，久居本地，否认疫水接触史，否认活禽接触史，发病前接触8岁发热患儿。否认性病史。否认嗜酒史、吸烟史。已婚，配偶健在。育有1子1女，子女体健，无绝育，均顺产，月经史16岁5~7天/28~30天，月经周期规则，量正常。

**思维提示**

患者病史不长，仅为10天。发热后经当地医院治疗，给予常规抗生素及退热药物治疗，但效果不佳。经胸片确诊为肺炎。在治疗过程中症状进行性加重，出现呼吸困难，血氧下降等呼吸衰竭症状，考虑肺炎加重所致。应当考虑重症肺炎导致的ARDS。

## 三、体格检查

### （一）重点检查内容及目的

根据问诊结果，症状主要集中在心脏和肺部，应重点进行查体，检查心脏和肺部情况。肺部听诊注意啰音以及胸膜摩擦音。心脏注意各瓣膜区有无杂音以及心音状况。

### （二）体格检查及思维提示

神志呈药物镇静状态，经气管插管呼吸机辅助呼吸。T 38.1℃，P 112次/分，R 38次/分，BP 115/80mmHg，双侧瞳孔等大等圆，直径约3mm，对光反射迟钝。双肺叩诊浊音，双肺呼吸音粗，可闻较多湿性啰音，未闻及胸膜摩擦音。心律齐，无杂音。腹平坦，无腹壁静脉曲张，全腹无压痛、反跳痛。腹部无包块，肝脏未触及，脾脏未触及，Murphy征阴性，肾脏无叩击痛，无移动性浊音，肠鸣音3次/分。

**思维提示**

患者呼吸急促，双肺可闻较多湿啰音，心率快，氧合低，需要呼吸机辅助通气，均提示呼吸衰竭导致缺氧明显。根据病史及体征，诊断主要考虑重症肺炎导致ARDS。应明确感染原因，加强呼吸支持治疗，为原发病的针对性治疗赢得时间。

## 四、实验室及影像学检查

### （一）初步检查内容及目的

1. 血常规，血气分析，尿常规，生化全项，血沉，PCT等，了解患者一般状况。

2. 复查胸片,了解疾病进展。虽然患者病情危重,不宜过多移动,但如有移动呼吸支持设备,应当行肺部CT,有助于了解感染原因。

3. ECG及心脏彩超了解循环系统受累情况。

4. 痰培养、血培养等病原学检测。

## (二)检查结果及思维提示

1. 血常规 白细胞$6.65 \times 10^9$/L,中性粒细胞70.1%,血红蛋白133.0g/L,血小板$209 \times 10^9$/L。

2. 生化全项 白蛋白24.9g/L, AST 124U/L, ALT 83U/L,尿素氮3.91mmol/L,钾3.0mmol/L。

3. 血气分析(FiO$_2$50%) pH 7.46, PaCO$_2$ 31mmHg, PaO$_2$ 51mmHg, BE −1.0mmol/L, HCO$_3^-$ 22.0mmol/L。

4. 心电图 窦性心动过速(图17-1)。

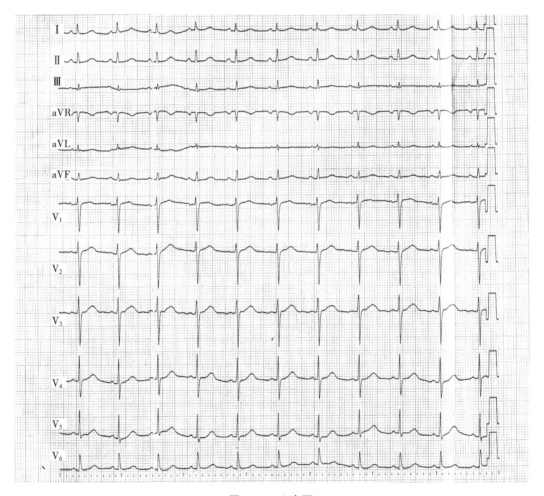

图17-1 心电图

5. ESR 8mm/h。

6. PCT 0.77ng/ml。

7. T-SPOT(−); HIV(−), TP(−)。

8. 血培养 阴性。

9. 胸片 双肺透过度显著降低，双肺弥漫性渗出病变（图17-2）。

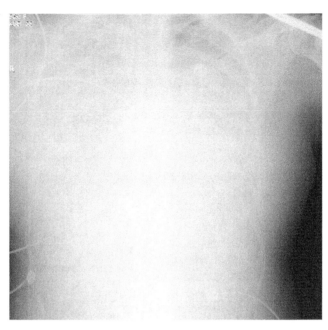

**图17-2 胸片**

10. 肺CT 双肺大片渗出，病变部分与正常部分分界清晰（图17-3）。

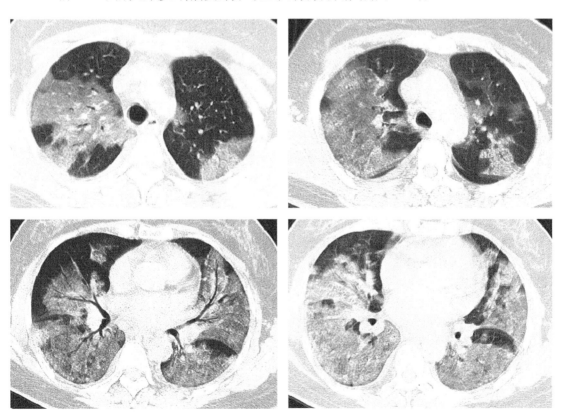

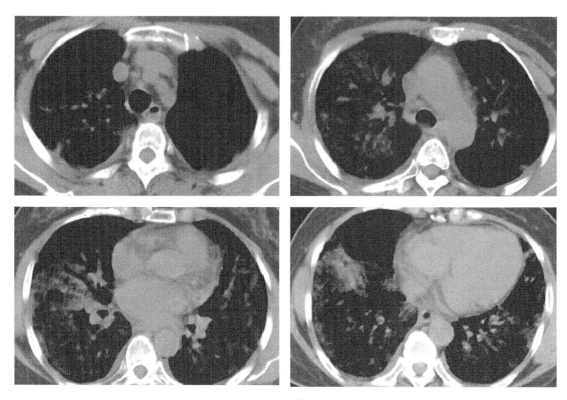

图17-3 肺CT

11. 其他病原学检测 军团菌,支原体,衣原体(－); 常见病毒(－); 甲型流感核酸(＋), H1N1病毒核酸(＋)。

> **思维提示**
>
> 患者虽考虑重症感染性肺炎,但白细胞不高,PCT升高不明显,辅助检查不支持细菌感染,病毒感染可能性大。为进一步对因治疗,应努力查找病原学。患者一般病原学检测均为阴性,非典型病原体检测阴性。患者发病期间为甲型H1N1流感流行季节,发病前虽无接触史,但流感病毒感染人群庞大,不一定有典型接触史。经特异性核酸检测确认为甲型H1N1流感病毒感染导致病毒性肺炎,因此确诊。

## 五、治疗方案

1. 机械通气及呼吸支持治疗 对于重症ARDS患者的呼吸支持治疗非常重要,是为患者赢得治疗时间和机体恢复时间的重要保证措施。目前先进呼吸机的呼吸支持模式种类繁多,但其原则均为小潮气量低气道压力的保护性通气模式,可以出现允许性高碳酸血症。此患者使用NPB840呼吸机的BILEVE模式,该模式不干涉患者自主呼吸,使用较低的平均气道压保证患者的氧合,有助于实行保护性肺通气策略。

2. 抗病毒治疗 磷酸奥司他韦可以用于治疗成人和1岁以上儿童的甲型和乙型流感。患者应在首次出现症状48小时以内使用，否则治疗效果不佳。该患者发病已10天余，虽可以试用，但不一定可以取得满意疗效。

3. 继发性感染的针对性治疗　患者在住院期间先后多次痰细菌培养结果出现鲍曼不动杆菌，该菌对常用抗生素均耐药，其感染多见于长期卧床，免疫功能低下的重症患者。其致病力相对较低，治疗以对症支持，增加患者免疫功能为主。如确认患者因此出现感染症状，可以试用氨基糖甙类抗生素治疗。

4. 糖皮质激素治疗　糖皮质激素有快速、强大而非特异性的抗炎作用。在炎症初期，可以抑制毛细血管扩张，减轻渗出和水肿，又抑制白血细胞的浸润和吞噬，而减轻炎症症状。在炎症后期，抑制毛细血管和纤维母细胞的增生，延缓肉芽组织的生成，而减轻瘢痕和粘连等炎症后遗症。对于ARDS患者，有助于机体过度免疫反应对肺脏的损伤，可以抑制晚期的肺纤维化，有助于患者度过疾病的危险期。但须注意，糖皮质激素在抑制炎症、减轻症状的同时，也降低了机体的防御功能，必须同时应用足量有效的抗菌药物，以防炎症扩散和原有病情恶化。

5. 免疫调节治疗　可以试用丙种球蛋白和胸腺肽等药物增加机体体液及细胞免疫功能。

6. 营养支持治疗　危重症患者的机体代谢的负平衡非常严重，需要特殊的营养支持措施。如无消化道禁忌证，应以胃肠营养为主，保证每日热卡及蛋白质摄入。可以采用胃肠营养泵持续胃管泵入胃肠营养液。注意患者胃肠道功能，避免胃潴留。

## 六、治疗效果及思维提示

患者经近一月余的呼吸支持治疗，在保证营养支持的前提条件下病情逐渐好转。在入院后30天，成功拔除气管插管，撤离呼吸支持治疗。复查肺部CT，病变明显吸收，但遗留有部分纤维化（图17-4）

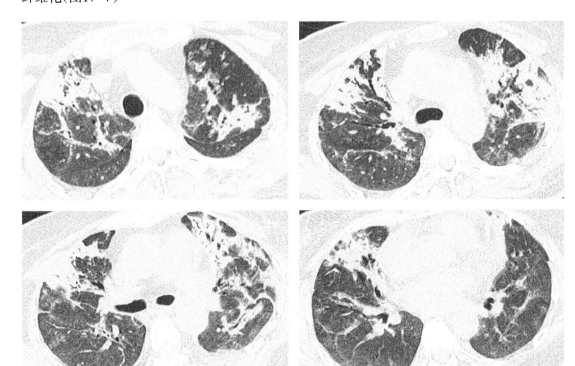

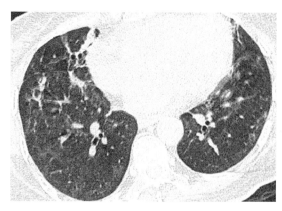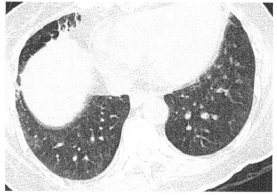

图17-4 复查肺CT

**思维提示**

对于重症病毒性肺炎引起的ARDS，无有效的针对性治疗。患者预后的改善关键在于细节的把握与坚持。对于危重症患者的每一个细微病情变化都应当及时发现。作为主治医生，首先要对患者的疾病有治愈的决心，有效的支持治疗能够为患者赢得疾病恢复的时间。细节决定成败，坚持就是胜利！

## 七、本疾病最新指南解读

原卫生部甲型H1N1流感临床专家组于2009年底发布了《甲型H1N1流感诊疗方案（2009年第3版）》

甲型H1N1流感病毒属于正黏病毒科，甲型流感病毒属。为单股负链RNA病毒，对乙醇、碘伏、碘酊等常用消毒剂敏感；对热敏感，56℃条件下30分钟可灭活。甲型H1N1流感病人为主要传染源，无症状感染者也具有传染性。目前尚无动物传染人类的证据。病毒主要通过飞沫经呼吸道传播，也可通过口腔、鼻腔、眼睛等处黏膜直接或间接接触传播。接触患者的呼吸道分泌物、体液和被病毒污染的物品亦可能引起感染。

1. 诊断 诊断主要结合流行病学史、临床表现和病原学检查，早发现、早诊断是防控与有效治疗的关键。

符合下列情况之一即可诊断为疑似病例：①发病前7天内与传染期甲型H1N1流感确诊病例有密切接触，并出现流感样临床表现。密切接触是指在未采取有效防护的情况下，诊治、照看传染期甲型H1N1流感患者；与患者共同生活；接触过患者的呼吸道分泌物、体液等。②发病前7天内曾到过甲型H1N1流感流行（出现病毒的持续人间传播和基于社区水平的流行和暴发）的地区，出现流感样临床表现。③出现流感样临床表现，甲型流感病毒检测阳性，尚未进一步检测病毒亚型。

出现流感样临床表现，同时有以下一种或几种实验室检测结果可以诊断为确诊病例：①甲型H1N1流感病毒核酸检测阳性（可采用实时RT-PCR和RT-PCR方法）；②分离到甲型H1N1流感病毒；③双份血清甲型H1N1流感病毒的特异性抗体水平呈4倍或4倍以上升高。

出现以下情况之一者为重症病例: ①持续高热 > 3天; ②剧烈咳嗽,咳脓痰、血痰,或胸痛; ③呼吸频率快,呼吸困难,口唇发绀; ④神志改变: 反应迟钝、嗜睡、躁动、惊厥等; ⑤严重呕吐、腹泻,出现脱水表现; ⑥影像学检查有肺炎征象; ⑦肌酸激酶(CK)、肌酸激酶同工酶(CK-MB)等心肌酶水平迅速增高; ⑧原有基础疾病明显加重。

出现以下情况之一者为危重病例: ①呼吸衰竭; ②感染中毒性休克; ③多脏器功能不全; ④出现其他需进行监护治疗的严重临床情况。

2. 治疗 研究显示,此种甲型H1N1流感病毒目前对神经氨酸酶抑制剂奥司他韦(oseltamivir)、扎那米韦(zanamivir)敏感,对金刚烷胺和金刚乙胺耐药。对于发病时即病情严重、发病后病情呈动态恶化的病例,感染甲型H1Nl流感的高危人群应及时给予神经氨酸酶抑制剂进行抗病毒治疗。开始给药时间应尽可能在发病48小时以内(以36小时内为最佳)。

其他治疗: ①如出现低氧血症或呼吸衰竭,应及时给予相应的治疗措施,包括氧疗或机械通气等; ②合并休克时给予相应抗休克治疗; ③出现其他脏器功能损害时,给予相应支持治疗; ④合并细菌和(或)真菌感染时,给予相应抗菌和(或)抗真菌药物治疗; ⑤对于重症和危重病例,也可以考虑使用甲型H1N1流感近期康复者恢复期血浆或疫苗接种者免疫血浆进行治疗。

## 八、结合指南对本病历的思考

根据最新版甲型H1N1流感诊疗方案,患者可以诊断为甲型H1N1流感危重型。对于病毒感染性疾病无特异性治疗,抗病毒治疗早期有效,但当患者已经处于危重状态,针对性抗病毒治疗效果不佳。治疗主要以对症支持为主,包括呼吸支持,营养支持以及免疫支持治疗。对于危重患者,往往由于免疫功能低下,并发众多机会感染,对于某些多重耐药以及非典型病原体的治疗也非常重要。因此,虽然确诊为病毒感染,但也应当定期复查细菌学培养,及时处理并发感染。综上所述,对于此类危重患者,需要在监护室环境进行全面的综合性治疗,以期获得最佳预后。

（王 烁）

## 病例18 食欲缺乏、腹泻、低热5天，高热伴意识障碍半天

患者女性,56岁。

### 一、主诉

因"食欲缺乏、腹泻低热5天,高热伴意识障碍半天"急诊科就诊。

### 二、病史询问

 **思维提示**

病人主要以发热意识障碍就诊,有胃肠道症状。发热有感染性发热和非感染性发热,通过病史询问,确定大致方向。

#### (一)问诊主要内容及目的

1. 是否急性起病,是否有诱因,是否有中毒症状,是否有其他系统伴随症状(如皮疹,关节肿痛,牙龈出血等)。初步判断发热原因,如果是感染性发热,判断感染部位,如果是非感染性发热,初步判断非感染性发热原因。

2. 询问既往史,有助于判断发热原因。

#### (二)问诊结果及思维提示

1. 患者就诊前5天,出现发热,体温最高38℃,有食欲缺乏,腹泻,曾于医院就诊,考虑急性胃肠炎,口服二代头孢治疗,腹泻有好转,仍有低热。就诊前半天,体温升高,达40.3℃,伴嗜睡,高热前有寒战。无明显咳嗽咳痰;无胸闷胸痛;无尿频尿急尿痛,面部无红斑红疹,无关节肿痛。根据病史,患者主要表现为感染性发热,部位为胃肠道。患者意识改变,是高热引起,还是中枢神经系统感染还需进一步判断。

2. 追问病史,10天前曾诊断带状疱疹,提示患者免疫功能低下。

3. 既往史 高血压、系统性硬化症、肺间质纤维化(服强的松10mg Qd)、左大隐静脉曲张高位结扎剥脱术后;否认糖尿病、冠心病病史;否认肝炎、结核等传染病病史;否认药物、食物过敏史。提示患者有免疫功能低下的基础,与10天前罹患带状疱疹吻合,应警惕多系统感染,少见微生物感染及混合感染。患者有系统性硬化症、肺间质纤维化病史,应该常规完善检查除外非感染性发热。

### 三、体格检查

#### (一)重点检查内容及目的

根据现病史和既往史情况,查体重点应该在消化系统、呼吸系统及中枢神经系统。尤其是中枢神经系统查体尤为重要,因为高热和中枢神经系统感染都可以出现意识改变,如果发现中枢神经系统的阳性体征,就应该考虑到中枢神经系统感染的可能,选取能够通过血脑屏障的药物,并行腰椎穿刺,化验脑脊液。

#### (二)体检结果及思维提示

T 38.8°C, RR 18次/分, BP 105/70mmHg,平卧位,嗜睡; HR 100次/分,律齐,未闻明显杂音; 双肺呼吸音粗,未闻啰音; 腹平软,无压痛,肝脾未及,肠鸣音3次/分; 双下肢不肿; 颈抵抗( + ),双侧瞳孔等圆等大,直径3mm,对光反射好,肌力查体不配合,眼眶四肢可活动,肌力Ⅴ级。

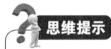

**思维提示**

通过查体,中枢神经系统感染的可能性很大。

### 四、实验室和影像学检查结果

#### (一)初步检验内容及目的

1. 血常规、降钙素原、血气分析、生化全项,了解患者感染情况,身体内环境及重要脏器的功能。

2. 头颅CT、肺部CT及腹部CT了解可能感染部位的情况。

#### (二)检验结果及思维提示

1. 血常规 WBC: 7880/μl, N: 79.1%, L: 14.3%, Hb: 130g/L, PLT: 115000/μl。

2. PCT 0.36ng/ml。

3. 血气分析 Lac: 0.8mmol/L, pH: 7.488, $PO_2$: 126.5mmHg, $PCO_2$: 20.9mmHg, $HCO_3^-$:16mmol/L, BE: −4.6mmol/L, Gap: 10.6mmol/L。

4. 生化全项 TP: 75g/L, ALB: 25.5g/L, GLB: 49.5g/L, CHOL: 4.63mmol/L, HDL: 0.96mmol/L, LDL: 2.98mmol/L, TG: 1.36mmol/L, CK: 276U/L, MMB: 0.4U/L, CTNI: 0.05ng/ml, AST: 66U/L, ALT: 50U/L, LDH: 314U/L, TBIL: 0.56μmol/L, IBIL: 19.69μmol/L, BUN: 5.01μmol/L, CR: 70.1μmol/L, $Na^+$: 125mmol/L, $K^+$: 3.2mmol/L, AG: 10.3mmol/L, Glu: 5.05mmol/L。

5. 头颅CT 左侧脑室旁缺血灶轻度老年性脑改变。

6. 肺部CT 双肺间质性肺炎双肺散在肺大疱(图18-1 )。

7. 腹部CT 未见明显异常。

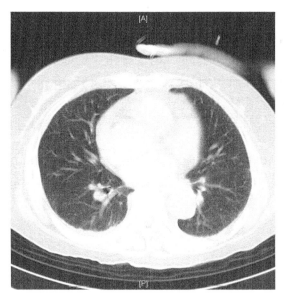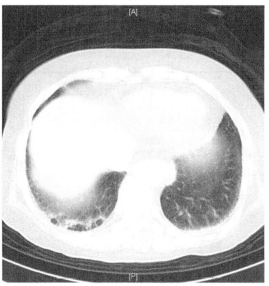

图18-1　肺部CT

**思维提示**

中性粒细胞比例、PCT轻度升高，考虑还是感染性发热，结合发病前10天罹患带状疱疹，不除外病毒及细菌混合感染。感染部位为肺部（影像学），可疑胃肠道（病史），及中枢神经系统（症状及查体）。现在患者肺部、腹部的症状及体征不明显，而主要表现为中枢神经系统的症状及体征，虽然颅脑CT未见明显有意义的异常，但是腰椎穿刺及颅脑MRI势在必行。另外，在患者寒战高热时需要反复抽取血培养；留取痰液完善病原学检查；完善自身免疫相关指标除外非感染性发热。

### （三）进一步检验结果及思维提示

1. 自身免疫相关指标　补体（-），抗SSA（+），抗SSB（+）。

2. 痰液病原学检查　痰涂片、培养、病毒核酸检测（-）。

3. 脑脊液检查　压力：110mmH$_2$O；常规：淡红微混潘氏实验+++，细胞总数2460/μl，白细胞数460/μl，单个核细胞56%，多个核细胞44%；生化：氯112.2mmol/L，糖0.31mmol/L，微量总蛋白246mg/dl。

4. 脑MRI　双侧额叶点状强化灶，右侧额叶及顶叶DWI高信号，考虑颅内炎症可能。双侧额叶皮层下及双侧脑室旁慢性缺血灶（图18-2）。

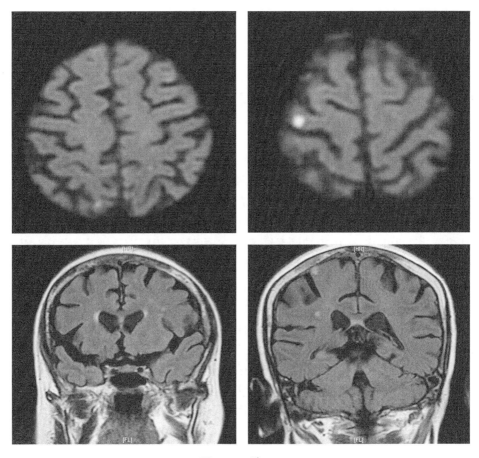

图18-2　脑MRI

## 五、治疗方案及理由

1. 治疗　头孢曲松联合阿昔洛韦抗细菌抗病毒治疗；补液物理降温等对症支持治疗，维持水、电解质平衡。

2. 理由　患者长期服用激素，免疫抑制，根据症状体征考虑存在中枢神经系统感染，而且可能为混合感染，应该选取能够通过血脑屏障的抗生素；就诊前10天有带状疱疹，应该加用抗病毒的药物。故选用头孢曲松联合阿昔洛韦抗细菌抗病毒治疗。

## 六、治疗效果及思维提示

就诊2天，联合抗炎，效果不佳，患者仍然高热，是患者自身免疫力低下导致效果差，还是特殊微生物感染抗生素没有覆盖到？结合患者脑脊液常规、生化结果，不除外结核性脑膜炎脑炎，故加用异烟肼、利福平、吡嗪酰胺、乙胺丁醇抗结核治疗。就诊后第4天，患者脑脊液微生物培养、染色、核酸检测回报均为阴性[EBV-DNA（-）、HSV-DNA（-）、CMV-DNA（-）、结核分枝杆菌核酸（-）、墨汁染色（-）、G⁻双球菌（-）]，患者体温仍未下降。患者就诊第6天，就在我们一筹莫展时，血培养回示单核细胞增生李斯特菌。立即换用氨苄西林抗炎治疗，同时停用抗结核药物，患者体温逐渐下降，一周后恢复正常。转下级医院，继续氨苄西林抗炎治疗一个半月。

最终诊断:细菌性脑炎脑膜炎(单核细胞增生李斯特菌)。

## 七、本疾病相关文献解读

李斯特菌是1926年英国南非裔科学家穆里在病死的兔子体内首次发现的,为纪念近代消毒手术之父、英国生理学家约瑟夫李斯特(1827-1912年),1940年被第三届国际微生物学大会命名为李斯特菌。

李斯特菌属包括6个菌种,其中单增李斯特菌是唯一能引起人类疾病的。单核细胞增生李斯特氏菌是一种人畜共患病的病原菌,是兼性厌氧的革兰阳性杆菌,在陈旧培养基中有时可变为革兰阴性菌。它是人畜共患菌,在自然界普遍存在,能引起人、畜的李斯特菌病,感染后大多为暂时带菌,仅少数发病。发病主要为一个月以下幼儿,60岁以上老人,孕妇及免疫功能低下的人。

临床主要表现为败血症、中枢神经系统感染、心内膜炎、胃肠道感染等的临床症状和体征。此外,还可以引起肝炎、胆囊炎、肝脓肿、脾脓肿、关节炎、骨髓炎、脊髓炎、脑脓肿、眼内炎等。

以下临床情况应怀疑李斯特菌感染:新生儿脓毒症或脑膜炎;血液系统恶性肿瘤、艾滋病、器官移植后、使用糖皮质激素及50岁以上患者发生脑膜炎或脑实质感染;脑膜与脑实质同时发生感染;皮质下脑脓肿;妊娠期发热,特别是第26~30周;白细胞及中性粒细胞增高及单核细胞大于8%的患者;血液、脑脊液等无菌部位涂片或培养出革兰阳性杆菌;经食物传播的暴发性胃肠炎伴发热,而常规培养未培养出病原菌。确诊主要依据无菌部位的病原学检查。

李斯特菌对头孢菌素天然耐药,青霉素对其有很好的抗菌活性,与庆大霉素有协同作用。青霉素过敏者可应用磺胺。败血症患者用药2周以上,脑膜炎3周以上,心内膜炎4~6周,脑脓肿大于6周。

## 八、结合文献对本疾病的思考

物质生活水平提高,人类的寿命越来越长;医疗技术水平的不断发展进步,有些疾病可以治疗(器官衰竭后的器官移植;风湿免疫疾病的激素应用);社会风气每况愈下,个人精神信仰的自我迷失,毒品色情泛滥等因素导致临床上接触到的免疫抑制的患者越来越多。这些免疫抑制的患者与免疫功能正常的患者绝对不可同日而语,他们的病情瞬息万变,他们的病情更加复杂,他们对治疗的反应要打折扣。这就要求我们在实际工作中,通过详细的病史询问、认真的体格检查、完善的辅助检查把他们筛选出来,给予他们足够的重视。回顾此例病例,患者长期服用激素,前驱有胃肠道症状伴发热,之后高热不退,出现中枢神经系统感染症状,应该更早一些考虑李斯特菌感染的可能性。

一个个的病例,搭起了我们不断进步的阶梯。通过病例的梳理和文献的学习,把对一种疾病的感性认识上升到理性认识,我们一定能不断提高自己的水平,践行我们曾许诺过的希波克拉底誓言。

(王 涛)

# 病例19　胸闷憋气伴发热7天

患者男性,49岁。

## 一、主诉

胸闷憋气伴发热七天。

## 二、病史询问

**临床思维**

　　从主诉上看,患者为呼吸或心血管系统受累疾病可能性大。应注意患者出现该症状有无前驱症状,诱因,发热的程度是否为高热。有无呼吸道感染相关咳嗽咳痰症状。

　　病史为家人陈述。患者于七日前有连续三日大量饮酒后出现胸闷憋气,不能平卧,平卧感剧烈背痛,伴发热38.2℃。

　　问诊结果提示:大量饮酒后常有出现剧烈呕吐,误吸可能。

## 三、体格检查

　　神清, BP 125/75mmHg, P 120次/分, R 25次/分, SPO$_2$ 96%,心律齐未闻及杂音,双肺呼吸音粗,右肺呼吸音稍低,腹部触诊不满意,压痛未及,肠鸣音2~3次/分。

## 四、实验室检查及影像检查

　　患者主诉查体主要考虑胸腔内病变,所以检查行血、尿常规,心电图、生化、心肌酶、凝血四项、血气及胸部CT检查。

　　结　果: WBC 10.08 × 10$^8$/l, NE 83%, HB 13.9, Hct 40, Plt 198, pH 7.262, PO$_2$ 67.9mmHg, SO$_2$ 90.7%, ALB 24.6g/L, GLB 50.6g/L, PAB 0.09g/L, CREA 204 μmol/L, TBIL 114 mmol/L, DBIL 107mmol/L,凝血功能检查正常。CT结果:纵隔气肿,右侧包裹性积液及少量积气,双肺炎,食管裂孔疝,纵隔内多发小淋巴结。心电图为大致正常心电图。

## 五、诊断及进一步检查

据已有检查: 纵隔气肿,肺炎,食管裂孔疝,胸腔积液。

**临床思维**

患者大量饮酒,剧烈呕吐,食管穿孔,胸腔积液,肺部感染(患者患食管裂孔疝基础病,主诉平卧背部剧痛与平卧后胸腔积液刺激背部神经相符),进一步行口服造影剂复查胸腹CT及胸腔积液穿刺可明确诊断。

胸腔穿刺液为脓性
诊断: 胸腔积液,食管穿孔。

## 六、结合指南对本病例的思考

胸痛是患者来急诊科就诊的最常见原因之一,但它包含各种各样的问题,从良性疾病到危及生命的疾病。适度的检查,帮助作出正确的诊断,这将使患者的管理和护理工作进展更快。

（王学明）

## 病例20　全身乏力疼痛6天,加重伴腹痛2天

患者石某,女性,44岁,公司职员,2014年8月17日早8时急诊就诊。

### 一、主诉

全身乏力疼痛6天,加重伴腹痛2天。

### 二、病史询问

**思维提示**

从患者的主诉上分析,患者主诉提示存在的身体部位在腹部,但是又不是以腹部症状为首发临床表现。病史的询问应该围绕患者主诉症状的先后顺序以及有无其他特殊的临床伴随症状,如发热,呕吐,腹泻以及腹痛的性质,规律性,部位,缓解方式以及院外诊疗经过等。

#### (一)问诊主要内容及目的

1. 问诊主要集中在患者全身乏力的诱因,有无发热以及进食减少的情况,有无其他典型的伴随症状:如活动性疼痛,体位性疼痛等。明确患者全身症状的特征性表现以及规律。

2. 当患者在出现腹痛以后是否继续伴随有全身症状以及腹痛的性质、规律性、部位、缓解方式等,尤其是可否在问诊过程中对患者的腹痛症状进行脏器的定位(空腔脏器还是实质脏器)。

3. 患者病史已经有8天,还应该重点询问患者8天内有无进行外院就诊以及治疗经过包括已经使用的药物等,对治疗反应的提示可以让我们少走弯路。

4. 既往史的询问一定要得出是否有类似情况发生的病史以及随后的诊疗情况,因为从患者的主诉情况分析,患者此次疾病发作不是一般的胃肠炎等情况。

#### (二)问诊结果及思维提示

1. **现病史**　患者6天前无明显诱因出现乏力伴全身疼痛,进食差,伴咽痛,咳嗽,咳痰,程度较轻,无发热,可以忍受。后症状逐渐加重伴上腹痛,自觉为钝痛,无明显放散,进食后腹痛有加重;4天前出现呕吐,呕吐物为胃内容物,量少,呕吐后自觉症状可以缓解。遂就诊于外院,予以"奥美拉唑"等药物对症治疗,未见明显缓解并进行性加重。1天前就诊于我院消化门诊,予以复方消化酶等药物对症处理未见明显缓解。患者自觉乏力、腹痛症状加重,就诊于我院急

诊科。

2. 既往史 3个月前B超诊断甲状腺结节(性质不明),当时检查甲状腺功能未见明显异常。

3. 过敏史 对去痛片、磺胺过敏,表现为皮疹。

4. 个人史生育史 育有1子1女,子女体健; 末次月经: 2014年7月22日。

5. 家族史 家族中无特殊遗传病史记载。

## 三、体格检查

### (一)重点检查内容及目的

患者目前主诉集中在腹部,所以腹部是临床查体的重点检查部位。另外,患者有全身症状的主诉,所以除了心肺部仔细查体以外,患者全身皮肤黏膜和淋巴结也应该着重进行检查。

### (二)体检结果及思维提示

HR 83次/分, BP 145/88mmHg, $SpO_2$ 99%, RR 23次/分。神清,精神差,全身皮肤未见出血以及皮下瘀斑,全身浅表淋巴结未触及异常肿大,甲状腺未触及异常结节,双肺呼吸音粗,未闻及肺底明显干湿啰音,心律齐,未闻及病理性杂音,腹平软,上腹部轻压痛,无反跳痛、无肌紧张,Murphy征可疑阳性,肝脾肋下未及,肠鸣音2次/分,双下肢无水肿。

## 四、实验室和影像学检查结果

### (一)初步检查内容及目的

急诊常规检查化验: 包括血常规,生化全项,尿常规,血气分析,心电图以及胸部X线检查。目的是对患者的机体系统状况进行整体评估和评价。

### (二)首次检查结果及思维提示

1. 血常规 WBC $19.60 \times 10^9$/L, N 90.3%, RBC $4.61 \times 10^{12}$/L, HGB 137g/L, PLT $321 \times 10^9$/L。

2. 生化全项 ALB 38.5g/L, GLB 45g/L, CK 198U/L, CKMB 4.7ng/ml, CTNI 0.14ng/ml, TBIL 27.70μmol/L, DBIL 9.33μmol/L, IBIL 18.37μmol/L, BUN 20.15mmol/L, CREA 175.80μmol/L, $Ca^{2+}$ 6.29mmol/L, $Na^+$ 130mmol/L, $K^+$ 2.0mmol/L, $Cl^-$ 92.3mmol/L, Glu 7.82mmol/L。

3. 尿常规 KET( – ), PRO( ++ )。

4. 血气分析 pH 7.453, $PCO_2$ 43.2mmHg, $PO_2$ 61.7mmHg, $HCO_3^-$ 30.5 mmol/L, BE 6.4mmol/L。

5. 心电图以及胸部X线(图20-1,图20-2 )

### (三)进一步检查结果及思维提示

患者第一次评估检查结果已经提示目前出现了多脏器功能的损害: 呼吸系统低氧血症;循环系统心肌酶异常提示心肌细胞损伤;消化系统虽然转氨酶正常但是胆红素已经异常升高;肾脏以及泌尿系统肌酐异常升高并且尿中存在蛋白。患者血液生化已经提示了高钙异常,所以临床上在积极降钙治疗的同时应该警惕患者出现高钙危象和高钙特殊并发症的可能,以及进一步积极寻求导致患者高钙血症的病因。

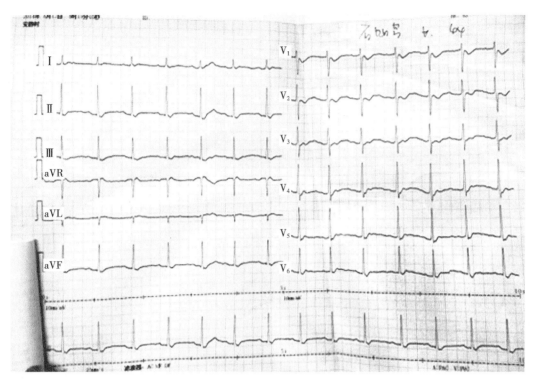

图20-1　心电图

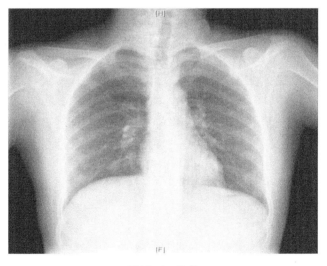

图20-2　胸片

## 五、病情发展以及后续检查

8月17日晚6时夜班接班查看病人：神清，平卧位，未有气促与腹痛加重等主诉。心电监护：HR 88次/分，BP 133/68mmHg，$SpO_2$ 96%（鼻导管吸氧）。体格检查：双肺呼吸音清，未闻及明显啰音，心律齐，未闻及明显异常瓣膜杂音；腹软，上腹压痛明显，无反跳痛，下腹压痛可疑，双下肢不肿。立即行全腹CT检查，提示急性胰腺炎，结果如图20-3：

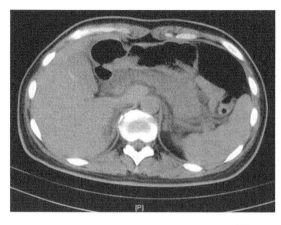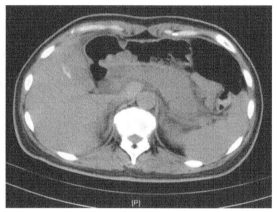

图20-3　腹部CT

## （一）治疗方案及理由

禁食水；胃肠减压；急性抑制胰腺分泌治疗；双通路补液；肝胆外科、消化内科会诊；交病重：患者到底有多重？

## （二）二次检查结果及思维提示（8月18日早化验检查结果）

1. 生化全项　ALB 23.9g/L, GLB 40.4g/L, CK 534U/L, CKMB 20.1ng/ml, CTNI 4.58ng/ml, TBIL 42.60μmol/L, DBIL 26.75μmol/L, IBIL 15.85μmol/L, BUN 26.48mmol/L, CREA 244.70μmol/L, $Ca^{2+}$ 5.06mmol/L, $Na^+$ 130.9mmol/L, $K^+$ 2.4mmol/L, $Cl^-$ 98.1mmol/L, Glu 6.39mmol/L, AMY 775U/L, AST 759U/L, ALT 560U/L。

2. 血气分析　pH 7.21, $PCO_2$ 23.2mmHg, $PO_2$ 56.7mmHg, $HCO_3^-$ 12.7mmol/L, BE −16.4mmol/L。

## （三）患者预后

8月18日收入急诊监护进一步治疗,患者MOF不可逆性损害,于入院后72小时死亡。后患者完善相关检查为甲状旁腺功能亢进。患者最终考虑为：甲状旁腺功能亢进引起高钙血症性胰腺炎,高钙危象与高钙血症性胰腺炎共同导致MOF而死亡。

# 六、高钙血症与高钙危象

## （一）高钙血症的定义以及生理调节

高钙血症是指血清蛋白浓度正常时,血钙浓度高于2.6mmol/L,血清游离钙浓度高于1.3mmol/L。钙代谢异常临床表现差异很大：可毫无症状,也可严重致昏迷、死亡。调节钙的三种靶器官：①骨,骨溶解释放钙、磷；②肾,肾小球滤过与肾小管重吸收钙、磷；③肠,肠道吸收钙、磷。调节钙的三种激素：①甲状旁腺激素,由甲状旁腺主细胞分泌,作用升钙降磷；②降钙素,甲状腺滤泡旁细胞（C细胞分泌）,作用降钙；③1,25-（OH）$_2D_3$,双重作用。

## （二）高钙血症病因

引起高血钙的病因很多。一种是按疾病病因分类,包括：

1. 原发性甲状旁腺功能亢进。

2. 恶性肿瘤 多发性骨髓瘤、肺癌（尤其鳞癌）、肾癌、肝癌、胰腺癌、口腔癌、卵巢癌、乳腺癌、前列腺癌、白血病、淋巴瘤等。

3. 维生素D中毒。

4. 非甲状旁腺的内分泌疾病 甲状腺功能亢进、嗜铬细胞瘤、肾上腺皮质功能减退、胰岛细胞肿瘤。

5. 药物性高钙血症 噻嗪类利尿剂、碳酸锂、雌激素和抗雌激素（三苯氧胺）。

6. 急性肾功能衰竭。

7. 家族性高血钙、低尿钙症。

8. 其他 结节病、克汀病、制动等。

另外一种是按是否由于甲状旁腺素（PTH）所致分类：

1. 由PTH增加所致 原发性甲旁亢（甲状旁腺腺瘤，甲状旁腺增生，甲状旁腺腺癌），继发性甲旁亢（各种原因如维生素D缺乏，肾小管酸中毒引起的血钙降低刺激甲状旁腺合成及分泌PTH），三发性甲旁亢（长期低血钙→继发甲旁亢→继而发生甲状旁腺组织增生或腺瘤，自主分泌PTH；可发生于吸收不良综合征，慢性肾功能衰竭），假性甲旁亢（又称异源性PTH综合征，见于分泌PTH或其前体，或具有PTH作用样物质的恶性肿瘤）。

2. 非PTH增加所致

### （三）高钙血症临床表现: 高钙危象

表现多样: 可无明显症状,高血钙危象可引起全身各系统器官损害。

1. 神经肌肉系统 神志方面,可发生嗜睡、淡漠、神志障碍,甚至昏迷; 精神方面,可发生精神错乱、抑郁、幻觉、记忆力差、注意力不集中; 肌肉,神经肌肉兴奋性降低,普遍性肌无力。

2. 心血管系统 膜屏障作用增强,心肌兴奋性传导性降低,心动缓慢; 心肌动作电位平台期缩短,复极加速,致命心律失常; ECG表现为房室传导阻滞, Q-T间期变异; 外周血管阻力增加,心输出量增加。

3. 泌尿系统 肾小管受累早期水肿,基底膜钙化,多尿、夜尿增多、口渴多饮; 肾小管受累后期纤维化,钙化,肾绞痛、血尿、无尿,尿毒症。

4. 消化系统 胃肠道平滑肌张力低下,食欲缺乏、腹痛、腹胀、恶心、呕吐、便秘; 消化性溃疡,刺激胃窦G细胞分泌胃泌素,胃壁细胞分泌胃酸增加; 急性胰腺炎,促进胰酶分泌,激活胰蛋白酶原,胰腺钙盐沉积,胰管阻塞。

5. 其他 异位钙化: 骨痛、骨骼变形、病理性骨折等。

### （四）辅助检查

1. 血 血钙异常升高; 血磷常伴随出现异常（降低）; PTH异常导致的高钙血症; 碱性磷酸酶常伴随出现异常（升高）。

2. 尿 尿钙24小时排泄量 > 5.0mmol为升高; 尿羟脯胺酸、羟脲胺酸和尿cAMP异常。

3. 甲状旁腺功能试验 肾小管磷重吸收率测定; 钙耐量试验,快速滴注葡萄糖酸钙2g后,是否抑制PTH分泌; 皮质醇抑制试验,口服氢化可的松50mg, tid,10天对降钙是否有效。

4. 心电图 Q-T间期缩短、S-T段缩短或消失; 常伴有明显u波; 严重者QRS增宽、P-R间期延长、T波低平或倒置; 可出现室早、高度AVB。

5. X线检查 骨质吸收，脱钙疏松，以指骨内侧骨膜下皮质吸收、颅骨斑点状脱钙，牙槽骨板吸收常见；骨折及畸形；骨硬化，异位钙化；多发性、反复发生的尿路结石及肾实质钙盐沉积。

6. 其他 B超，CT，MRI，放射性核素扫描，选择性动脉造影等。

**高血钙危象:**

血钙大于3.75mmol/L；临床上患者可出现顽固恶心、呕吐、便秘、腹痛、烦渴、多尿、脱水、无力、高热、易激、嗜睡、谵妄、昏迷，可发生心律紊乱，可致死。治疗原则：限制肠道钙的摄入，抑制骨钙释放，增加钙自肾脏排出，补充足量水分，纠正电解质与酸碱平衡失调，治疗肾功能衰竭以及出现的严重并发症。

### （五）高血钙的治疗

1. 对症治疗

（1）低钙饮食：给予富含草酸、磷酸盐饮食以减少肠道吸收钙。

（2）大剂量生理盐水：纠正病人严重失水，补充血容量及细胞外液不足，稀释血钙；通过输入多量钠盐，增加尿钠排泄的同时增加钙的排出；开始每3~4小时静滴1L，24小时应补给4~6L。

（3）应用排钠利尿剂：常用呋塞米（速尿）80~100mg静脉小壶滴入；噻嗪类利尿剂禁用。

（4）降钙素：抑制钙的吸收。包括：①益钙宁（Elcatonin）肌内注射1ml，2~6小时血钙降低，持续6~12小时；②密钙息（Miacalcic）5~10IU/kg，加于5%葡萄糖液500ml，缓慢滴入，至少6小时，注射前应作皮试。

（5）糖皮质激素：氢化可的松100mg静滴，抑制维生素D作用，对甲状旁腺外的高钙血症有效。

（6）监测电解质、酸碱平衡：注意补钾、补镁，注意高氯性代谢性酸中毒。

（7）磷盐：口服中性磷酸盐合剂，磷酸氢二钠＋磷酸二氢钠，可导致钙盐异位沉积。

（8）抑制PTH合成与分泌的药物：甲氰米胍200~300mg，tid，po；普萘洛尔10mg，tid，po；消炎痛25mg，tid，po。

（9）普卡霉素：细胞毒制剂，骨髓抑制及肝、肾损害。

（10）螯合治疗：EDTA-Na$_2$（乙二胺四乙酸二钠）与钙结合成可溶性络合物每日静脉注射1~3g，加入5%葡萄糖中静脉点滴。

（11）透析治疗

2. 病因治疗

（1）维生素D中毒所致：停用维生素D及钙剂。

（2）原发甲旁亢：手术治疗（腺瘤多单发，手术时切除1个甲状旁腺；增生常4个腺体均累及，手术时切除$3\frac{1}{2}$）。

（3）治疗其他原发病。

### （六）高钙血症与急性胰腺炎

1940年Smith FB等人首次报道PHPT患者AP；1957年Cope等人第一次提出PHPT可导致AP；PHPT患者AP发病率约为1.5%~7%。原因包括高钙血症与基因突变。

高钙血症可导致胰腺内钙盐沉积，进而形成胰腺结石阻塞主胰管或小胰管，使管内压力增高，导致腺泡和小导管破裂，损伤胰腺组织、胰管系统，导致急性胰腺。高钙血症可以激活胰蛋白酶原，使其转化为有活性的胰蛋白酶，从而导致胰腺的自身消化及随后的胰腺炎。高钙血症可通过神经调节、体液调节导致胰液体积、淀粉酶分泌明显增多，在胰管内钙盐沉积不畅的基础上进一步使管腔内压力增高，致使腺泡和小导管破裂，损伤胰腺组织、胰管系统，进而导致胰腺炎的发生与发展。高钙血症可以加重血管钙化。胰腺小叶内动脉属终末动脉，这一解剖学特点决定胰腺小叶更易因小动脉的钙化、痉挛、栓塞或压迫而造成所支配区域的缺血、坏死。高钙血症可以增强钙通道的活性，使细胞外钙离子在电化学梯度趋势下，经异常开放的钙离子通道大量流入细胞，造成细胞内钙离子超负荷。胰腺腺泡内钙离子超负荷参与了胰腺炎的发病。高浓度的钙持续存在，就会产生毒性作用，通过破坏细胞内的信号通路导致细胞损伤。胰腺腺泡内高浓度的钙可导致高的促分泌素，进而导致急性胰腺炎。

（吴彩军）

## 病例21　活动后气短2个月余,双下肢无力1个月余,加重两周

患者刘某,女,67岁。

### 一、主诉

活动后气短2个月余,双下肢无力1个月余,加重两周。

### 二、病史询问

**思维提示**

从患者的主诉上分析,患者病史已经有2个月,临床上表现为症状的进行性加重,所以除了一般性的症状性问诊以外,患者近2个月的外院就诊治疗等细节均应该进行仔细询问。病史的询问应该围绕患者主诉症状的先后顺序以及有无其他特殊的临床伴随症状,如发热、咳嗽、咳痰或者胸闷等。此外还需要关注患者气短的体位以及有无水肿或者尿量减少的情况。

问诊结果: 两月余前患者无明显诱因出现活动后气短,步行十米即可出现,无咳嗽、咳痰、发热,无夜间阵发性呼吸困难、端坐呼吸、双下肢水肿,伴腰部无力,休息后可缓解,患者未做特殊诊治。1月余前患者出现双下肢无力,表现为上楼梯及行走困难,无肌肉酸痛、关节疼痛,伴双侧上眼睑、双侧小腿、足背水肿,外院就诊诊断"腰椎滑脱",给予患者中成药口服治疗(具体不详),患者症状无明显改善。2周前患者上述症状加重,安静时便可出现气短,右侧卧位可缓解,且站立困难,伴咳嗽、咳痰,痰为白色不易咳出,无发热,伴呼吸困难,为求诊治入我院急诊。

既往患者15年前行"腹腔镜下胆囊切除术";12年前诊断"腰椎滑脱";3年前诊断"高脂血症",2014年7月开始服用瑞舒伐他啶片,2周前自行停用;6月前诊断"脂肪肝";生于四川,久居本地。适龄结婚,育有一子一女,已绝经。否认家族遗传病史记载。

### 三、体格检查

神志清, P 111次/分, R 24次/分, BP 133/63mmHg,肥胖体型,右侧卧位,双肺呼吸音粗,呼吸运动减弱,右侧肺语颤减弱,未闻及干湿啰音,心律齐,腹膨隆,无压痛,眼睑及双下肢水肿,双上肢肌力Ⅴ级,双下肢肌力Ⅱ级,无感觉减退。

### 四、实验室和影像学检查结果

#### (一)初步检查内容及目的

急诊常规检查化验:包括血常规,生化全项,尿常规,血气分析,心电图以及胸部X线检查等。目的是对患者的机体系统状况进行整体评估和评价。

#### (二)检查结果

血气分析加离子分析+乳酸:二氧化碳分压46.2mmHg,氧分压77.1mmHg;D-二聚体定量1.17mg/L;甲型肝炎抗体IgM抗体测定阳性;尿常规+流式尿沉渣全自动分析:WBC 29.2/$\mu$l↑,RBC 75.7/$\mu$l↑,上皮细胞计数81.1/$\mu$l↑,管型计数4.8/$\mu$l↑,尿蛋白25mg/dl;CK 13 770U/L(26~140),MMB 995.4ng/ml(0~3.6),LDH 1848U/L(85~250),HBDH 1293U/L(72~182),AST 430U/L,ALT 364U/L,CTNI 0.32ng/ml,Npro-BNP 157pg/ml,$K^+$ 3.8mmol/L;DR床旁胸片:双肺纹理增重、模糊,考虑感染不除外,双侧肺门影模糊,请结合临床;主动脉硬化;心影饱满;右侧膈肌明显抬高,结合临床;双侧少量胸腔积液;心脏彩超:主动脉瓣、三尖瓣轻度反流。

#### (三)进一步检查结果

进一步检查:动态红细胞沉降率、C反应蛋白(免疫)、抗核抗体、自身抗体十一项、抗dsDNA抗体、抗中性粒细胞胞浆抗体谱、肺高分辨和平扫CT、全腹部CT平扫结果回示:C反应蛋白0.87mg/dl↑(0~0.8mg/dl);抗核抗体1:320(阴性<1:100);肺部高分辨率CT提示:右肺中下叶部分不张,考虑右膈抬高所致;右肺上叶舌段部分不张;双肺胸膜局限性增厚;右侧胸腔积液;双肺炎症。

### 五、患者病情演变过程

患者症状未见缓解,考虑患者存在肌肉无力症状,且肌酸激酶值升高,考虑"多发性肌炎?"收入我院风湿科。入风湿科一般情况:患者存在口干、眼干,无光过敏、皮疹,无关节疼痛、脱发,患者自发病来,精神差,饮食欠佳,大小便正常,体重无减轻。初步诊断:肌炎,肺不张,胸腔积液、心包积液,脂肪肝,高脂血症、低蛋白血症,甲型病毒性肝炎、肝功能异常。考虑患者既往长期服用瑞舒伐他汀,考虑药物相关性肌炎可能性大,但不能排除肿瘤相关性肌炎及结缔组织病相关性肌炎,入院后查EB病毒及CMV病毒基因分型为阳性,不能除外病毒感染引起的肌肉损伤,但无论何种原因引起,均与免疫介导有关,且激酶高,已有呼吸肌、吞咽肌受累,即给予甲强龙静脉治疗后症状好转于2周后出院门诊随诊。

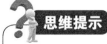
**思维提示**

*1. 瑞舒伐他汀片不良反应*
*免疫系统异常:骨骼肌、关节和骨骼异常/肌病(包括肌炎)和横纹肌溶解/;发生率有随剂量增加而增加的趋势。骨骼肌:在接受本品各种剂量治疗的患者中均有对骨骼*

肌产生影响的报道，如肌痛、肌病（包括肌炎），以及罕见的横纹肌溶解，特别是在使用剂量大于20mg的患者中。在服用本品的患者中观察到肌酸激酶（CK）水平的升高呈剂量相关性，大多数病例是轻度的、无症状的和短暂的。若CK水平升高，应中止治疗。

2. 甲型病毒性肝炎IgM阳性，但追问病史患者无恶心、呕吐、腹痛等消化道症状，查体无肝大、肝区叩痛等体征，化验激酶升高伴随转氨酶升高为特点，无胆红素升高，急性甲型病毒性肝炎证据不充分；且考虑自身免疫性疾病可导致甲型病毒性肝炎抗体假阳性，暂积极治疗原发病，予营养支持及保肝治疗；患者肝酶升高，考虑与肌炎相关。

## 六、相关指南：2004年中华医学会风湿病学分会多发性肌炎和皮肌炎诊治指南

多发性肌炎（polymyositis，PM）和皮肌炎（dermatomyositis，DM）是一组病因未明的以四肢近端无力为主的骨骼肌非化脓性炎症性疾病。其临床特点是以肢体近端肌、颈肌及咽肌等肌组织出现炎症、变性改变，导致对称性肌无力和一定程度的肌萎缩，并可累及多个系统和器官，亦可伴发肿瘤。我国PM/DM并不少见，但发病率不清楚。美国发病率为5百万人，女性多见，男女比为1∶2。本病可发生在任何年龄，呈双峰型，在儿童5~14岁和成人45~60岁各出现一个高峰。1975年Bohan和Peter将PM/DM分为五类：①原发性多肌炎（PM）；②原发性皮肌炎（DM）；③PM/DM合并肿瘤；④儿童PM或DM；⑤PM或DM伴发其他结缔组织病（重叠综合征）。1982年Witaker在此分类基础上增加了两类，即包涵体肌炎和其他（结节性、局灶性及眶周性肌炎，嗜酸性肌炎，肉芽肿性肌炎和增生性肌炎）。

病因和发病机制：本病因未明，目前多认为是在某些遗传个体中，感染与非感染因素所诱发，由免疫介导的一组疾病。

### （一）遗传学易感因素

同卵双生子共患率、一级亲属患病率较高。

### （二）环境因素

病毒感染可能是PM/DM的发病诱因。

### （三）免疫异常

免疫介导的，以横纹肌为主要的靶组织，可以多系统受累的自身免疫性弥漫性结缔组织病。

PM/DM发病机制不同：PM发病机制，树突细胞（DCs）吞噬抗原，在MHC-Ⅰ、辅助刺激分子和细胞因子等辅助下，将抗原递呈幼稚T细胞，使之成为记忆T细胞，最后作用到肌纤维及其毛细血管内皮细胞，导致肌纤维变性、坏死。多发性肌炎MHC-I抗原表达甚至早于炎细胞浸润出现，并且在没有明显炎细胞浸润情况下已经出现临床症状。MHC-Ⅰ抗原过度表达对多发性肌炎患者致病有重要作用。肌炎患者肌纤维弥漫表达MHC-Ⅰ抗原。CD8⁺T细胞必须在

MHC–Ⅰ抗原参与下,形成MHC–Ⅰ/CD8复合体,作用肌细胞和肌纤维毛细血管内皮细胞,产生免疫损伤。

病理特征: PM和DM的免疫病理不同,细胞免疫在PM的发病中起重要作用,典型的浸润细胞为CD8$^+$T细胞,常聚集于肌纤维周围的肌内膜区,体液免疫在DM发病中起更大作用,主要为B细胞和CD4$^+$T细胞浸润束肌膜,肌外膜和血管周围。肌纤维呈多灶性炎性改变,以单核细胞和多形核细胞为主,直接侵犯肌纤维,病灶中可见肌纤维溶解及坏死。

临床表现: ①多发性肌炎: 发病年龄多在30~60岁之间,病前多有感染或低热,主要表现为亚急性至慢性进展的对称性近端肌无力,在数周至数月内逐渐出现肩胛带和骨盆带及四肢近端无力,表现为蹲位站立和双臂上举困难,常可伴有肌肉关节部疼痛、酸痛和压痛,症状可对称或不对称; 颈肌无力者表现抬头困难; 部分患者可因咽喉部肌无力而表现为吞咽困难和构音障碍; 如呼吸肌受累,可有胸闷及呼吸困难; 少数患者可出现心肌受累; 本病感觉障碍不明显,腱反射通常不减低,病后数周至数月可出现肌萎缩。②皮肌炎: 发病率在儿童与成人相仿,儿童男女相当,成人女性多见。皮炎可在肌炎前或与肌炎同时出现,肌无力表现与PM相似,皮肤改变与肌炎的表现同在。典型的皮肤改变是面部呈蝶形分布于双侧颊部和鼻梁的紫色斑疹,在眶周、口角、颧部、颈部、前胸、肢体外侧、指节伸侧和指甲周围的红斑和水肿,尤以上睑部淡紫色的红斑和水肿最为常见,早期的充血性皮疹为红色,以后逐渐转为棕褐色,后期呈现脱屑、色素沉着和硬结。除有多发性肌炎的表现外,皮肤特殊性皮疹(包括上眼睑紫红色斑和以眶周为中心的紫红色斑; 掌指关节伸面的Gottron丘疹等)。DM典型的临床表现约有20%的PM、DM患者合并红斑狼疮、类风湿关节炎、干燥综合征、风湿热和硬皮病等,约1/4的患者可并发恶性肿瘤如肺癌等。40岁以上发生肌炎,尤其是皮肌炎者须高度警惕潜在恶性肿瘤的可能性,应积极寻找原发病灶,一时不能发现病灶者应定期随访,有时需数月至数年才可能被发现。

多发性肌炎、皮肌炎诊断标准: 目前仍采用Bohan和Peter1975年提出的诊断标准。其内容如下: 对称性、进行性近端肌无力; 肌活检示肌肉出现坏死、再生、炎症等变化,可伴有肌束膜的萎缩; 血清肌酶谱升高; 肌电图出现下述肌源性损害: ①低幅、短时限、多相波运动单位电位; ②纤颤、正锐和插入活动增加; ③自发性高频率放电; ④皮肤改变包括Gottron征、向阳性紫红斑、暴露部位的皮疹等。凡具有1至4者可确诊为多发性肌炎,1至4中具备3项并有皮疹可诊断为皮肌炎。

酶学变化: 血清肌酶谱测定是本病最常用的检测方法,简便可靠,包括肌酸激酶(CK)、乳酸脱氢酶(LDH)、丙氨酸氨基转移酶(ALT)和天冬氨酸氨基转移酶(AST)等,肌酶活性高低与病情轻重有关,可作为诊断疾病和判断疗效的依据。肌酶活性的增高表明肌肉有新近损伤,肌细胞膜通透性增加,因此肌酶的高低与肌炎的病情变化呈平行关系。可作为诊断、疗效监测及预后的评价指标。上述肌酶中以肌酸激酶最为敏感。肌酶的升高常早于临床表现数周,晚期肌萎缩肌酶不再释放,肌酶可正常。血清酶变化的机制: 肌酸激酶主要存在于骨骼肌组织和心肌组织细胞质和线粒体中是一个与细胞内能量转运、肌肉收缩、ATP再生有直接关系的重要激酶,各种原因造成的肌细胞损伤或细胞膜通透性增高,均可至细胞质中的CK释放入血,使血中CK含量增高。

诊断与鉴别诊断: 典型病例诊断不难,对不典型病例需要与其他原因引起的肌病对,例如运动神经元病、重症肌无力、进行性肌营养不良、风湿性多肌痛等疾病鉴别。①运动神经元病: 肌无力从肢体远端开始,进行性肌萎缩,无肌痛,肌电图为神经源性损害。②重症肌无力: 为全身弥漫性肌无力,在进行性持久或反复运动后肌力明显下降,血清肌酶、肌活检正常,血清抗乙酰胆碱受体（AchR）抗体阳性。新斯的明试验有助诊断。③肌营养不良症：肌无力从肢体远端开始. 无肌压痛，有遗传家族史。④风湿性多肌痛：发病年龄常大于50岁，表现为颈、肩胛带及骨盆带等近端肌群疼痛、乏力及僵硬，血沉通常在50mm/h以上，肌酶、肌电图及肌肉活检正常，中小剂量糖皮质激素治疗有显著疗效。⑤感染性肌病：肌病与病毒、细菌、寄生虫感染相关，表现为感染后出现肌痛、肌无力。⑥内分泌异常所致肌病：如甲状腺功能亢进引起的周期性瘫痪，以双下肢乏力多见，为对称性，伴肌痛，活动后加重，发作时出现低血钾，补钾后肌肉症状缓解；甲状腺功能减退所致肌病，主要表现为肌无力，也可出现进行性肌萎缩，常见为咀嚼肌、胸锁乳突肌、股四头肌及手部肌肉。肌肉收缩后弛缓延长，握拳后放松缓慢。⑦代谢性肌病：PM应与线粒体病、嘌呤代谢紊乱、脂代谢紊乱和碳水化合物代谢紊乱等肌病相鉴别。⑧其他：应与药物所致肌病鉴别，如长期使用大剂量激素所致肌病；长期使用青霉胺引起的重症肌无力；乙醇、氯喹（羟氯喹）、可卡因、秋水仙碱等均可引起中毒性肌病。

治疗：①一般治疗：急性期卧床休息，并适当进行肢体被动运动，以防肌肉萎缩，症状控制后适当锻炼。给以高热量、高蛋白饮食，避免感染。②药物治疗：糖皮质激素治疗是治疗多发性肌炎、皮肌炎的首选药物。泼尼松的起始剂量为1~2.0mg/（kg·d），严重ILD：大剂量甲泼尼龙0.5~1g/d冲击治疗3天。根据病情好转，肌力正常，肌酶谱改善，可改为隔日顿服，逐渐减量，泼尼松减量应缓慢，一般每月减少的量不得多于10mg。减至0.1mg/（kg·d）仍需维持数月至数年，常需1年以上。③免疫抑制剂治疗：在下述情况下可考虑应用免疫抑制剂治疗，糖皮质激素治疗反应不佳；对激素有禁忌证；糖皮质激素治疗有效，但出现严重不良反应或减药后复发。甲氨蝶呤（MTX 10~15mg/w）和硫唑嘌呤[AZA 2mg/（kg·d）]均需定期观察血象和肝功能情况。④免疫抑制剂与糖皮质激素强化治疗：可快速缓解临床症状，减少激素用量，以及减少并发症。常用的免疫抑制剂包括甲氨蝶呤、环磷酰胺及硫唑嘌呤等。激素+MTX/AZA+CsA/CTX。⑤大剂量静脉丙种球蛋白（IVIg）和血浆置换疗法：对以上治疗无效或有药物禁忌证、并发症的患者可用此法中的一种，尤其是静脉丙种球蛋白法，已有较多报道对常规治疗无效的PM/DM取得良好的效果。也可作为辅助治疗，减少激素和免疫抑制剂的用量，减少并发症。对改善重症多发性肌炎和皮肌炎患者呼吸肌、吞咽肌受累有很好的疗效。近年来，生物制剂如利妥昔单抗等应用于少数病例并取得较好疗效，但还需要进一步临床验证。

预后：早期诊断、合理治疗，本病可获得满意的长时间缓解，可同正常人一样从事正常的工作、学习。成人患者可死于严重的进行性肌无力、吞咽困难、营养不良以及吸入性肺炎或反复肺部感染所致的呼吸衰竭。对并发心、肺病变者，病情往往严重，且治疗效果差。儿童患者通常死于肠道血管炎和感染。合并恶性肿瘤的肌炎患者，其预后一般取决于恶性肿瘤的预后。因此，及早诊断和治疗十分重要。只要及时应用激素或免疫抑制剂治疗，单纯多发性肌炎预后良好，伴发恶性肿瘤和多种结缔组织病者，预后较差。在DM/PM患者中，感染是住院死亡最强的相关因素。细菌感染（主要包括肺炎和菌血症）以及机会性真菌感染是住院死亡的独立相关危险因素。与一般住院患者相比，DM/PM在院患者的感染率明显升高。研究发现，在DM/PM住院患者中，感染是首位致死原因。临床医师应在门诊和住院均进行感染风险评估，以改善疾病的转归。

多发性肌炎应警惕"肺部病变"，多发性肌炎和皮肌炎并发肺间质病变。临床上可表现为急性和慢性。急性型表现为急性发热、呼吸困难、干咳、发绀，继而出现呼吸衰竭，预后较差。慢性型起病隐匿，进展缓慢，病人可出现进行性呼吸困难，干咳，易继发感染。肺病变早期体征不明显，X线检查5%~10%患者有肺泡炎、间质性肺炎肺纤维化等。肺功能检查显示功能下降、肺活量降低等。肺活检和高分辨率CT有助于肺部病变的早期诊断。并发感染者预后不佳，故应注意治疗肺部病变，预防呼吸道感染。

新进展：DNA错配修复酶抗体或可成为特发性炎性肌病的预后标志。

肌炎特异性自身抗体（MSAs）通常作为特发性炎性肌病临床表型的有效诊断指标。然而，最近有相关研究报道，在IIM的患者中，有DNA错配修复酶（MMREs）抗体被检出。

日本名古屋大学YoshinaoMuro教授等针对这一报道做了相关研究，以确定在IIM患者或有其他系统性自身免疫疾病的患者体内，MMREs七种抗体（MLH1，MLH3，MSH2，MSH3，MSH6，PMS1，PMS2）的出现频率及临床相关性，文章最近发表在ARTHRITIS&RHEUMATOLOGY杂志上。研究期间，尽管只有少数的IIMs患者体内被检出DNA错配修复酶抗体，但患有IIMs却能够存活的患者体内均能检测出MMREs抗体。根据之前统计数据对比分析发现，能够检出MMREs抗体的患者累积存活率明显高于检出TNF-1γ抗体（一种成年型皮肌炎患者预后的血清学检测标志）的患者。研究表明，在特发性炎性肌病患者的预后诊断检测方面，DNA错配修复酶抗体（通常与其他肌炎特异性自身抗体同时出现），或可以作为一种有效的血清学检测标志。但由于其他肌炎特异性自身抗体（MSAs）的共同存在，IIM患者的临床表型诊断上受到很大影响。因此，应该进一步扩大研究，确定MSAs与DNA错配修复酶抗体在特发性炎性肌病患者预后的诊断价值，提供新的临床诊断指标。

（吴彩军）

# 病例22　突发上腹痛1小时

患者,张某,男性,57岁,就诊时间下午7点。

## 一、主诉

突发上腹痛1小时。

## 二、病史询问

**思维提示**

上腹痛是急诊很常见的主诉,很多系统疾病都会出现,如消化系统的食管、胃、十二指肠、胰腺、胆囊、肠梗阻以及阑尾炎等,心血管系统的心绞痛,夹层等,甚至呼吸系统胸膜炎,胸腔积液等。但通过仔细的问诊和查体可排除一些疾病,针对可能诊断再做进一步检查。

### (一)问诊主要内容及目的

问诊的主要内容包括腹痛的部位,发病时间,发病诱因,疼痛的性质如胀痛、绞痛、撕裂样疼痛,疼痛是持续性还是间断性,引起加重和缓解的因素,如是否与呼吸、进食、饥饿有关(鉴别呼吸系统疾病、消化性溃疡);是否还有其他伴随症状如反酸、恶心、呕吐、腹泻、发热等(鉴别食管炎、胃肠炎);是否存在胸闷、胸痛、后背痛、大汗等(鉴别心绞痛、夹层);是否有腹胀、排气排便等(可鉴别肠梗阻),以及以前是否有类似症状发作,如果经常反复发作则疾病危险程度较低。

既往史问诊:是否有高血压、糖尿病、高血脂、冠心病、吸烟史、饮酒史,是否得过肝炎结核,是否有药物过敏史。

### (二)问诊结果及思维提示

患者来院前1小时无诱因突感中上腹胀痛,伴恶心,无呕吐,略感胸闷,无胸痛,伴大汗,持续不缓解,无发热、腹泻,无反酸、烧心,有排气排便。

冠心病,5年前行PCI术后,否认高血压,糖尿病及其他病史,吸烟20年,无酗酒史。

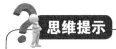

**思维提示**

　　该患者是突发起病,持续不缓解,伴有大汗(大汗是迷走神经反射引起,多见剧烈疼痛或心血管疾病),针对此类症状要引起重视,病情多属于急病或重病。

## 三、体格检查

### (一)重点检查内容和目的

　　首先是检查生命体征,呼吸,脉搏,血压情况。根据问诊可见疼痛主要集中在中上腹,查体包括看、触和听诊。看腹型是膨隆、平坦还是舟状腹,是否有胃肠型、蠕动波;触诊时应当从不疼痛的部位开始,左下腹,左上腹,中上腹,右上腹,右下腹以及肚脐周围,包括是否压痛、反跳痛、肌紧张,最后听肠鸣音是否活跃、减弱、消失,中上腹是否有血管杂音。

### (二)查体结果

　　查体: HR 100次/min, BP 160/99mmHg, RR 18次/min,神清语利,急病面容,心律不齐,未闻及杂音;腹平坦,腹软,剑突下轻压痛,无反跳痛,右下腹无压痛,肠鸣音正常,未闻及血管杂音。

**思维提示**

　　患者心律绝对不齐,可能是房颤、频发期前收缩等,但患者未有心律失常病史,此次也无心悸主诉,而患者有冠心病PCI史,此时心律失常是新发还是较长时间患者不知无法鉴别,重视心血管疾病可能。

## 四、辅助检查

初步检查结果:

1. 心电图　快速房颤,无明显ST-T改变。
2. WBC $7.3 \times 10^9$/L, NE 73%, Hgb 165g/L, PLT $125 \times 10^9$/L。
3. 尿常规　正常,胰蛋白酶原阴性。
4. 腹部B超　肝大伴回声稍增强,脾稍大,餐后胆囊。
5. 生化全项及淀粉酶　TG 3.44g/L, $K^+$ 3.5mmol/L, Glu 8.73mmol/L,其余正常。
6. 心梗三项　正常。

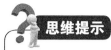

**思维提示**

　　以上结果无明显阳性结果能够提示腹痛原因。但有一点应当注意,患者房颤,无心悸主诉,提示我们房颤可能不是新近发生。而较长时间的房颤如果没有口服抗凝药会增加血栓的风险。

　　患者腹痛症状进行性加重,伴有持续大汗,应用654-2无缓解。为进一步明确诊断行腹部CT检查(图22-1):

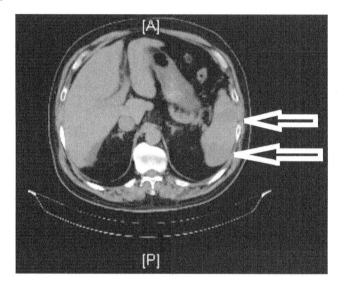

图22-1　腹部平扫CT

　　从平扫CT可以看见脾脏多发楔形低密度灶,这提示我们脾梗死的可能。

　　为进一步明确诊断,进行增强CT检查(图22-2)。

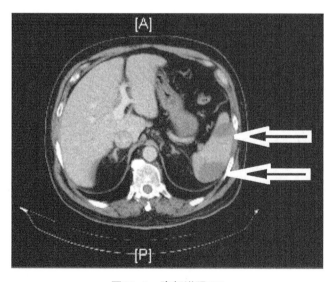

图22-2　腹部增强CT

增强CT明确急性脾梗死诊断。

**思维提示**

　　该患者以急性突发上腹痛就诊,首先要考虑常见疾病,剧烈疼痛的可先给予对症解痉挛治疗,并进行基本辅助检查。有一点请注意,35岁以上的男性患者出现上腹痛时必须做心电图,因为冠心病心肌梗死以上腹痛为主诉的非常多。如果654-2无效,可基本不考虑胃肠道痉挛可能性。上腹痛时一定要查右下腹,早期阑尾炎可只表现为上腹痛,但右下腹大部分会有压痛。如果上腹压痛明显要考虑胰腺炎的可能,尿的胰淀粉酶原20分钟可得结果,其敏感性较高,但受尿蛋白、尿酮体影响其特异性较低。当房颤患者出现突发上腹痛、腰痛时,如果初步检查没有阳性结果能够解释腹痛原因时,要想到房颤血栓脱落导致血栓栓塞的可能,如脾梗死、肾梗死。增强CT可明确诊断。

## 五、治疗方案

　　急性脾栓塞的治疗主要包括抗凝治疗和对症止痛治疗。抗凝治疗可首先选择低分子肝素,起效快,出血风险低。如果没有明显禁忌,应逐渐过渡到口服华法林抗凝,监测INR值。抗凝治疗3周以后可以考虑房颤转复。

　　该患者应用低分子肝素治疗和对症止痛病情好转,但其考虑出血风险拒绝应用华法林,坚持离院后继续社区应用低分子肝素。

　　在此我们应当注意,向患者交待应用华法林的必要性和风险时,要进行客观的CHA2DS2-VASc血栓风险评分和HAS-BLED出血风险评分,要权衡利弊,不能避重就轻,错误引导。但临床上仍有一些患者,出于各种原因(如担心出血风险,嫌定期监测INR值麻烦等)拒绝应用华法林,而这些人的血栓栓塞风险会明显增加。

## 六、患者病情变化

　　患者离院后半月突发左侧腰痛来院。结合病史考虑再发血栓栓塞的可能,行增强CT明确急性肾梗死(图22-3)。经患者同意后加用华法林抗凝治疗,待INR值稳定后,患者好转出院,心内门诊复查择期房颤转复。

## 七、指南解读

　　目前国际上根据房颤持续时间将房颤分为5类:首发房颤(首次发现房颤)、阵发性房颤(持续时间<48小时,可以自行终止)、持续性房颤(持续时间＞7天)、持久性房颤(持续时间＞1年)、慢性房颤(患者已处于适应状态)。针对首发和阵发性房颤急诊应当尽可能转复,常用药物胺碘酮。针对持续性、持久性和慢性房颤,治疗主要包括抗凝防止血栓和控制心室率。在这我们主要讨论抗凝治疗。

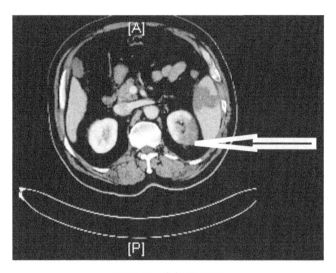

图22-3 腹部增强CT

选择抗凝治疗方案时首先进行CHA2DS2-VASc血栓风险评分（图22-4）和HAS-BLED出血风险评分（图22-4）。

CHA2DS2VASc评分

| 危险因素 | 评分 |
| --- | --- |
| 心力衰竭/LVEF<40% | 1 |
| 高血压 | 1 |
| 年龄>75岁 | 2 |
| 糖尿病 | 1 |
| 卒中/血栓形成 | 2 |
| 血管性疾病ᵃ | 1 |
| 年龄65~74岁 | 1 |
| 女性 | 1 |

注：ᵃ血管性疾病包括心肌梗死、周围动脉疾病、动脉杂音

HAS-BLED评分

| 字母代号 | 临床疾病 | 评分 |
| --- | --- | --- |
| H（Hyperten sion） | 高血压 | 1 |
| A（Abnormal ren al and liver function） | 肝肾功能不全 | 各1分 |
| S（Stroke） | 卒中 | 1 |
| B（Bleeding） | 出血 | 1 |
| L（Labile NRs） | 异常NR值 | 1 |
| E（Elderly） | 年龄>65岁 | 1 |
| D（Drugs or alcohol） | 药物或饮酒 | 各1分 |

图22-4 CHA2DS2-VASc血栓风险评分和HAS-BLED出血风险评分

CHA2DS2-VASc血栓风险评分评分≥2分,推荐口服抗凝药治疗(如华法林)（Ⅰ类适应证,证据水平A）;评分为1分,可以选择华法林或者阿司匹林抗凝,但是推荐口服抗凝药治疗（Ⅰ类适应证,证据水平A）;评分0分,可以选择阿司匹林或不用抗栓治疗,推荐不抗栓治疗（Ⅰ类适应证,证据水平A）。应用华法林抗凝时,需要监测INR值。要达到有效剂量(INR2~3,目标值2.5）,若INR值在1.8~2.5,血栓发生率仍然高达2倍,而INR<1.5则视为无效抗凝。

HAS-BLED出血风险评分≥3分时出血风险明显增加,分值越高,出血风险越大。

该患者CHA2DS2-VASc评分是3分,HAS-BLED评分是2分,所以该患者应该服用华法林抗凝治疗。

## 八、结合指南的思考

该患者是因上腹痛就诊,检查时发现房颤,此时房颤的持续时间不详,不能算为首发房颤。所以治疗时不能进行房颤转复,而是预防再发血栓的可能。通过CHA2DS2-VASc评分和HAS-BLED评分,可以评估患者再发血栓和出血的风险,我们应当客观的分析,正确引导患者选择抗凝治疗,如果抗凝不够则再发血栓的风险会明显增加。

急诊患者如果存在房颤,而没有充分抗凝治疗,当出现突发脑卒中、腹痛、腰痛、和肢体疼痛、麻木乏力、苍白、感觉异常、无脉(5P征)时我们要想到房颤血栓脱落导致栓塞的可能。

（武军元）

## 病例23　发热咳嗽11天,加重伴呼吸困难6天

患者男性,20岁,2014年5月3日来诊。

### 一、主诉

发热咳嗽11天,加重伴呼吸困难6天。

### 二、病史询问

 **思维提示**

患者入院前11天前受凉后出现畏寒、发热,发热以夜晚明显,发热时最高体温40.3℃,无寒战及盗汗,伴咳嗽、咳黄白色痰,咳痰有力,痰易咳出,无脓痰及咯血,稍感胸闷、气短,无胸痛及夜间阵发呼吸困难。首次就诊于社区医院口服金花清感3天,症状无缓解。复诊胸片提示"右下肺大片状影",转外院门诊,予静滴"拉氧头孢钠"联合"阿奇霉素"2天,症状加重,6天前自感呼吸困难,于外院住院治疗,静滴"美罗培南"联合"阿奇霉素"治疗,发热及呼吸困难无明显缓解,为进一步诊治转入我科抢救室。

患者青年男性,主诉中以发热咳嗽伴呼吸困难为主要症状,问诊时应首先注意鉴别导致发热的病因,是感染性还是非感染性的,同时注意鉴别导致呼吸困难的原因,是肺源性的还是心源性的。

#### (一)问诊主要内容及目的

对于发热患者的问诊,应包括三个方面:诱因、热型和伴随症状。

1. 诱因要了解发热前的情况,有无受凉、呕吐、腹泻、疫区疫水接触等。

2. 热型是稽留热、弛张热或是不规则热等。

3. 伴随症状有无咳嗽咳痰、胸痛胸闷、胃肠道症状以及尿急尿痛血尿等。

对于呼吸困难,问诊时需注意:呼吸困难是突发还是渐进性加重,能否平卧,有无少尿及肢体水肿等情况。

#### (二)问诊结果及思维提示

1. 入院前11天受凉后出现畏寒、发热,发热以夜晚明显,最高达40.3℃,无寒战及盗汗,伴

咳嗽,咳黄白色痰,咳痰有力,痰易咳出,无脓痰及咯血,稍感胸闷、气短,无胸痛及夜间阵发呼吸困难。社区医院予口服金花清感(1袋／tid)治疗三天,症状未缓解;复诊时胸片提示"右下肺大片状影",转"宣武医院"门诊,静滴"拉氧头孢钠"联合"阿奇霉素"二天,仍未减轻;六天前自感呼吸困难加重,至"大兴医院"住院治疗,静滴"美罗培南(1.0g q8h)"共6天,其间联合"阿奇霉素(0.5g qd)"5天,发热咳嗽症状未缓解,呼吸困难进行性加重,遂转入我科抢救室。

2. 发病以来患者自感精神欠佳、食欲缺乏、乏力,无头痛呕吐,无腹痛腹泻,无尿频尿急少尿,无四肢关节疼痛,无皮疹,可平卧,二便正常。

3. 既往体健。否认肝炎、结核等传染病史;否认吸烟、酗酒史;否认家族遗传性疾病史。

**思维提示**

通过对病史的询问,了解到患者的发热伴有呼吸道症状(咳嗽、咳痰),早期胸片提示"右下肺大片状阴影",提示发热是由呼吸道感染引起。然而接受了11天的治疗,包括中药抗病毒、两种抗生素联用,症状未缓解,呼吸困难进行性加重,需要通过体格检查和辅助检查进一步分析。

## 三、体格检查

### (一)重点检查内容及目的

问诊结果提示呼吸道感染可能性大,体格检查应围绕此重点展开,特别是注意鉴别呼吸困难是肺源性还是心源性的。

### (二)入院时体格检查结果

T 39.4 ℃, HR 120bpm, R 28 bpm, BP 136/69mmHg,发育正常,营养良好,体位自主,神志清楚,面容表情痛苦;全身皮肤未见皮疹、黄染及瘀点瘀斑,浅表淋巴结未及肿大;无鼻翼煽动,鼻窦无压痛;口腔黏膜无白斑溃疡,咽充血,双侧扁桃体无肿大脓苔;颈抵抗(－);双肺呼吸音粗,右下肺呼吸音低,左下肺可闻及少量湿啰音,心尖搏动正常,心浊音界正常,心律齐,未闻及杂音;腹平软,肝脾未触及,无压痛及反跳痛,双肾区无叩痛;双下肢不肿。

**思维提示**

患者体格检查提示,无强迫体位,双肺呼吸音可闻及,仅左下肺有少量湿啰音,心浊音界不大,肝脾不大,双下肢不肿,据此我们可初步排除心源性肺水肿导致呼吸困难的可能,我们将更偏重呼吸道感染性疾病的诊断并据此着重进行相关的检查。

## 四、实验室和影像学检查结果

### (一)初步检查内容及目的

1. 血常规　白细胞计数和分类有助于感染性疾病的诊断和鉴别。
2. 血气分析　帮助判断呼吸困难的程度。
3. 生化全项　大体了解患者的营养状态、脏器功能及电解质情况。
4. D-二聚体　急诊除外急性肺血栓栓塞症。
5. 咽拭子流感抗体筛查。
6. 心电图及心肌损伤标志物　有助于除外心源性疾病特别是重症心肌炎可能。
7. 胸片　必不可少。
8. PCT　鉴别是否为细菌性感染。

### (二)检查结果

1. 血常规
(1)5月1日结果: WBC $0.93 \times 10^9$L, N 52%, L 35%, PLT $63 \times 10^9$L。
(2)5月3日结果: WBC $7.86 \times 10^9$L, N 89%, L 7.3%, PLT $104 \times 10^9$L。
2. 血气分析(文丘里面罩10L、50%供氧)
结果: pH 7.49, $PCO_2$ 20.3mmHg, $PO_2$ 62.5mmHg, LAC 2.5mmol/L。
3. 生化全项
结果: ALB 23.1g/L, ALT 105U/L, AST 145U/L, CK 197U/L, LDH 640U/L, CRP 21mg/L, CTNI 0.11ng/ml。
4. D-二聚体阴性。
5. 咽拭子流感抗体筛查　甲流抗体筛查(2次)均阴性。
6. 心肌损伤标志物　CTNI 0.11ng/ml, BNP 459pg/ml。
7. 胸片　双下肺片状影,以右肺为主,可见支气管充气征(图23-1)。

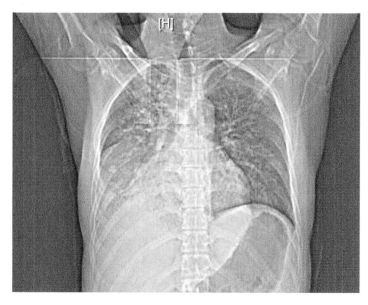

图23-1　胸片

8. PCT　0.42ng/ml。

**思维提示**

上述检查结果提示肺部感染，但不是典型的细菌感染，应警惕不典型病原体感染的可能，需尽快完善相关病原学方面的检查，包括痰和血液标本的涂片及细菌培养；同时进一步进行影像学方面的检查了解肺炎的程度，以决定相关的呼吸支持治疗手段；注意对肝功能损伤的诊治。

### （三）进一步检查结果

1. 肺部CT　双侧肺炎，纵隔淋巴结增大（图23-2）。

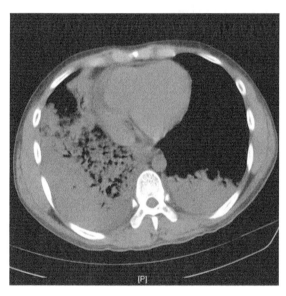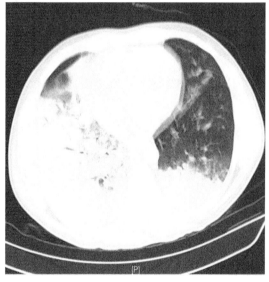

图23-2　肺部CT

2. 痰涂片　G⁺球菌四联中等量，G⁻杆菌中等量；萋-尼染色抗酸杆菌阴性；未见真菌孢子及假丝。

3. 痰培养　细菌培养：植生拉乌尔菌（+++）；真菌培养未见真菌生长。

4. 真菌-D葡聚糖检测<10pg/ml。

5. 病毒学相关检查。

（1）痰检：甲型流感病毒核酸检测、肺孢子菌核酸检测、巨细胞病毒核酸检测、呼吸道合胞病毒核酸检测、EB病毒核酸检测、新型H1N1流感病毒核酸检测、嗜肺军团菌核酸检测、偏肺病毒核酸检测、肺炎衣原体核酸检测、肺炎支原体核酸检测为阴性；腺病毒核酸检测为阳性。

（2）咽拭子：甲型流感病毒核酸检测、肺孢子菌核酸检测、巨细胞病毒核酸检测、呼吸道合胞病毒核酸检测、EB病毒核酸检测、新型H1N1流感病毒核酸检测、嗜肺军团菌核酸检测、偏肺病毒核酸检测、腺病毒核酸检测、结核分枝杆菌核酸检测、肺炎支原体核酸检测、乙型流感病毒核酸检测结果均为阴性。

6. 腹部超声脾稍大; 心脏超声心脏结构功能未见明显异常。

7. 其他检查

（1）动态红细胞沉降率16mm/h; T细胞亚群正常; CRP 1.61mg/dl; HIV+TP阴性;

（2）Anti-HBS、Anti-HBe、Anti-HBc阳性;

（3）鳞状上皮细胞癌抗原（SCC）4.0ng/ml; 甲胎蛋白1354.44ng/ml;

（4）髓过氧化物酶（MPO）阴性; 蛋白酶（PR3）阴性;

（5）anti-SSA/Ro60阳性; anti-SAA/Ro52K阳性。

## 五、治疗方案

1. 药物治疗给与抗感染,解痉,化痰对症治疗。
2. 呼吸机治疗　使用无创呼吸机给予持续正压通气,改善氧和。
3. 营养支持治疗。
4. 其他。

## 六、治疗效果

患者入院后体温逐渐下降,呼吸困难有所好转。

1. 生命体征变化见图23-3。
2. 血常规相关指标变化见图23-4。

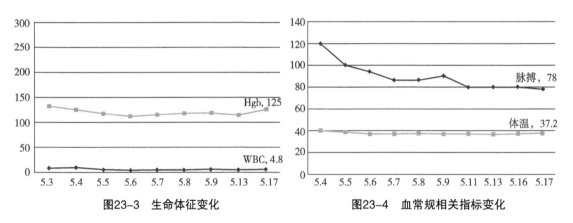

图23-3　生命体征变化　　　　图23-4　血常规相关指标变化

3. 影像学改变见图23-5。
4. 肺功能检查肺通气功能正常,弥散量降低,呼吸阻抗正常（5月19日）。
5. 患者经积极治疗,住院20天后出院。

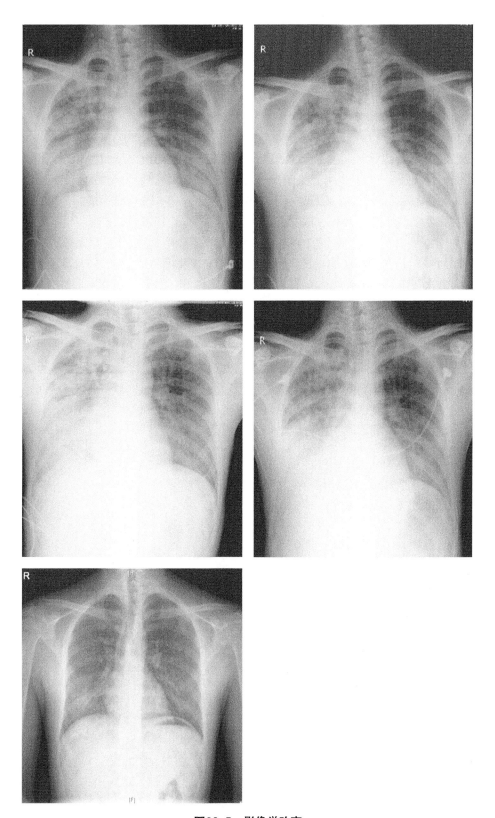

图23-5　影像学改变

## 七、最终诊断

腺病毒肺炎。

## 八、本疾病的最新指南解读

1. 概述 自2011年12月以来,我国不同地区先后发生多起经呼吸道传播的暴发传染病疫情,疫情波及面广,传染性强,经实验室病原检测鉴定分别为B组55型、7型和14型腺病毒。腺病毒主要引起呼吸道疾病,但也可感染消化道、泌尿道、眼部、心肌等部位而引起疾病。通常认为B1、C、E组腺病毒主要引起呼吸道疾病,而B2组主要引起泌尿系统感染。全球多次报道由腺病毒引发的呼吸道疾病在新兵中暴发流行。

2. 病原学 腺病毒是一种无外壳的双链DNA病毒,属腺病毒科,基因组全长约34.7kb,衣壳呈规则的20面体结构,直径80~110nm。核心由双股DNA及蛋白质组成,外有核壳,上有252个壳粒,由240个六邻体和12个五邻体组成。外无类脂质包膜(图23-6,见文末彩插,图23-7)。耐乙醚和氯仿等脂溶剂;耐酸,不耐热,56℃ 30min可灭活此病毒。能感染人的腺病毒有A-G共7个组,目前已知有55个不同的血清型,其中最常见的致病型为1~8型。55型腺病毒是由人11型和14型腺病毒重组产生的新型病毒,属于B组B2亚组。一般情况下,病毒感染时,人体免疫系统能够激发体液免疫和细胞免疫反应并逐渐控制感染、清除病毒。感染早期(病初1~3天)出现病毒血症时,从患者血清和鼻、咽分泌物中可以检测到病毒核酸。腺病毒感染后可诱发较强的免疫反应,产生特异性抗体。一般发病后1周,患者体内的IgM开始产生,7~10天IgG开始产生,随后逐渐升高。机体对同型腺病毒再感染可产生有效免疫。

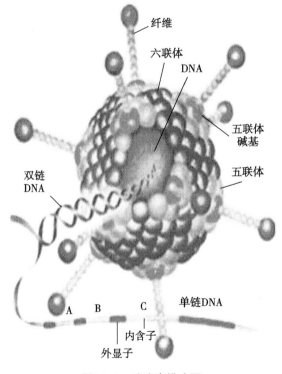

图23-6 腺病毒模式图

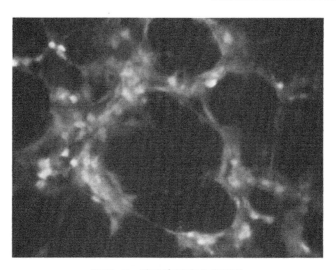

图23-7　腺病毒肺炎电镜图片

3. 流行病学

（1）传染源: 腺病毒感染患者和隐性感染者是最主要的传染源。

（2）传播途径: 主要通过空气飞沫传播。多数型别的腺病毒可通过消化道途径传播。密切接触也是很重要的传播方式,包括与患者共同生活或探视患者。直接接触患者或感染者的排泄物、分泌物及其他被污染的物品,病毒由手经口、鼻、眼黏膜侵入机体实现传播。在医院治疗、护理、抢救危重患者,以及进行气管插管、吸痰、咽拭子取标本等操作,都是医护人员感染的重要途径。医院病房通风不良,医护人员或探视者个人防护不当等,可增加感染传播的危险性。电梯等相对密闭、通风不畅的环境都是可能发生传播的场所。

（3）人群易感性: 各年龄段人群均可感染腺病毒。但婴幼儿、老年人以及免疫功能低下者较易感染。幼儿园、大学或新兵营容易发生群体性感染。腺病毒在自然界广泛分布,大多数人对常见型别具有一定免疫力。但55型为一种新的重组型病毒,人群缺乏免疫力,因此认为人群普遍易感,但好发人群主要为青壮年,全球多起55型腺病毒感染暴发流行显示发病者多为外地新迁移至疫情发生地的新兵。

（4）流行特征: 发病主要集中在冬春季节。环境改变、对疫情地自然条件不适应等因素可促进群体性疫情的发生和发展。人口密度高、新兵入营后训练强度大,心理压力大等情况均有利于疾病的传播。

4. 临床表现

（1）潜伏期: 3~8天潜伏期末至发病急性期传染性最强。

（2）临床表现: 腺病毒感染后主要表现为隐性感染、腺病毒急性上呼吸道感染、腺病毒肺炎,少数可发展为重症肺炎(伴发Ⅰ型呼吸衰竭)。

1）隐性感染: 无任何临床症状,但具有传染性,仅流行病学调查时被发现。

2）上呼吸道感染: 是腺病毒感染的主要表现形式。多数以急性发热起病,轻者微热(体温<37.5℃),高者可达41℃。观察一组272例患者的体温,高于39℃者占67.3%,38.1℃~38.9℃占30.5%,37.3℃~37.9℃占1.8%;同时伴咳嗽、咳痰(主要为白痰,少数为黄痰);不同程度咽部不适、咽痛,乏力、恶心、食欲减退;少数有头痛、头晕;个别患者出现腹泻;大部分患者可见咽部充血,咽后壁淋巴滤泡增生;部分患者不同程度扁桃体肿大,表面可见点片状灰白色分泌物;双侧颈部淋巴结绿豆至黄豆大;病程1~14天(平均5~7天),呈自限性。

3）腺病毒肺炎：20%~40%的患者发展为腺病毒肺炎。多数患者持续高热，且在38.5℃以上；咳嗽加重，咽部症状明显；同时可伴呼吸急促、胸闷，胸部X线片或CT检查发现肺部病变；肺部听诊基本无干湿啰音。少数患者中等程度发热、咳嗽，无明显胸闷、憋气等症状，但影像学检查肺部有病变。另有极少部分患者无发热，仅有咳嗽、咽痛、咽部充血、咽后壁淋巴滤泡增生，而影像学检查发现肺部病变。少数发展为重症肺炎的患者，除肺炎症状以外，还出现持续高热、呼吸困难、胸闷、心率增加等，危重患者出现休克、呼吸衰竭、弥散性血管内凝血等。

5. 实验室检查

（1）常规实验室检查

1）血常规：多数患者白细胞计数降低或正常，也有部分患者病初白细胞总数轻度升高，合并细菌感染时则明显升高。淋巴细胞比例及绝对值减少，减少的程度与病情有一定相关性。多数患者单核细胞比例升高，多为10%~12%，个别高者可达20%。血小板计数和血红蛋白一般正常，病情危重者血小板常降低。观察一组272例7型腺病毒感染患者，白细胞总数为（9.28 ± 2.70）× $10^9$/L，淋巴细胞绝对值为（1.36 ± 0.51）× $10^9$/L，单核细胞绝对值为（1.03 ± 0.40）× $10^9$/L。对另一组309例55型腺病毒感染患者的调查显示，白细胞总数为（6.31 ± 1.93）× $10^9$/L，淋巴细胞绝对值为（0.86 ± 0.61）× $10^9$/L，单核细胞绝对值为（1.06 ± 0.38）× $10^9$/L。这些证据表明55型腺病毒感染者淋巴细胞降低更为明显，而感染之初7型腺病毒感染者白细胞总数相对升高。血沉可轻度增快，一般小于30mm/h，极少数可达60mm/h左右。

2）尿常规：少数患者可出现一过性镜下血尿。

3）血液生化：肾功能一般正常，少数患者肝功能轻度异常，表现为ALT和AST升高，危重患者白蛋白可降低，随病情好转可恢复正常；个别患者肌酸激酶、肌酸激酶同工酶、乳酸脱氢酶、α-羟丁酸脱氢酶轻度升高，而55型腺病毒感染有半数以上患者升高。少数合并心肌损伤者肌磷酸激酶同工酶、肌钙蛋白或肌红蛋白升高，危重患者明显升高。凝血功能大多数正常，危重患者D-二聚体、纤维蛋白原降解产物升高，纤维蛋白原降低。部分患者血沉轻度增快，随病情好转可恢复正常。多数患者C-反应蛋白（CRP）中等程度升高。多数55型患者血清抗O升高，升高幅度似与病情轻重无明显相关性。

4）淋巴细胞亚群：外周血淋巴细胞亚群反映机体的特异性免疫状况。55型腺病毒感染的患者T淋巴细胞介导的特异性细胞免疫功能和NK细胞介导的天然免疫功能均受到损伤，主要表现为CD3$^+$CD4$^+$、CD3$^+$CD8$^+$以及NK细胞的绝对数下降，恢复期病例可逐渐接近或达到正常水平。

（2）病原学检查

1）腺病毒核酸检测：急性期患者咽拭子标本应用巢式实时定量PCR法检测腺病毒特异性核酸阳性。

2）血清特异性抗体检测：采用ELISA法、免疫荧光试验（immunofluorescence assay, IFA）和抗体中和试验检测血清腺病毒特异性抗体。急性期血清腺病毒特异性IgM抗体阳性；急性期与恢复期双份血清腺病毒特异性IgG抗体4倍以上升高。

6. 肺部影像学检查　腺病毒肺炎主要表现为肺实变和渗出影。一侧肺或双肺结节状、斑片状、小片状或大片状的实变影，病变中心密度较高，单发或多发，边界清楚。部分患者在实变影周围出现斑片状、小片状、大片状或云絮状渗出影。个别可出现少量胸腔积液，多为单侧。重症肺炎表现为一个大叶或两个大叶以上的实变影，其内无支气管征，或表现为一个肺段的实变，病变形态和范围变化较快。个别危重患者病变进展迅速，1~2天内从结节状、小片状或斑片状实变影发展为大片实变影。部分患者影像学表现需结合临床与肺结核、真菌感染、细菌性肺炎鉴别。

7. 诊断  根据流行病学史、临床症状和体征、一般实验室检查、肺部影像学检查做出临床诊断。结合病原学检测阳性，排除其他表现类似的疾病，可确定诊断。腺病毒暴发流行期间应根据以下标准尽快对有关人员进行甄别分类，并及时进行相应处置。

（1）医学隔离观察：标准无腺病毒感染临床表现，但近8天内曾与确诊或疑似病例有密切接触者（同住一室），应接受医学隔离观察。隔离观察期8天，期满后无症状者解除隔离。

（2）腺病毒感染病例临床诊断标准：

1）疑似病例：①发病前8天内与腺病毒感染确诊病例有密切接触，并出现发热、干咳等临床表现；②发病前8天内曾到过腺病毒感染流行区域，并出现发热、干咳等临床表现。

2）临床诊断病例：①发病前8天内与腺病毒感染病例密切接触；②发热伴咽干或咽痛，干咳；③双侧或单侧颈部淋巴结肿大，绿豆或黄豆大小；④咽部充血，咽后壁淋巴滤泡增生，扁桃体表面覆有点、片状灰白色分泌物；⑤双肺听诊基本无干湿啰音，与影像学表现不一致；⑥外周血白细胞正常、升高或降低，分类淋巴细胞比例降低，单核细胞比例升高；⑦胸部影像学表现为结节状、斑片状、小片或大片状实变影，部分出现胸腔积液。符合以上①②③④⑥条者，临床诊断为腺病毒急性上呼吸道感染；全部符合者诊断腺病毒肺炎。

3）确诊病例临床诊断病例同时具备以下一种或几种实验室检查结果者。①咽拭子实时定量PCR（real-time PCR）法检测腺病毒特异性核酸阳性；②血清腺病毒特异性IgM抗体阳性；③急性期与恢复期双份血清标本腺病毒特异性IgG抗体4倍以上升高。

（3）重症腺病毒肺炎诊断标准：符合肺炎诊断标准并符合以下任何一项即可诊断：①持续高热（体温＞39℃）超过5天，且伴有频繁而剧烈刺激性咳嗽；②心率＞100次/min和（或）呼吸频率＞30次/min；③肺部阴影进展迅速，阴影范围超过1个肺叶；④动脉血氧分压（$PaO_2$）＜70mmHg，和（或）血氧饱和度（$SpO_2$）＜90%，吸氧或面罩吸氧不能改善$PaO_2$。

8. 鉴别诊断  腺病毒感染的临床表现与其他多种病原体引起的呼吸道感染性疾病类似，需要排除能够引起类似临床表现的其他疾病。腺病毒感染需要与普通上呼吸道感染、流行性感冒、细菌性肺炎、肺炎支原体或衣原体肺炎、传染性非典型肺炎（SARS）、军团菌性肺炎、其他病毒性肺炎、肺结核进行鉴别。

（1）普通上呼吸道感染：患者可出现发热、咳嗽，血常规血白细胞计数正常或降低等表现，但多伴有明显的上呼吸道卡他症状如鼻塞、流涕、喷嚏等，胸部X线检查无异常表现。

（2）流行性感冒：可有明显的发热、头痛、肌痛、乏力等全身症状，血常规可见白细胞总数正常或降低，重症流行性感冒可发生肺炎和呼吸困难。可引起局部暴发流行，抗生素治疗无效。主要鉴别点：外周血淋巴细胞比例多增高，可从鼻咽部分泌物中检出流感病毒抗原或流感病毒特异性核酸。

（3）细菌性肺炎：多以发热、咳嗽起病，常为高热，可伴头痛、肌肉酸痛、乏力等全身症状，部分重症病例可出现气促、发绀，甚至出现中毒性休克。胸部影像学检查可为大片实变影或小斑片影。但普通细菌性肺炎一般为散发病例，不会出现群体性发病，常有脓痰，部分出现铁锈色痰。常有明显肺部体征，如闻及湿啰音，部分病例有肺实变体征；多数病例同时有外周血白细胞计数和中性粒细胞比例升高；合理的抗菌药物治疗可迅速控制体温和症状，并使肺部阴影吸收。

（4）肺炎支原体肺炎和肺炎衣原体肺炎：也可引起学校、部队或社区发生小规模流行。常见临床表现包括发热、咽痛、干咳等局部症状以及头痛、肌痛、乏力等全身症状，血常规可见白细胞计数和中性粒细胞比例多正常，肺部影像学常为斑片状浸润，仅依据临床症状、血常规及胸部影像学检查较难与腺病毒肺炎鉴别。鉴别诊断要点是支原体和衣原体特异性血清抗体检测和抗感染治疗的效果。血清肺炎支原体或衣原体特异性IgM阳性,或双份血清肺炎支原体或衣原体特异性IgG抗体滴度4倍或以上升高;大环内酯类药物或新氟喹诺酮类药物能有效控制病情。

（5）SARS:多以发热为首发和主要症状,体温一般高于38℃,常呈持续性高热,伴有畏寒、头痛、乏力、关节肌肉酸痛等全身症状。咳嗽不多见,主要为干咳、少痰,部分患者出现咽痛。可有胸闷,严重者逐渐出现呼吸困难、气促,甚至呼吸窘迫。上呼吸道卡他症状少见。一般于发病6~12天后出现呼吸困难和低氧血症。肺部体征不明显,部分患者可闻及少许湿啰音,偶有肺实变体征或局部叩浊、呼吸音减低等少量胸腔积液体征。鼻咽分泌物核酸（SARS-CoV RNA）检测阳性,或血清（或血浆）SARS-CoV特异性抗原N蛋白检测阳性,或血清SARS-CoV抗体阳转,或抗体滴度4倍升高可确诊。

（6）其他病毒性肺炎:其他常见可引起肺炎的病毒包括呼吸道合胞病毒、鼻病毒等,多发生于婴幼儿。主要为散发病例,但也可在婴幼儿或老人聚居区发生小规模暴发流行。多以发热起病,发生肺炎前往往有鼻塞、流涕、咽干、咽痛等上呼吸道感染症状,咳嗽多为干咳,部分有气促、胸痛和咳血痰等症状,重症病例可出现明显呼吸困难。影像学主要表现为间质性肺炎,严重者出现双肺弥漫分布的网结节状浸润影。血常规白细胞计数正常或减少,淋巴细胞计数相对增多。确诊需检测血清特异性病毒抗体。

（7）肺结核:多为散发病例,一般隐匿起病。病程相对长,而病情进展相对较慢,发热多有一定规律,一般为午后低热,持续高热较少见,常可出现体重减轻、乏力、盗汗、食欲缺乏等结核中毒症状。外周血白细胞计数一般正常。胸部影像学有其特征性表现,病灶多位于双上肺,形态可不规则,密度不均匀,可出现空洞和钙化。皮肤结核杆菌纯蛋白衍生物（PPD）试验、血清结核抗体检测、痰集菌找抗酸杆菌有助于鉴别诊断,临床高度怀疑而确诊有困难时可进行诊断性抗结核治疗。

（8）军团菌肺炎:多见于夏秋季,中老年人为好发人群。可在养老院等中老年人聚居区发生暴发流行。多以高热起病,乏力、头痛、肌肉酸痛等全身中毒症状较重,呼吸道症状相对较轻。重症病例可有呼吸困难,部分病例伴有相对缓脉、神经精神症状、水样腹泻等症状。少数病例出现肾功能损害。胸部影像学检查早期表现为斑片状浸润影,随病程进展可累及双肺。大环内酯类、新氟喹诺酮类、利福平、多西环素等抗菌药物治疗有效。血清军团菌特异性抗体检测阳性可确诊。

9. 治疗　目前尚无明确针对腺病毒的特效治疗。临床上应以对症支持、提高机体免疫力和针对并发症的治疗为主。

（1）一般治疗与病情监测卧床休息,注意维持水、电解质平衡,密切观察病情变化。定期复查血常规、尿常规、血电解质、肝肾功能、心肌酶谱、T淋巴细胞亚群（有条件时）和胸部影像学检查等。必要时查血气。

（2）对症治疗:①体温高于38.5℃,给予冰敷、酒精擦浴、降温毯等物理降温措施。效果不佳者可予化学药物降温。②咳嗽剧烈者可给予镇咳药。③大量出汗者注意补液及纠正水、电解质失衡。

（3）抗病毒治疗:目前尚无循证医学证据的有效抗病毒药物。可考虑使用以下药物,早期应用可能有缩短病程、减轻症状的作用。①利巴韦林静脉滴注,0.4~0.6g/次,1次/12小时。②干扰素喷鼻剂喷鼻腔,4次/天。个别患者使用利巴韦林可能出现恶心、呕吐等消化道症状,敏感体质者可致轻度溶血性贫血。

（4）糖皮质激素治疗:目的为抑制过强的免疫病理反应,减轻严重的炎症病理损伤。符合下列之一者考虑应用糖皮质激素:①持续高热≥39℃,同时肺部影像学出现多发或大片实变和（或）阴影,短期内进展迅速;②有明显呼吸窘迫,达到急性肺损伤或ARDS诊断标准。用法:成人推荐剂量甲泼尼龙80~320mg/d,具体剂量可根据病情及个体差异调整。应同时给予制酸剂和胃黏膜保护剂,并注意骨缺血性改变和继发感染,如细菌和(或)真菌感染,结核患者须警惕原已稳定病灶的复发和扩散。

（5）免疫调节治疗胸腺肽、丙种球蛋白等非特异性免疫增强剂可酌情使用。

（6）抗菌药物的使用合并细菌感染者,根据病原可使用阿奇霉素或三代头孢菌素等抗菌药物。

（7）中医中药治疗早期可使用莲花清瘟胶囊、银黄类制剂等口服中药制剂,也可使用痰热清、热毒宁、清开灵等静脉用制剂。

（8）危重型肺炎治疗:少数腺病毒肺炎病例病情急剧进展,出现Ⅰ型呼吸衰竭,进展至急性肺损伤或ARDS,甚至死亡。因此对重症患者必须严密动态观察,加强监护,及时给予呼吸支持,合理使用糖皮质激素,加强营养支持和器官功能保护,注意水、电解质和酸碱平衡,预防和治疗继发感染,及时处理合并症。

1）病情监测加强对生命体征、出入液量、心肌酶谱、动脉血气、凝血功能、血糖及重要脏器功能的监测。肺部影像学2~3天复查。

2）对症支持治疗,鼓励患者进食易消化食物。当病情恶化不能正常进食时,应及时给予临床营养支持,采用肠内营养与肠外营养相结合的方法,非蛋白热量105~126kJ（25~30kcal）/（kg·d）,适当增加脂肪比例以减轻肺的负荷。中/长链混合脂肪乳剂对肝功能及免疫功能的影响小。蛋白质入量为1.0~1.5g/（kg·d）。注意补充水溶性和脂溶性维生素。尽量保持血浆白蛋白在正常水平。酌情使用丙种球蛋白、胸腺素α等免疫增强剂。

3）呼吸支持治疗:对危重症患者密切监测动脉血气,腺病毒肺炎患者通气功能一般尚可,换气功能明显障碍。若动脉$PaO_2$和$SpO_2$下降,应及时处理。氧疗:重症腺病毒肺炎病例,即使在安静状态下无缺氧表现,也应予持续鼻导管吸氧。有低氧血症者,常需较高氧流量,应使$SpO_2$维持在93%或以上,如鼻导管吸氧不能改善时可选用面罩。应尽量避免脱离（如上洗手间）或缩短（如医疗检查等）氧疗时间的活动。无创正压人工通气（NIPPV）:可改善呼吸困难,改善肺氧合功能,帮助患者度过危险期,有可能减少有创通气的应用。应用指征为:①呼吸频率>30次/min;②吸氧5L/min条件下,$SpO_2$<93%。禁忌证为:①有危及生命的情况,需要紧急气管插管;②意识障碍;③呕吐、上消化道出血;④气道分泌物多,排痰能力障碍;⑤不能配合NIPPV治疗;⑥血流动力学不稳定和有多器官功能损害。有创正压人工通气:对危重症腺病毒肺炎患者实施有创正压人工通气的指征为:①不能耐受NIPPV治疗,或NIPPV治疗情况下呼吸困难无改善,氧合功能改善不满意,$PaO_2$<70mmHg,并有病情恶化趋势;②出现危及生命的临床表现或多器官功能衰竭,需要紧急进行气管插管抢救。

4）糖皮质激素的应用:对于重症且达到急性肺损伤标准的腺病毒肺炎病例,应及时使用糖皮质激素,以减轻肺渗出、损伤,并改善肺的氧合功能。成人剂量相当于甲泼尼龙80~320mg/d,具体可根据病情及个体差异调整。症状缓解、体温控制且肺部病变稳定后逐渐减量停用。

5）东莨菪碱的应用:可减少肺渗出,改善末梢循环,对肺部渗出明显或末梢循环不佳者可酌情使用。

6）抑酸药物的应用:危重症且使用糖皮质激素者易发生应激性溃疡,须应用质子泵抑制剂奥美拉唑等,一般为40mg,静滴或莫菲氏管滴入,1次/天。

7）其他治疗:发生休克时应予以抗休克治疗,出现其他脏器功能损害时予以相应支持治疗。

8）继发感染的预防和治疗:危重症患者尤其是使用糖皮质激素者,应密切监测并及时处理继发感染。

（杨 军）

# 病例24 头痛3天

患者女性,54岁,2014年9月9日来诊。

## 一、主诉

头痛3天。

## 二、病史询问

 **思维提示**

患者入院前三天出现头痛,为持续中等程度钝痛,位于前额及顶部,以右侧为著,间断伴有头晕、恶心及呕吐,无视物旋转,无耳鸣,无肢体运动感觉障碍,无意识不清,无发热。自服"止痛药",头痛始终未缓解。患者为中年女性,以头痛为主诉,问诊时注意询问头痛发作时间和持续时间、发病诱因、疼痛的部位、性质和程度、相关的伴随症状及有无其他的影响因素,注意询问患者既往有无高血压等病史,特别是有无类似头痛发作史,以有助于对病情进行初步的评估和鉴别。如果头痛为急性发作且为剧烈疼痛,伴有呕吐,多提示颅内压升高;如头痛同时伴有喷射样呕吐或颈肩痛,要考虑脑膜刺激征;如头痛为持续钝痛,伴或不伴有肢体症状或癫痫等,提示颅内占位可能。

### (一)问诊主要内容及目的

对于头痛患者的问诊包括两个方面:首先是针对头痛症状,要了解头痛发作前的情况(有无上呼吸道感染、发热、头外伤、情绪波动及睡眠情况等)、发作起始的伴随症状(有无恶心、呕吐及意识不清等)以及发作过程的演变(加重或减轻因素等);其次是与症状相关的一些因素,包括脑血管病史、既往病史、药物使用史等。通过详细的问诊能够大概评估患者的病情严重程度并为诊治指明方向。

### (二)问诊结果及思维提示

1. 入院前三天出现头痛,为持续中等程度钝痛,位于前额及顶部,以右侧为主,间断伴有头晕、恶心及呕吐,无视物旋转,无耳鸣,无肢体运动感觉障碍,无意识不清,无发热。自服"止痛药",头痛始终未缓解。

2. 高血压病史1年,口服依那普利,血压控制130/80mmHg;过敏性鼻炎20年,过敏原不详;支气管哮喘5年,未服药;神经性头痛30年,间断服用"去痛片";否认肝炎、结核史及家族中遗传性疾病病史。

3. 适龄婚育,育有1子,现已停经。

4. 对"头孢"及"酒精"过敏。

**思维提示**

通过对病史的询问,了解到患者的头痛为持续中等程度钝痛,间断有头晕呕吐症状,无意识障碍及肢体运动感觉障碍,无发热,要考虑颅内占位性病变的可能。然而患者既往有神经性头痛病史,对诊断造成了一定的干扰,因此需要进一步完善体格检查和实验室辅助检查以协助诊断。

## 三、体格检查

### (一)重点检查内容及目的

问诊结果提示颅内疾病可能,神经系统体征应为重点查体内容。

### (二)入院时体格检查结果

T 36.5℃,HR 70bpm,R 18bpm,BP 120/60mmHg,神志清楚,言语流利,问答对题,精神佳,双侧瞳孔等大,直径3mm,对光反射存在,水平眼震(-),伸舌居中,颈软无抵抗,双侧肢体肌力Ⅴ级,肌张力正常,双侧巴宾斯基征(-),右侧眉弓处压痛(+),双肺呼吸音粗,未闻及干湿性啰音,心律齐,心音有力,未闻及杂音、额外心音;腹软,无压痛、反跳痛,肝脾肋下未及,移动性浊音阴性,双下肢不肿。

**思维提示**

患者神经系统查体无明显阳性体征,不支持颅内病变的诊断,是进一步完善检查还是以神经性头痛给予诊治?

## 四、实验室和影像学检查结果

### (一)初步检查内容及目的

1. 血常规白细胞计数和分类 有助于感染性疾病的诊断和鉴别。

2. 生化全项 大体了解患者的营养状态、脏器功能及电解质情况。

3. 心电图及心肌损伤标志物 有助于除外心源性疾病。

4. 头部CT 快速明确颅内出血、占位性病变。

## (二)检查结果

1. 血常规 WBC $9.47 \times 10^9$/L, N 84%, L 11.9%, PLT $179 \times 10^9$/L, HGB 113g/L。

2. 生化全项 AST 23U/L, ALT 18U/L, ALB 43.4G/L, CREA 80.4μmol/L, URIC 470.7μmol/L, $K^+$ 3.6.1mmol/L, $Na^+$ 137.6 mmol/L, $Cl^-$ 100.7mmol/L, GLU 7.82mmol/L。

3. 心电图及心肌损伤标志物 正常。

4. 头部CT 未见出血占位(图24-1)。

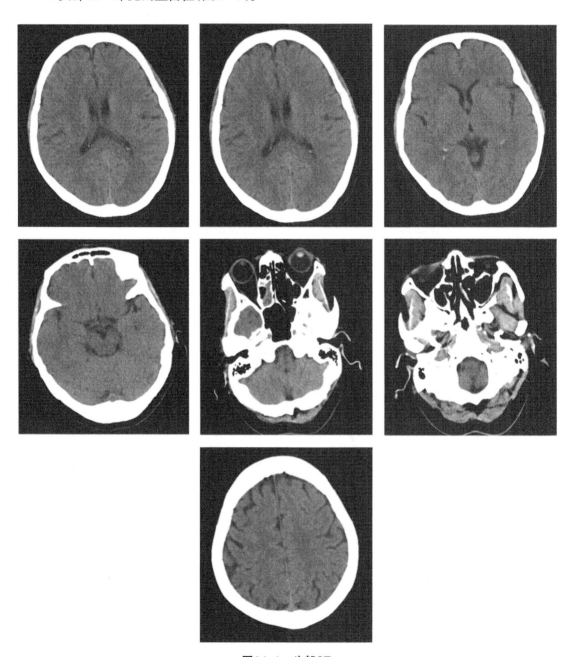

图24-1 头部CT

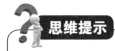
**思维提示**

通过上述检查结果不能给予明确的诊断,颅内占位及出血的可能似乎已被排除,此时我们将面对选择:让患者返家服药或是留观治疗。尽管目前患者生命体征平稳,但是对病史的复习使我们认为,不能以神经性头痛作为患者最终的诊断,一定还有什么是我们诊治中所忽视的,口服止痛药无效的钝性头痛、查体中右侧眉弓处压痛(+)的体征和血常规里中性粒细胞比例偏高的结果似乎都提示了什么,应该将患者留观治疗。

## 五、留观治疗方案

1. 阿奇霉素 0.5g,ivgtt,QD。
2. 氟桂利嗪 5mg,PO,QD。
3. 请神内专科会诊。

## 六、病情的演变

1. 患者自述头痛始终未缓解,且明显加重;局限于眉弓内侧,为锐痛,程度剧烈,右侧眉弓处压痛明显。请耳鼻喉二线会诊,考虑"筛窦炎",继续现有治疗。

2. 留观5小时后,患者出现右侧眼睑红肿疼痛,眼球突出,睁眼困难,溢泪,视物重影,双眼视力下降,伴头晕,无视物旋转,伴恶心呕吐。

3. 体格检查 T 37.2℃,P 80次/min,RR 20次/min,BP 125/64mmHg;神清,语利,右侧眉弓压痛(+),右侧眼睑明显充血肿胀,睁眼困难,右侧球结膜水肿,右侧眼球内收及上抬活动受限,内收时出现视物双影,视力右眼0.5,左眼0.8,眼震(-),伸舌居中,颈软无抵抗,双侧肢体肌力V级,肌张力正常,双侧巴宾斯基征(-);双肺呼吸音粗,未闻及干湿性啰音,心律齐,心音有力,未及杂音、额外心音;腹软,无压痛、反跳痛,肝脾肋下未及,移动性浊音阴性,双下肢不肿。

**思维提示**

对于病情不平稳或是诊断不清的急诊患者,选择适当的留院观察是十分必要的,可以及时掌握病情的进展,避免医疗风险。患者目前描述右侧眼睑红肿疼痛,眼球突出,睁眼困难,溢泪,视物重影,双眼视力下降;而查体所见右侧眉弓压痛(+),右侧眼睑明显充血肿胀,睁眼困难,右侧球结膜水肿,右侧眼球内收及上抬活动受限,内收时出现视物双影,视力右眼0.5,左眼0.8。这些结果均提示眶后急性感染的可能,下面需要立即进行相关检查并取得专科的协助治疗。

4. 头部CT(鼻窦CT) 右侧蝶窦、筛窦、上颌窦、额窦内软组织密度影,右侧眶内团状不均匀高密度影,与筛窦关系密切,右侧眼球外移,右侧眶纸板骨质轻度虫蚀样改变(图24-2)。

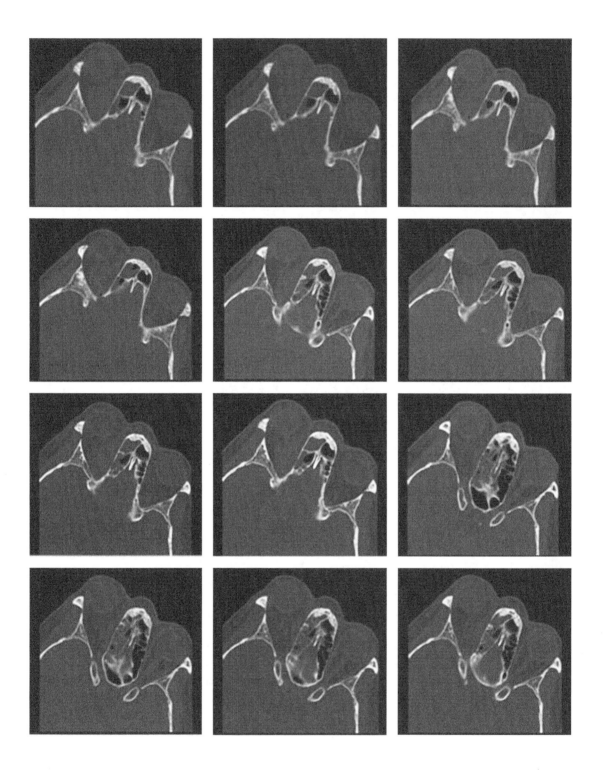

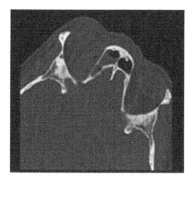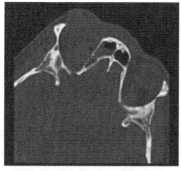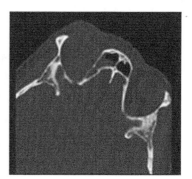
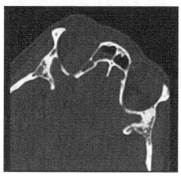

图24-2　头部CT

5. 实验室检查

（1）血常规: WBC $11.53 \times 10^9$/L, NE 77.3%, LY 16.9%, HB 9.2g/L, PLT $157 \times 10^9$/L。

（2）凝血四项: 正常。

（3）尿常规: 正常。

（4）TP:（+）≥39.03。

## 七、最终诊断

眶蜂窝织炎

## 八、治疗方案及效果

1. 治疗方案　拜复乐（0.4 ivgtt QD）联合甲硝唑（0.5 ivgtt TiD），地塞米松10mg iv QD，3日后调整为倍舒林（4.5g ivgtt BiD）联合甲硝唑（0.5 ivgtt TiD）。

2. 治疗效果　住院治疗4日后患者转院，转出时头痛有所好转，右侧眉弓压痛（+），右侧眼睑明显充血肿胀，视力右眼0.7，左眼0.9。

## 九、本疾病的最新指南解读

《2012NICE+青少年和成年患者头痛诊断和管理指南》及《ICHD-Ⅲ试行版》

## （一）概述

头痛是指眉毛以上向上向后到枕骨粗隆范围的疼痛,一般发病2周以内称急性头痛。头痛多由致病因子(物理性或化学性)作用于颅内外疼痛敏感组织内的感受器,经痛觉传导通路至中枢神经系统进行分析、整合而产生的痛觉。

1. 颅外的痛敏组织　颅外动脉、颅外肌肉(头部: 颞肌,枕下肌群; 颈项部: 头夹肌,斜方肌,肩胛提肌,菱形肌)、其他结构(头皮、皮下组织、帽状腱膜、外耳、中耳、牙齿等)、颅外神经(额部: 三叉神经第Ⅰ支的分支滑车上神经和眶上神经; 上颌部: 三叉神经第Ⅱ支; 下颌部: 三叉神经第Ⅲ支; 颞部: 耳颞神经; 枕部: 来自$C_{2-3}$的枕大神经,枕小神经和耳大神经)、头颅骨膜(颅底骨膜对疼痛均敏感)和颅骨静脉。颅骨及颅外静脉对疼痛不敏感。

2. 颅内的痛敏组织　颅内血管(硬脑膜中动脉对疼痛最敏感,颈内动脉、椎基底动脉主干、大部分静脉亦有痛感)、硬脑膜(颅底硬脑膜对疼痛较敏感,前颅凹的疼痛向眼眶周围扩散,中颅凹的疼痛向眶后和颞部扩散,后颅凹的疼痛向耳后及枕部扩散)、颅神经根(三叉神经、神经、舌咽神经、迷走神经在颅内的根丝受刺激或牵拉时会出现头痛)、蛛网膜(除颅底大血管周围部位蛛网膜有痛感之外,其他无痛感)。

## （二）头痛的病因

1. 偏头痛、丛集性头痛。
2. 颅腔内疾病
（1）炎症性(脑膜炎、脑炎、脑脓肿、蛛网膜炎)。
（2）颅内肿瘤、寄生虫性囊肿及肉芽肿。
（3）脑血管疾病: 脑血管意外(脑出血、脑血栓形成、脑栓塞、蛛网膜下腔出血)、高血压脑病、动脉瘤、静脉血栓形成、动静脉畸形。
（4）头颅外伤、脑震荡、挫伤、硬脑膜外及硬脑膜内出血、颅脑外伤后慢性头痛。
（5）颅内低压性头痛。
（6）头痛型癫痫、癫痫后头痛。

3. 颅脑邻近的病变
（1）头颅的骨膜炎,骨髓炎,颅骨畸形性骨炎。
（2）三叉神经痛,舌咽神经痛及枕神经痛。
（3）眼病(青光眼、屈光及调节障碍)。
（4）鼻窦炎,鼻咽癌。
（5）中耳炎及内耳炎。
（6）牙髓炎。
（7）紧张性头痛。
（8）颞动脉炎。

4. 全身及躯干某些系统疾病
（1）急慢传染病、流行性感冒、伤寒、肺炎、疟疾、心脏病、肺气肿、高血压、贫血、更年期综合征、甲状腺功能亢进、神经功能性头痛。
（2）急慢性中毒
1）外因性: 一氧化碳、乙醇、颠茄、鸦片、铅、汞等。

2）内因性: 尿毒症、便秘、糖尿病、痛风等。

### (三)头痛的发生机制

1. 血管改变　血管被牵拉、伸展、挤压移位引起牵引性头痛,如颅内肿瘤、脑膜炎、颅内血肿、中毒性脑病等引起颅内压增高。脑水肿致血管被牵引或移位而产生头痛。

2. 血管扩张　颅内、外急性感染时,病原体毒素可引起动脉扩张;低血糖、高碳酸血症与缺氧,一氧化碳、酒精中毒可使动脉扩张;脑梗死后的侧支血管扩张;脑外伤,急性突发性高血压引起血管扩张;部分腰穿或腰麻后,颅内压障碍致颅内静脉炎与静脉扩张。

3. 血管收缩　蛛网膜下腔出血后,红细胞破坏产生的去甲肾上腺素、5-羟色胺等血管收缩物质;偏头痛病人血小板聚集性增高,也释放至血管收缩物质,引起头痛。

4. 神经受刺激或病损

(1)三叉神经或枕神经毗邻组织病变的激惹、挤压、牵引。

(2)神经本身的炎症和病损如枕神经炎、肿瘤压迫。

5. 脑膜受刺激

(1)脑膜炎的炎症渗出物。

(2)蛛网膜下腔出血的血液。

(3)后颅凹肿瘤使脑膜受刺激。

(4)脑水肿牵引脑膜。

6. 头颈部肌肉收缩

(1)由精神因素、职业因素引起颈部肌肉持续收缩。

(2)由颈部疾病引起反射性颈肌紧张收缩,如颈椎骨性关节炎病,颈部外伤,颈椎间盘病变等。

7. 内分泌改变与代谢因素　女性较易患偏头痛,月经前期或月经来潮时易发作,妊娠期缓解,分娩后再发,更年期停止。

8. 牵涉性因素及精神因素

(1)眼、耳、鼻、副鼻窦、牙齿、颈部病变时扩散或反射到头面部。

(2)各种心理性或社会因素的影响,使病人产生焦虑,抑郁而导致头痛。

### (四)头痛的传导

1. 颅外各结构的疼痛由三叉神经、上颈段神经,部分由舌咽神经、迷走神经传导。

2. 颅内各结构的疼痛由三叉神经、舌咽神经、迷走神经、第二、三颈神经和大动脉周围的交感神经丛传导。

3. 小脑幕上各颅内结构——横窦上面、上矢状窦后部、幕上硬脑膜、硬脑膜动脉、颈内动脉各分支的血管起始部,其痛觉刺激所造成的头痛多出现在经头顶和外耳颞额切面前方的眼眶、前额和颞部。

4. 小脑幕下面各结构——小脑幕下面,枕骨大孔附近的硬脑膜,椎动脉,硬膜后动脉、横窦、直窦、乙状窦,其痛觉刺激所造成的头痛多出现在外耳孔额切面后方的枕部、耳后和咽部。

### (五)急性头痛的评估

1. 病史

(1)起病方式(急性起病伴发热常为感染性疾病,急剧持续的疼痛伴有意识障碍常为颅内出血,慢性进行性疼痛伴颅内高压者常为颅内占位性病变）。

（2）缓解因素。

（3）持续时间（颅内占位致头痛往往清晨加重,鼻窦炎致头痛常发作于清晨和上午,女性偏头痛常与月经有关,夜间发作常为丛集性头痛）。

（4）发作时晕厥。

（5）严重程度（三叉神经痛、偏头痛、脑膜刺激所致头痛最剧烈）。

（6）分布情况。

（7）相关的全身、神经系统或视觉症状（晕厥/晕厥前期、四肢虚弱、言语障碍、视物模糊、一过性黑矇、复视、盲点、闪光暗点）,这些症状与头痛的关系,是在头痛发作的前/后？

2. 背景

（1）服药史及可能的毒物暴露史。

（2）近期国外旅行史。

（3）免疫受损或已知的恶性肿瘤。

（4）与导致蛛网膜下腔出血的动脉瘤形成风险相关的异常（多囊肾、埃勒斯–当洛斯综合征Ⅳ型、纤维肌性发育不良、镰状红细胞病、α–1抗胰蛋白酶缺乏等）。

（5）偏头痛或蛛网膜下腔出血家族史。

3. 检查

（1）观察的关键:气道、呼吸频率、动脉血氧饱和度、心率、血压、意识水平、体温、血糖。

（2）颈强直（弯曲和伸展时）。

（3）局部神经体征。

（4）霍纳综合征视野和视敏度。

（5）眼底（视盘水肿或视网膜出血）。

（6）牙科、耳鼻喉科或眼科疾病的体征。

（7）颞动脉压痛或搏动消失。

### (六)急性头痛的紧急检查

1. 血常规。

2. 若怀疑颅内出血应行凝血功能筛查。

3. 血沉（ESR）及C反应蛋白。

4. 生化全项。

5. 尿常规。

6. 若可疑窦感染行颅部X线检查。

7. 若可疑细菌性脑膜炎行血培养。

8. 若可疑颅内出血或脑膜炎/脑炎有腰穿（LP）禁忌证时行CT。

9. 若可疑蛛网膜下腔出血或脑膜炎/脑炎又无腰穿禁忌证时行腰穿。

### (七)急性头痛合并意识水平减弱、颈部强直或局部神经体征的原因

1. 卒中。

2. 蛛网膜下腔出血。

3. 慢性硬膜下血肿。

4. 颅内压增高。

5. 脑膜炎(若可能为细菌性脑膜炎,做血培养并开始抗生素治疗)。

6. 脑炎。

7. 脑型疟疾。

8. 高血压性脑病。

### (八)合并局部体征急性头痛的原因

1. 急性窦炎。

2. 急性闭角型青光眼(通常单侧;眼红充血,视敏度减弱,瞳孔扩大且对光反应迟钝)。

3. 巨细胞动脉炎。

4. 颞颌关节功能障碍。

5. 颈椎性头痛(颈椎功能紊乱所涉及的头痛)。

6. 毛霉菌病(糖尿病,眼窝和面部疼痛,眼周和眼眶蜂窝织炎,眼球突出,脓涕,黏膜坏死)。

### (九)合并视盘水肿急性头痛的原因

1. 进展期高血压。

2. 高血压脑病。

3. 大脑静脉窦血栓形成。

4. 特发性颅内高压。

5. 其他因素导致的颅内压增高。

### (十)急性头痛合并发热但无局部神经系统体征的疾病

1. 脑膜炎(颈强直并不是一定出现的体征,尤其是隐球菌脑膜炎时)。

2. 脑炎。

3. 蛛网膜下腔出血。

4. 系统性感染性疾病(包括归国的疟疾和伤寒患者)。

5. 局部感染(如窦炎)。

### (十一)无异常体征的急性头痛

1. 紧张型头痛 通常被描述成围绕头部的压迫或紧固感,并无先兆偏头痛的相关症状(尽管有些患者可能有两种类型的头痛)。

2. 药物误用性头痛 尽管常规应用治疗头痛的药物,但还是经常或每天头痛的患者应怀疑此病因。

3. 偏头痛 头痛持续4~72小时,可能先于或伴发局灶的神经系统症状(先兆),至少有两项有以下特征:单侧;搏动;和缓到剧烈;活动后加重,至少合并恶心或呕吐相关症状的一项;畏光;畏声。

4. 药物相关 如硝酸盐类、尼可地尔、二氢吡啶、钙通道阻滞剂。

5. 毒素暴露 如一氧化碳中毒。

6. 巨细胞动脉炎 年龄大于50岁,头痛持续几天或几周;相关症状包括乏力、体重减轻、颌关节不适、头皮压痛和视觉改变(一过性黑矇、复视、部分或完全视觉丧失);如果血沉大于50mm/h和(或)颞动脉增厚或压痛,可开始泼尼松龙治疗;对无视觉症状的患者,每天给予40mg,在开始泼尼松龙治疗的48小时之内应安排颞动脉活检。

7. 蛛网膜下腔出血 约20%的蛛网膜下腔出血患者除了急性头痛外无其他体征。

8. 大脑静脉窦血栓形成 头痛通常先于其他症状,只有"雷鸣"症状发作的罕见,急性或渐进性。

9. 垂体卒中 通常与眼肌麻痹和视敏度减弱相关。

10. 颈动脉或椎动脉剥离单侧头痛 可合并颈部疼痛,可在颈部推拿或小创伤之后通常伴随其他体征(缺血性发作、霍纳综合征或脉动性耳鸣)。

11. 自发性颅内低压 产生于脑脊液从脊柱脑膜缺损或硬脑膜撕裂的泄漏,站立时头痛严重,躺下时减轻(类似腰椎穿刺后头痛),可合并恶心或呕吐、眩晕、听觉改变、复视、视物模糊、肩胛间区疼痛和(或)臂丛神经根痛。

12. 良性(自发性)"霹雳性"头痛 应先除外蛛网膜下腔出血和脑静脉窦血栓形成。

## (十二)头痛的治疗

1. 治疗原则

(1)如为感冒所致,给予解热止痛剂,如NSAIDs。

(2)颅内高压者给予脱水剂、利尿剂;低颅压者,静脉补充低渗液。

(3)高血压性头痛应积极进行降压治疗。

(4)感染性头痛针对病原进行积极的抗感染治疗。

(5)颅内肿瘤、脑脓肿、硬膜下血肿应手术治疗。

(6)对焦虑烦躁者可酌情加用镇静剂,对抑郁表现者加用抗抑郁药。

(7)扩张性头痛给予麦角胺。

2. 常见头痛的处理

(1)偏头痛:发作时口服麦角胺咖啡因0.1~0.2g(一日总量≤0.6g),肌注麦角新碱0.2~0.5mg,有妊娠、动脉硬化、心脑血管病者禁用;扩张的颞动脉周围0.5%利多卡因皮下封闭;对病程长、发作频繁、药物治疗效果差者可行颞浅动脉结扎手术。

(2)丛集性头痛:发作时使用麦角胺咖啡因,或醋酸泼尼松30mg顿服,连续3日后改为5~20mg,每日或隔日一次,好转停药。

(3)颈性偏头痛:颈椎牵引,同时服用扩张血管药或活血化瘀中药,常服用尼莫地平每次20mg,3次/日,卡马西平每次0.1g,3次/日,醋酸泼尼松每次20mg,1次/日,或者封闭形状神经节,治疗并存的颈胸神经根炎。保守治疗无效而症状加重者,考虑手术治疗。

(4)肌收缩性头痛:按摩、热敷、电兴奋疗法以及服用镇静剂,在肌肉压痛点用2%利多卡因2~5ml封闭。

## (十三)需要注意

1. HIV阳性患者的头痛。

2. 首次严重头痛的发作不能确诊为偏头痛或紧张性头痛,诊断标准要求多于9次的紧张性头痛发作和多于4次的非先兆性偏头痛发作。

## （十四）急性头痛的治疗流程图（图24-3）

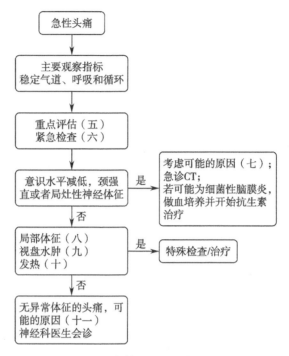

图24-3 急性头痛的治疗流程图

（杨 军）

# 病例25 发热伴咳嗽咳痰20天

患者男性,58岁,2015年10月21日就诊。

## 一、主诉

发热伴咳嗽咳痰20天。

## 二、病史询问

### (一)问诊主要内容及目的

本患者以发热、咳嗽咳痰为主诉,问诊主要针对有无诱因,发热的程度、持续时间,咳痰的性质及伴随症状展开。

### (二)问诊结果及思维提示

现病史:患者20天前淋雨后出现高热,体温最高39℃,常下午至夜间发热,偶有畏寒、寒战,伴咳嗽,咳少量黄灰色痰,痰有异味,痰中无血丝,咳嗽时伴前胸部疼痛,无喘息、咯血,无潮热、盗汗,于当地社区医院治疗(具体用药不详)后效果不佳,遂于7天前就诊于北京市顺义区医院,入院查血气分析(未吸氧)示: pH 7.46, PCO$_2$ 31mmHg, PO$_2$ 74mmHg;血常规示:白细胞26.1 × 10$^9$/L,中性粒细胞88.4%,淋巴细胞6.2%;胸部CT示:双肺多发斑片影,考虑双肺炎症;予哌拉西林舒巴坦、莫西沙星抗感染2天,症状无明显好转,遂收住院。住院期间行支气管镜检查,支气管灌洗液培养结果回示:发现真菌生长;血培养阴性。给予美罗培南1.0g Q8h,伊曲康唑200mg QD抗感染治疗5天,患者仍有发热,体温达38℃,咳嗽、咳痰未见好转,为求诊治入我院。患者自发病以来饮食较差,体重略有减轻,小便频繁,夜尿多,大便正常。

既往史:否认肝炎、结核、疟疾史。否认冠心病、高血压病史。5天前于顺义区医院住院期间诊断为"糖尿病",予注射普通胰岛素降糖。否认脑血管病、精神疾病,否认手术史、外伤史、输血史,否认过敏史,预防接种史不详。

个人史:否认疫水、疫源接触史。否认性病史。饮酒40年,以白酒为主,平均3两/日,未戒酒。吸烟40年,平均30支/日,未戒酒。适龄婚育,配偶、子女健在。

家族史:否认家族性遗传病史。

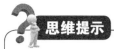

**思维提示**

通过询问病史了解到,患者有淋雨受凉为诱因,出现发热、咳嗽、咳黄灰色痰,外院就诊时血象升高,存在低氧血症,CT示多发斑片影,提示呼吸道感染可能性大。支气管肺泡灌洗液培养出真菌,先后哌拉西林舒巴坦、莫西沙星、美罗培南、伊曲康唑治疗,效果不明显,需考虑其他可能的原因。

## 三、体格检查

### (一)重点检查内容及目的

问诊提示可能存在呼吸道感染,因此肺部查体是重点。患者有长期吸烟史,也应注意有无浅表淋巴结肿大等方面的检查。

### (二)检查结果及思维提示

查体: T 38.4℃, P 86次/分, RR 24次/分, BP 105/54mmHg, SPO$_2$ 99%,神清,精神较弱,浅表淋巴结未触及肿大,口唇无发绀。气管居中,胸廓无畸形,双肺呼吸音粗,可闻及散在湿啰音。心率86次/分,心律齐,各瓣膜听诊区未及杂音及额外心音。腹软,无压痛、反跳痛,肝脾肋下未及,双肾区无压痛,叩击痛阴性。四肢无杵状指(趾),双下肢不肿。

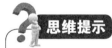

**思维提示**

双肺呼吸音粗,闻及散在湿啰音,提示肺部存在炎性渗出。

## 四、实验室和影像学检查结果

### (一)初步检查内容及目的

1. 血常规、血生化、血气分析、凝血四项、D-二聚体、降钙素原、肿瘤标志物、尿便常规、心电图 了解患者的基本情况。
2. 肺高分辨CT 明确肺部病变进展。
3. 病原学检查(痰涂片及培养、T-SPOT) 明确感染的性质。

### (二)检查结果及思维提示

1. 血常规 WBC 10.13×10$^9$/L, NE% 78.3%, RBC 3.14×10$^{12}$/L, Hb 100g/L, PLT 265×10$^9$/L。
2. 血生化 ALB 22.1g/L, AST 28U/L, ALT 26U/L, BUN 5.77mmol/L, CREA 81.9μmol/L, Glu 10.74mmol/L, OSM 272mOsm/L。
3. 血气(鼻导管2L/min) Lac 1.1mmol/L, pH 7.47, PO$_2$ 144.7mmHg, PCO$_2$: 28.2mmHg,

BE( ecf )−2.8mmol/L。

4. 凝血四项、D-二聚体　APTT 34.3秒, Fbg 863.8mg/dl, D-二聚体0.96mg/L。

5. PCT　0.24ng/ml。

6. 肿瘤标志物　未见异常。

7. 尿常规　酮体++,葡萄糖−。

8. 便常规　未见异常。

9. 心电图　大致正常。

10. 肺高分辨CT　双肺散在空洞,壁厚薄不均,部分腔内可见少许实性成分,病变边缘模糊不清,见磨玻璃密度影,大部分病变与支气管管腔相通,双肺散在斑片影(图25-1)。

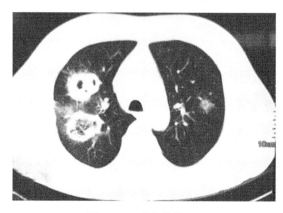

图25-1　肺高分辨CT

11. 痰涂片(合格痰)　G⁺球菌成对偶见, G⁻杆菌大量; 未见真菌孢子及假丝; 抗酸染色阴性。

12. T-SPOT　阳性。

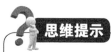

**思维提示**

　　患者血象、降钙素原升高,肺CT示病变进展迅速,由多发斑片影转为空洞影,可见"晕轮征",外院支气管肺泡灌洗液培养出真菌,首先考虑侵袭性肺曲霉病可能,细菌如奴卡氏菌、肺炎克雷伯菌不能完全除外。结核在短期内影像学不会有太大变化,尽管T-SPOT阳性,于诊断意义不大。

### (三)进一步检查结果及思维提示

1. 结核分枝杆菌核酸检测　阴性。

2. 抗中性粒细胞胞浆抗体谱　阴性。

3. 过敏原IgE检测　烟曲霉、白色念珠菌、多价真菌均为( − ),过敏原总IgE检测正常。

4. G试验阴性; GM试验阴性。

5. 反复多次痰培养无阳性发现,至2015年11月06日、2015年11月11日两次合格痰培养(真菌)　根毛真菌属。

**思维提示**

患者结核分枝杆菌核酸检测、抗中性粒细胞胞浆抗体谱为阴性,进一步排除了结核或韦格纳肉芽肿。影像学倾向于真菌感染,临床最常见的是侵袭性肺曲霉病,但G实验和GM实验均为阴性,需考虑其他真菌/细菌感染可能。两次痰培养根毛霉菌阳性,结合病史、影像学,可临床诊断:肺毛霉菌病。

## 五、治疗方案及理由

1. 治疗　予吸氧、控制血糖、抗感染、化痰、补充白蛋白治疗。

2. 理由　患者入院后,结合其病史及检查结果初步诊断为:侵袭性肺曲霉病? 糖尿病; 低蛋白血症。因高血糖可促进真菌生长繁殖,予严格控制血糖;抗真菌方面因患者于外院使用过三唑类药物,效果不明显,遂予卡泊芬净治疗;因不能除外细菌或合并细菌感染,且患者肺部病变严重,血象及PCT均高于正常,予亚胺培南西司他丁抗细菌治疗。

## 六、治疗效果及思维提示

上述治疗1周后,患者症状略有好转,体温降至37.5℃左右,收住呼吸科病房进一步诊治。入呼吸科后,继续予胰岛素调节血糖,氨溴索化痰,抗生素调整为头孢哌酮舒巴坦联合莫西沙星抗细菌,伏立康唑抗真菌治疗,患者仍有发热,体温波动在37~38℃,咳嗽、咳黄灰色黏痰,并出现痰中带血,2015年11月06日痰培养提示根毛真菌属,予停伏立康唑、莫西沙星,予两性霉素B 5mg逐渐加量至25mg静点,患者咳嗽咳痰逐渐减轻,体温恢复正常,2015年11月20日复查胸片示病灶明显缩小。因患者血肌酐持续升高,于2015年11月25日改用泊沙康唑抗真菌治疗,后家属因经济问题返回当地继续治疗。

**思维提示**

伊曲康唑、伏立康唑对根毛霉菌均无明显效果,两性霉素B对毛霉菌有效,但副作用较大,易引起肾功能损害、静脉炎、顽固性低钾血症等问题,目前指南多推荐两性霉素B脂质体作为首选治疗,泊沙康唑可作为替代治疗。

## 七、对患者诊断的思考

本患者中年男性,以发热、咳嗽咳痰为主要表现,CT可见双肺多发空洞、"晕轮征"。临床引起肺部空洞的常见原因有:肿瘤(鳞癌多见)、韦格纳肉芽肿、梗死、结节病、肺部感染(结核、真菌、奴卡氏菌、肺炎克雷伯菌、金黄色葡萄球菌等)。"晕轮征"最早被报道于肺曲霉病,后来发现也可见于肿瘤、韦格纳肉芽肿、病毒性肺炎、隐球菌病等,其在病理上代表肺出血、肿瘤浸润或非出血性炎症过程。该患者急性起病,发病前有淋雨受凉史,短短1周内,CT上多发斑片影进展为空洞,肿瘤标志物、抗中性粒细胞胞浆抗体谱、结核分枝杆菌核酸检测均为阴性结果,外院支气管肺泡灌洗液培养出真菌,广谱抗生素治疗无效,首先考虑侵袭性肺真菌感染。侵袭性肺真菌病最常见的病原体为曲霉,但该患者G试验、GM试验阴性,伊曲康唑、伏立康唑治疗效果不佳,不符合曲霉感染特点,应想到其他真菌尤其是毛霉菌感染可能。后患者两次合格痰标本培养出毛霉菌,两性霉素B治疗有效,可临床诊断为肺毛霉菌病。

最终确定诊断:肺毛霉菌病;糖尿病;肾功能不全;低蛋白血症。

## 八、结合文献对本次病例的思考

毛霉菌是一类归于接合菌纲、毛霉目的条件致病性真菌,是位于曲霉之后的第2位引起侵袭性霉菌感染的致病菌。毛霉目以下又分若干属,引起人毛霉菌病常见的有毛霉属、根毛霉属、根霉属、犁头霉属、鳞质霉属和小克银汉霉属等。毛霉菌在自然界中广泛存在,可通过吸入、食入或破损的皮肤、黏膜进入人体,在正常人群很少致病,但在免疫力低下者,可引起鼻脑型、肺型、皮肤型、胃肠型、中枢型甚至播散型毛霉菌病。其发病的主要危险因素有:糖尿病血糖控制不佳或酮症酸中毒,接受激素治疗,血液系统肿瘤或化疗,中性粒细胞减少,器官或骨髓移植,创伤或烧伤,长期应用广谱抗生素,静脉吸毒,接受去铁胺治疗等。

肺型是仅次于鼻脑型的毛霉菌病,多散发,有报道指出8、9月份更多见,可能与毛霉生长的温度有关。我国一项1998年至2007年肺真菌病多中心回顾调查中,肺毛霉菌病发病率位于肺曲霉病、肺念珠菌病、肺隐球菌病和肺孢子菌病后,排第5位。

肺毛霉菌病一般急或亚急性起病,进展迅速,病死率高达70%,可累及气道和肺实质,肺上叶更多见。常见的临床表现有:顽固性发热、干咳、呼吸困难、胸痛、咯血等。影像学表现呈多样性,可以为进行性、均质性肺叶或肺段实变,也可以为单个或多发性肺结节或肿块,可见"晕轮征"或"反晕征",超过40%的病例出现空洞,空气半月征较肺曲霉病少见,其出现常提示有大咯血倾向。

由于肺毛霉菌病的临床和影像学表现缺乏特异性,且病死率高,延迟治疗会导致不良预后,因此,早期、快速诊断非常重要。根据肺真菌病诊断和治疗专家共识(2007年),具有危险因素和临床特征,加上微生物学证据(无菌体液或标本培养出真菌,或者是深部痰标本2次以上分离出同一种真菌,或者是特异性真菌抗原检测阳性),可临床诊断。毛霉菌病至今缺乏有效的血清学标志物,由于其细胞壁上1,3-β-D葡聚糖含量很少,且几乎不含半乳甘露聚糖成分,所以G试验、GM试验均为阴性。培养是常用的诊断手段,毛霉菌的菌落特点为灰色、絮状气生菌丝很快覆盖整个培养皿,镜下呈可见粗细不均、直径7~25μm,无隔或少隔,分支呈直角,壁薄的丝带状菌丝。痰培养阳性率低且易出现假阳性,血培养阳性率更低,支气管肺泡灌洗液可提高诊断的敏感性。分子生物学技术可以通过检测18S rDNA来进行鉴定,但假阳性率高,目前指南并不推荐。

在临床诊断的基础上,如果有组织病理学证据,则可以确诊。肺毛霉菌病的病理特征是血管梗死和组织坏死。毛霉菌具有很强的血管侵袭性,很少侵入静脉,大多直接侵犯大、小动脉,导致血栓形成,邻近组织梗死、缺血和坏死。肺组织切面常见大片出血伴新近的梗死灶,镜下呈现不同程度的水肿、充血、大片出血、坏死,伴中性粒细胞和浆细胞浸润,有时见到巨噬细胞,但很少形成肉芽肿,血管壁内常可见到菌丝。

　　临床上最难和肺毛霉菌病鉴别的是肺曲霉病,两者在临床表现和影像学特征方面极为相似,治疗上却明显不同。侵袭性肺曲霉病的治疗首选伏立康唑,而该药对毛霉菌基本无效,临床可能因误诊而导致治疗延误,影响预后。有研究者认为,当患者存在以下特征时,更多地提示毛霉菌感染,而非曲霉:所处环境有毛霉菌病高发背景;高血糖;铁超负荷;发病前有伏立康唑、棘白菌素的应用史;合并有社区获得性的鼻窦炎;口腔硬腭或鼻甲发现坏死组织;出现和梗死肺组织相连的胸壁蜂窝织炎;发生急性血管事件如消化道出血;肺部CT上表现为多发结节(>10个)、反晕征、胸腔积液;影像学倾向肺真菌感染但G和GM试验阴性。

　　肺毛霉病的治疗强调积极控制原发病,去除诱因,提高机体免疫力,在此基础上尽早应用抗真菌药物。两性霉素B是首选的治疗药物,但因其肾毒性较大,目前指南多推荐两性霉素B脂质体,剂量为5~10mg/(kg·d)。伏立康唑、伊曲康唑、氟康唑基本无效,国外有用卡泊芬净作为辅助治疗的报道,但疗效尚不明确。新型三唑类药物泊沙康唑可作为两性霉素B无效或不耐受者的替代治疗,推荐剂量200mg Q6h,或400mg Q12h,疗程至少6周。由于毛霉菌具有血管阻塞、组织坏死的特性,药物很难到达病变组织,因此局限性病变能耐受手术者均应考虑外科手术,术后继续抗真菌治疗。其他治疗如高压氧、铁螯合剂、粒细胞集落刺激因子等,目前疗效尚不明确,需要更进一步的研究。

(杨淑乔)

患者男性,45岁,2014年1月5日急诊就诊。

## 一、主诉

咳嗽、咳痰、发热4天,加重伴呼吸困难1天。

## 二、病史询问

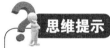
**思维提示**

1. 呼吸困难的类型　从呼吸困难的发病机制分为肺源性呼吸困难、心源性呼吸困难、中毒性呼吸困难、血源性呼吸困难、神经精神性与肌病性呼吸困难。要根据患者的病史和发病特点确定呼吸困难的类型。

2. 呼吸困难伴随症状伴随症状　发作性呼吸困难伴哮鸣音多见于支气管哮喘、心源性哮喘;突发性重度呼吸困难见于急性喉水肿、气管异物、大面积肺栓塞、自发性气胸等;呼吸困难伴发热多见于肺炎、肺脓肿、肺结核、胸膜炎、急性心包炎等;呼吸困难伴一侧胸痛见于大叶性肺炎、急性渗出性胸膜炎、肺栓塞、自发性气胸、急性心肌梗死、支气管肺癌等;呼吸困难伴咳嗽、咳痰见于慢性支气管炎、阻塞性肺气肿继发肺部感染、支气管扩张、肺脓肿等;伴大量泡沫痰可见于有机磷中毒;伴粉红色泡沫痰见于急性左心衰竭;呼吸困难伴意识障碍见于脑出血、脑膜炎、糖尿病酮症酸中毒、尿毒症、肺性脑病、急性中毒、休克型肺炎等。

### (一)问诊主要内容和目的

发病时间、发病情况、发病诱因、伴随症状,以及发病以来的一般情况,诊治经过;既往病史、传染病史、外伤及手术史。

### (二)问诊结果和思维提示

4天前着凉后出现咽痛、咳嗽、咳黄黏痰,伴发热,体温最高38.8℃,并出现进食呛咳,一天前上述症状加重并出现呼吸困难,不能平卧,外院就诊行胸部CT提示右侧胸腔积液,纵隔包裹性积液,为进一步诊治转入我院。自发病来精神差,小便正常,排稀便3~4次/天,体重下降5kg。

既往Ⅱ型糖尿病8余年,规律使用胰岛素治疗否认高血压、冠心病病史否认手术、外伤、输血史否认结核、肝炎病史否认食物、药物过敏史。

**思维提示**

通过问诊,患者受凉后出现咽痛、咳嗽咳黄黏痰,伴有发热,并且出现进食呛咳,一天前出现呼吸困难,不能平卧,在外院胸部CT提示右侧胸腔、纵隔积液,外院予以抗炎对症治疗无效,所以目前要尽快明确胸腔及纵隔积液的性质原因。

## 三、体格检查

### (一)重点检查内容及目的

考虑到患者是中年男性,以咳嗽、咳痰、呼吸困难主要表现,胸部CT提示胸腔和纵隔积液,查体除了肺部的叩诊和听诊外,还要注意心脏的叩诊和听诊,同时还应该注意腹部的查体除外多浆膜腔积液,以及肝脏触诊(肝颈静脉回流征),双下肢水肿等情况。

### (二)体格检查结果及思维提示

T 38.6℃, HR 105次/分, R 31次/分, BP 145/95mmHg,神清,精神弱,急性面容,呼吸急促,端坐位,双肺呼吸音粗,右侧呼吸音明显减低,心律齐,各瓣膜听诊区无杂音。腹平软,无压痛、反跳痛,肝脾未触及,肠鸣音4次/分。双下肢无水肿。

**思维提示**

体格检查和问诊后初步排除心源性疾患,患者咳嗽、咳痰、发热,应该提示呼吸系统感染,应该把检查的重点放在肺部,必要时进行积液穿刺。

## 四、实验室检查和辅助检查

### (一)初步检查内容及目的

1. 包括血常规、心电图、血气分析、生化全项、凝血功能、BNP等入院常规检查,了解患者的基本情况。
2. 查肿瘤标志物除外肿瘤引起的积液。
3. 行痰液的病原学检查,明确致病微生物,患者发热,行血培养检查明确有无菌血症的存在。
4. 胸部CT检查,明确并了解病变情况。
5. 心脏彩超,了解心功能。

### (二)检查结果及思维提示

1. 血常规  WBC $14.96 \times 10^9$/L, N 87%, Hb 145g/L, PLT $244 \times 10^9$/L。

2. PCT 2.15ng/ml。

3. 血气分析 pH 7.432，$PO_2$ 60.9mmHg，$PCO_2$ 31.1mmHg，BE −1.8mmol/L。

4. 血液生化 ALB 25.7g/L，GLU 15.83mmol/L，其余各项基本正常。

5. 肿瘤标志物 CA125 99.61U/ml，铁蛋白 727.8ng/ml，SCC 1.70ng/ml，NSE 16.76ng/ml。

6. 心电图 基本正常。

7. 凝血功能 PT 13.1秒，APTT 35.2秒，Fbg 570.5mg/dl，D-二聚体 2.75mg/L。

8. 心脏彩超 心包中到大量积液，心脏功能基本正常。

9. 胸部CT 右侧胸腔大量包裹性积液，压迫右肺不张；纵隔包裹性积液；心包大量积液；纵隔内散在淋巴结显示；少量腹水。

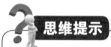

**思维提示**

患者重要的价差结果有：①血常规白细胞总数以及中心粒细胞百分比均明显增高；②PCT结果提示存在严重感染；③血气分析提示存在呼吸急促，低氧血症；④胸部CT证实右侧大量胸腔积液，右肺不张及心包积液；⑤根据肿瘤标志物的检测结果基本除外恶性肿瘤；⑥心脏彩超排除心源性疾患。所以在治疗上，结合患者目前状况应当从以下几方面进行考虑：①呼吸支持；②抗感染；③行胸腔穿刺了解积液的类型和形成原因，尽早明确诊断；④控制血糖，加强营养；⑤根据病原学结果调整抗生素的使用。

## 五、治疗方案及理由

### (一)呼吸支持

患者入院时就出现了呼吸困难和低氧血症，先予以吸氧，必要时无创呼吸机辅助通气。

### (二)抗感染治疗

根据患者的外周血象，以及PCT结果提示患者存在严重的感染，所以应用广谱的抗生素，我们选择了碳青霉烯类的抗生素。

### (三)控制血糖，加强营养支持

### (四)胸腔穿刺

从右侧胸腔共抽出黄色混浊积液700ml，送检常规、生化、病理、微生物培养。

## 六、治疗效果及思维提示

经过上述的治疗方案，患者的呼吸困难的症状明显好转，体温有所下降。

具体表现在以下的检测指标：WBC $8.8 \times 10^9$/L，N 87.9%，PCT 0.18ng/ml。胸腔积液检查结果，常规，黄色混浊，李凡他试验阳性，白细胞数125 141.00/μl。胸水生化回报：TP 39.1g/L，氯

98.1mmol/L，血糖12.39mmol/L。胸水培养为停乳链球菌似马亚种，对三代、四代头孢菌素敏感，将亚胺培南、西司他丁调整为头孢曲松。根据患者的胸腔积液检查，应该诊断为脓胸，结合患者发病前出现饮水以及进食呛咳，不能除外气管食管瘘，所以要进一步检查明确脓胸的病因，因为患者纵隔还存在大量包裹性积液，收入胸外科行手术引流纵隔腔积液。胸外科行右侧开胸探查，无痛气管镜，胃镜检查术：右侧胸腔内有大量黄色脓液，约2000~3000ml，胸膜内广泛粘连，上纵隔胸膜明显突起，其内包裹大量脓液，切开纵隔胸膜，使其与胸腔充分引流并吸出脓液。术前于食管内注入美蓝，胸腔和纵隔内未见美蓝，且未查到食管漏口。

术后留置胸前闭式引流管2枚（上、下），使得脓液充分引流。继续查找脓胸原因：2次无痛胃镜，1次电子喉镜均未发现异常。消化道造影：口服优维显，可见造影剂部分经食管进入胃内，部分进入双下肺支气管，未见明显瘘口。无痛胃镜：经胃镜见咽后壁窦道开口，开口可见脓苔，瘘口大小约1cm，经窦道可进胸腔。最终确定诊断为脓胸腮裂瘘；Ⅱ型糖尿病低蛋白血症。患者经过抗炎，引流，并且给予经皮胃造瘘，进行肠内营养，在我院治疗四周，转回当地医院治疗出院后两周拔除胸腔引流管，一个月后复查消化道造影未见异常开始恢复经口进食。

**思维提示**

　　患者从呼吸道感染到胸腔、纵隔积液指导最终诊断为脓胸，并因为非常少见的腮裂瘘，是沿着胸腔积液这条主要临床表现展开的，对于不明原因的浆膜腔积液要尽早穿刺抽液，一方面可以缓解压迫症状，另一方面可以为明确诊断奠定基础，本例患者就是因为胸腔穿刺为脓性液体才考虑气管食管瘘，最终找到瘘口，并进行了外科手术引流脓液，最终患者得以康复。

## 七、结合本疾病相关指南解读

　　目前已知的胸腔积液病因有50余种，其中包括局限于胸膜或原发于肺部的疾病、系统性疾病、脏器功能异常和药物诱发的胸腔积液等。胸腔积液的发病机制为胸腔内液体生成增多和（或）胸腔内液体吸收减少，其病理生理改变随基础病因不同而有所不同，由于单侧胸腔积液病因多种多样，故系统性诊断非常必要，应该在尽可能减少不必要的侵袭性操作的基础上尽快明确诊断。

　　从2003年的指南至今，影像学引导下的安全有效的胸腔穿刺术、胸腔积液取样和处理的最佳方法、胸腔镜下胸膜活检的特殊价值等几个相关临床研究结果已经公布；新指南还讨论了新的生物学标记物（NT-proBNP、间皮素及结核性胸膜炎的替代标记物等）近期的应用证据。为此，英国胸科学会发布2010年英国胸科学会成人单侧胸腔积液诊断指南，主要从以下几个方面进行分析。

　　1. 临床评估和病史　临床上根据病史和体检往往可以初步判断胸腔积液是漏出性还是渗出性，从而大大缩小了鉴别诊断范围，并可以指导进一步检查。针对漏出性胸腔积液，可以凭借单纯临床评估来确定病因。肺栓塞患者可能合并胸腔积液，胸腔积液量通常小于1/3胸腔容积，呼吸困难程度与胸腔积液量不成比例。鉴别分析诊断中应采集准确的患者用药史和职业史,许多药物均可以引起胸腔积液,已知可引起胸腔积液的常用药有甲氨蝶呤、苯妥英、呋喃妥英和β受体拮抗剂等。

2. 初步诊断性影像学检查　对怀疑胸腔积液的患者,首先应行后前位胸片;仰卧位胸片上胸腔积液量通常会被低估,"正常"表现也不能完全除外胸腔积液;累积于肺脏的膈面和横膈之间时可形成肺下积液在后前位胸片难以发现,需要借助超声检查。床旁超声引导下胸腔积液穿刺将显著增加穿刺的成功率,并降低脏器穿刺的危险性。探查胸腔积液的分隔方面,超声检查较CT更为敏感,新指南指出对探查卧床患者(重症或机械通气)的胸腔积液以及小量胸腔积液,超声检查更具优势;超声检查有助于发现渗出性胸腔积液,可协助鉴别良恶性胸腔积液。

3. 胸腔积液常规实验室检查　胸膜腔穿刺是评估胸腔积液最初始的诊断措施,指南建议使用21G穿刺针和50ml注射器行诊断性胸腔积液穿刺。床旁超声引导将提高穿刺成功率并减少并发症(包括气胸),因此推荐用于诊断性胸腔积液穿刺。穿刺时应从胸壁侧边部位进针,因为在更靠后或中线的部位穿刺将增加伤及肋间血管的概率。胸腔积液均应送检总蛋白、乳酸脱氢酶(LDH)、革兰染色、细胞学和微生物培养。胸腔积液的外观和气味均应观察记录(表26-1);厌氧菌感染时往往伴有难闻的气味,有利于指导抗生素选择,而氨气味说明为尿胸;当胸腔积液红细胞压积>50%外周血红细胞压积时可诊断血胸。

表26-1　从外观和气味诊断胸腔积液

| 胸腔积液 | 怀疑疾病 | 胸腔积液 | 怀疑疾病 |
|---|---|---|---|
| 腐烂气味 | 厌氧菌性脓胸 | 牛奶样 | 乳糜胸/假性乳糜胸 |
| 食物颗粒 | 食管破裂 | "鱼酱油"样液体 | 阿米巴脓肿破裂 |
| 胆汁色 | 胆汁胸 | | |

将胸腔积液归类至漏出液或渗出液是早期重要的步骤。Light标准:①胸腔积液蛋白与血清总蛋白比值>0.5;②胸腔积液LDH与血清LDH比值>0.6;③胸腔积液LDH>2/3血清LDH实验室正常值上限。胸腔积液如满足以上1条或1条以上即可诊断为渗出液。使用Light标准来区分胸腔积液为渗出液还是漏出液(表26-2,表26-3),其准确度可达93%~96%。应用Light标准时,应同时测量血液与胸腔积液中的总蛋白与LDH水平;充血性心衰患者使用利尿剂后,胸腔积液浓缩将导致总蛋白、LDH和脂肪含量升高,Light标准错误地将很大一部分漏出液划归为渗出液;对于总蛋白与LDH处于临界值水平时,Light标准并未做出解释。血液与胸腔积液中的NT-proBNP有助于充血性心衰所致的漏出液的诊断;其阈值为600~4000pg/ml(最常用1500pg/ml)。血液与胸腔积液测定值相当,只测定血液NT-proBNP浓度即可,而BNP在此方面应用的证据目前相对缺乏。

表26-2　漏出性胸腔积液的病因

| 常见原因 | 较不常见原因 | 罕见原因 |
|---|---|---|
| 左心衰竭 | 低蛋白血症 | 缩窄型心包炎 |
| 肝硬化 | 腹膜透析 | 尿胸 |
| | 甲状腺功能低下 | Meigs综合征 |
| | 肾病综合征 | |

表26-3　渗出性胸腔积液的原因

| 常见原因 | 较不常见原因 | 罕见原因 |
| --- | --- | --- |
| 恶性肿瘤 | 肺栓塞 | 黄甲综合征以及其他淋巴异常性疾病 |
| 肺炎性的胸腔积液 | 类风湿关节炎和其他自身免疫性胸膜炎 | 药物（如甲氨蝶呤、胺碘酮、苯妥英） |
| 结核 | 良性石棉性胸腔积液 | 真菌感染 |
| | 胰腺炎 | |
| | 心肌梗死后 | |
| | 冠状动脉旁路搭桥术 | |

4. 细胞学检查　如果怀疑恶性胸腔积液，细胞学检查是最为迅速而创伤最小的明确诊断的方法，60%恶性胸腔积液可通过胸腔积液细胞学检查确诊。形态学上证实为恶性肿瘤，免疫组织化学方法可进一步区分恶性细胞类型，对于指导治疗具有非常重要的价值。

5. 肿瘤标记物检查　目前胸腔积液推荐的常规检查中并不包括胸腔积液和血清肿瘤标记物检查；除了间皮素对诊断恶性间皮瘤具有较高的诊断价值（敏感性48%~84%，特异性70%~100%），其他肿瘤标记物对恶性肿瘤的诊断价值均不高。

6. 进一步的诊断性影像学检查　为了让胸膜病变显示清楚，可以在胸腔积液未完全引流完毕前行胸膜增强CT检查，液体内悬空的气泡提示存在分隔。所有尚未确诊的渗出性胸腔积液均应行CT扫描，这有助于区分恶性与良性胸膜增厚；复杂性胸膜腔感染，初始的置管引流疗效欠佳，考虑手术治疗时，也应行CT扫描。如患者对造影剂禁忌，可行磁共振检查；胸膜感染或滑石粉固定均会在PET-CT呈现假阳性，PET-CT区分良恶性胸腔积液的价值受到限制，并非常规检查。

7. 有创检查　对于尚未确诊的胸腔积液，如果怀疑恶性肿瘤而增强CT也显示区域性胸膜结节，则影像学引导下细针穿刺是可供选择的经皮胸膜活检方法。常规胸膜活检只在结核高发地区才具有诊断价值；胸腔镜下和影像学引导下针刺活检具有更高的诊断价值。若胸腔积液穿刺后仍不能明确诊断，则推荐进行胸腔镜检查。临床上胸腔镜检查分为2种：内科胸腔镜和电视辅助胸腔镜手术。内科胸腔镜对于恶性胸腔积液的诊断敏感性可达92.6%，对于结核性胸膜炎的诊断率也较常规胸膜活检高。电视辅助胸腔镜手术诊断敏感性与内科胸腔镜相似，约为95%，也较为安全，很少出现并发症，其主要的优势在于可同时进行其他的手术操作。尚未确诊的胸腔积液不应常规行诊断性支气管镜检查，但是，如果有咯血或者影像学提示存在支气管阻塞时，应考虑行支气管镜检查。如果确定要行支气管镜检查，应在胸腔积液引流后进行操作，以避免操作过程中气道受胸腔积液外在压迫。

8. 特殊情况和检查　对于结核性胸膜炎，行胸膜活检时，组织应同时送检病理和培养，以提高结核的诊断敏感性。腺苷脱氨酶是迄今为止经过验证最有效的排除结核的替代性标记物。大部分继发于类风湿关节炎的慢性胸腔积液均具有非常低的葡萄糖水平。肺栓塞相关的胸腔积液均为渗出液，但积液特点并不特异，因此尚需结合影像学来判断。对于有石棉接触史的胸腔积液患者，应早期考虑行胸腔镜及胸膜活检。如果胸腔积液呈牛奶状，应考虑乳糜胸或假性乳糜胸（表26-4）。对于怀疑的乳糜胸或假性乳糜胸，则应检测胸腔积液中胆固醇结晶和乳糜微粒，同时测定胸腔积液的胆固醇与甘油三酯水平（表26-5）。此外，乳糜胸可以由继发于肝硬化的乳糜腹经膈渗漏形成，在此情况下，胸腔积液通常为漏出液。

表26-4 乳糜胸与假性乳糜胸的常见原因

| 乳糜胸 | 假性乳糜胸 |
| --- | --- |
| 创伤: 胸部手术（尤其涉及后纵隔的操作，如食管切除术）<br>胸部外伤 | 结核 |
| 肿瘤: 淋巴瘤或转移癌 | 类风湿关节炎 |
| 其他: 淋巴异常疾病（包括淋巴管平滑肌瘤）、结核、肝硬化、中央静脉闭塞、乳糜腹 | |
| 特发性: 特发性大约10% | |

表26-5 假性乳糜胸与乳糜胸的积液脂肪浓度

| 特征 | 假性乳糜胸 | 乳糜胸 |
| --- | --- | --- |
| 甘油三酯 | 正常 | >1.24mmol/dl |
| 胆固醇 | >5.18mmol/L（200mg/dl） | 通常很低 |
| 胆固醇结晶 | 通常存在 | 缺乏 |
| 乳糜颗粒 | 缺乏 | 通常存在 |

9. 长期未能确诊胸腔积液的处理　即使行包括胸腔镜在内的全面检查，仍有相当一部分患者被诊断为"非特异性胸膜炎"。对于不适合行胸腔镜检查的患者，应重新考虑诊断并给予特定的治疗（比如结核、肺栓塞、淋巴瘤和慢性心衰）。这些未能行胸腔镜检查的患者中会有相当一部分未确诊的胸腔积液最终归因于恶性疾病。在此情况下，密切观察、随访可能是恰当的处理措施。

## 八、对本病例的思考

中年男性，以发热、多浆膜腔积液就诊。首先要区分的是感染性（普通细菌、结核……）还是非感染性（免疫系统疾患、肿瘤……），尽早行胸腔穿刺: 抽出脓性胸水——确定为感染性积液，立即开始查明感染的原因: 胸部CT（图26-1）发现纵隔积液积气因此首先要除外食管气管瘘，但是因为患者无法耐受食管造影，所以给进一步的诊断带来困难，尝试2次胃镜未均发现瘘口。患者除了右侧胸腔大量的脓性积液外，还存在大量纵隔腔的积液，因此联系胸外科开胸进行脓肿清除，以及查找病因，术后行食管造影发现食管气管瘘，第三次胃镜发现瘘口，最终明确诊断。结合患者的自身情况选择保守治疗，并且给予经皮胃造瘘，进行肠内营养，病情好转，出院。出院后随访四个月，复查食管造影，未发现食管气管瘘，开始正常经口进食。通过此例患者的诊治过程我们对感染性胸腔积液，尤其胸腔及纵隔腔多发点感染性积液应该首先考虑气管食管瘘的可能，在通过内科无创的检查手段无法确定诊断时要及时联系外科，通过外科的手段来明确病因。

胸腔积液的外观见图26-2（文末彩插）。

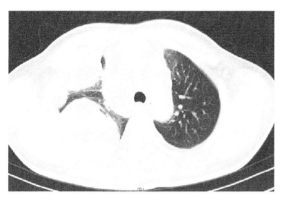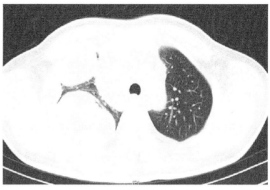

图26-1　胸部CT

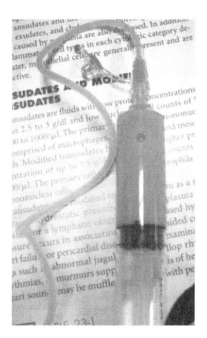

图26-2　胸腔积液的外观

（殷文朋）

## 病例27 电击后呼吸心搏骤停21小时

患者男性,26岁,于2014年9月16日入院。

### 一、主诉

电击后呼吸心搏骤停21小时。

### 二、病史询问

**思维提示**

患者青年男性,电击后呼吸心搏骤停。电击伤是指电流通过人体产生的机体损伤和功能障碍,局部损伤有电灼伤,严重的立即呼吸和心跳停止。

#### (一)问诊主要内容和目的

患者电击后呼吸心搏骤停明确,应了解患者电击时情况,有临床表现,触电的地点、触电时间、电源种类、电压或电流、与电源接触面积等情况。以及既往病史,当时有无人员立即救治等。

#### (二)问诊结果及思维提示

入院前21小时患者施工作业时不慎触电(电压不详),电击而后倒地伴意识不清、呼之不应,呼吸浅慢,约5~6次/分,双眼上翻。无四肢抽搐、口吐白沫、呕吐、二便失禁。工友立即给予胸外按压,同时呼叫救护车。急救人员到场后确认患者呼吸心跳停止,立即给予气管插管接简易呼吸器辅助呼吸,开放静脉,持续胸外按压,并送入我院急诊。来院后患者心电监护示直线,继续给予心肺复苏,约10分钟患者自主心律恢复,但自主呼吸未恢复。应用呼吸机辅助通气。完善相关化验检查后,给予阿莫西林/舒巴坦钠抗感染、补液、多巴胺升压等治疗。为进一步系统治疗收入急诊监护室。

**思维提示**

患者触电后即出现意识障碍、呼吸不规则,经工友及急救人员积极抢救后自主循环恢复,但自主呼吸未能恢复,此类病人需警惕后续出现复苏后综合征。

## 三、体格检查

T 36.5℃，BP 104/61mmHg，HR 103次/分，RR 0次/分，昏迷状态，双侧瞳孔等大等圆，直径约3mm，对光反射迟钝，双肺呼吸音粗，未闻及明显干湿性啰音，心律齐，未闻及病理性杂音，腹软，肝脾未触及，肠鸣音正常，双下肢不肿，四肢肌力不能配合，双侧巴宾斯基征阳性。左手示指尖和左脚踇趾尖可见灼伤。

## 四、辅助检查

### （一）初步检查内容及目的

1. 血常规　常规检查。
2. 血气分析　患者呼吸心搏骤停，经口气管插管辅助通气，了解患者血液酸碱度及血氧情况等。
3. 生化全项　了解患者肝肾功能及电解质。
4. 凝血四项和D-二聚体　明确患者电击后有无凝血异常。
5. BNP　了解患者心功能情况。
6. 心电图　患者有心搏骤停，复苏后次检查为急诊室首选检查。
7. 胸片　患者呼吸骤停，气管插管，明确肺部情况。
8. 头CT　患者意识障碍，电击伤，需了解颅内有无损伤等情况。

### （二）检查结果

1. 血常规　WBC $43.97 \times 10^9$/L，N 80.8%，HGB 159g/L，PLT $235 \times 10^9$/L。
2. 血气分析　pH 7.347，$PCO_2$ 29.1mmHg，$PO_2$ 405.1mmHg，BE-9.9mmol/L，$HCO_3^-$ 16.1mmol/L。
3. 生化全项　ALB: 42.6g/L，AST: 164U/L，ALT: 130U/L，LDH: 399U/L，TBIL: 12.82$\mu$mol/L，BUN: 3.75mmol/L，CREA: 107.2$\mu$mol/L，$Na^+$: 142mmol/L，$K^+$: 2.8mmol/L。
4. 凝血四项　PT 11.9秒，APTT 24.9秒，TT 25.8秒，Fbg 206.5mg/dl，INR 1.09。
5. D-二聚体　5.46mg/L。
6. BNP　9482pg/ml。
7. 心电图　Ⅱ、Ⅲ、AVF、$V_4$-$V_6$导联T波倒置（图27-1）。
8. 胸片　（图27-2）。
9. 头部CT　（图27-3）。

## 五、治疗方案及病情变化

1. 经口气管插管接呼吸机辅助通气，模式IPPV。
2. 补液、特治星抗感染、沐舒坦祛痰、硫普罗宁联合还原型谷胱甘肽保肝、神经节苷酯营养脑神经、调节电解质紊乱、营养支持等治疗。
3. 经入院治疗自主呼吸逐渐恢复，神志逐渐转清，于9月18日成功拔除气管插管。但患者仍存在反应迟钝，入院第3天开始出现尿量明显增多，且出现烦渴症状（图27-4~图27-6）。

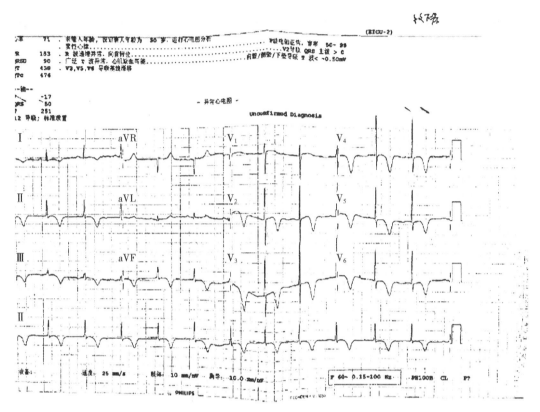

图27-1　心电图

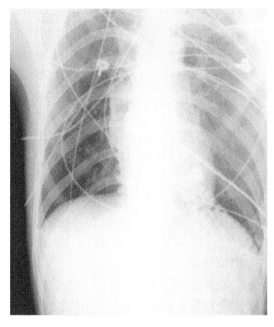

图27-2　胸片

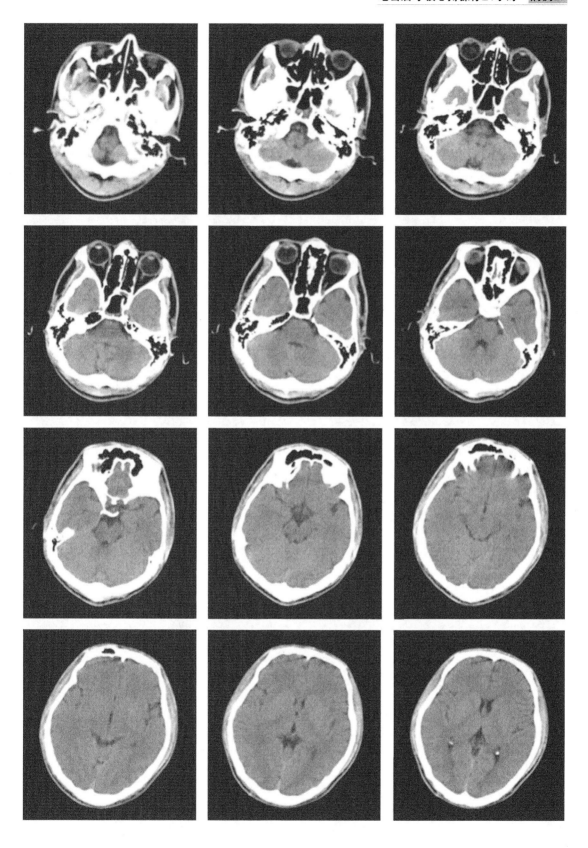

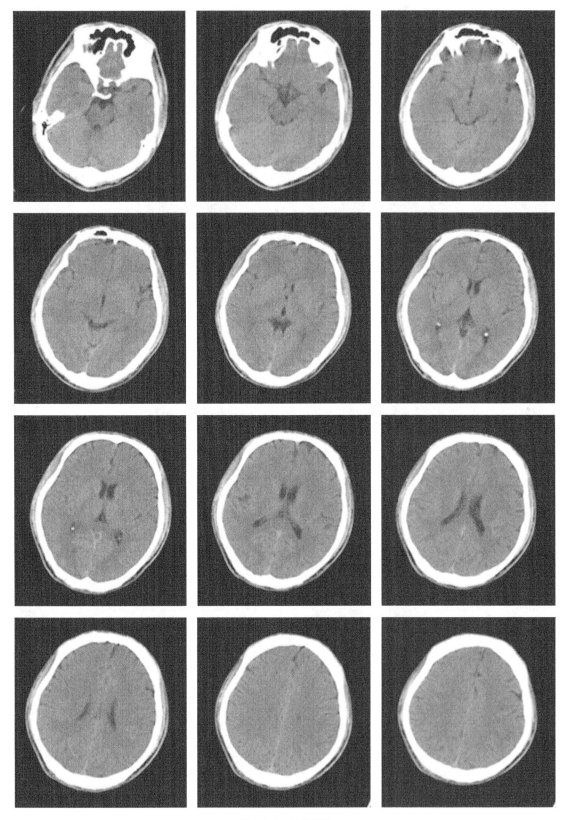

图27-3 头部CT

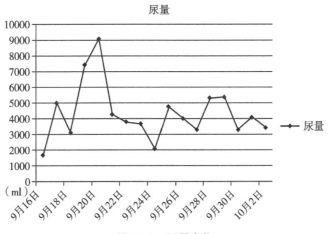

图27-4　尿量变化

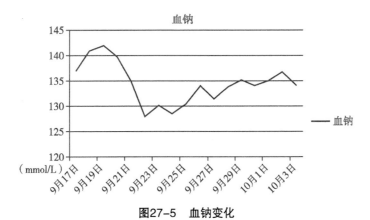

图27-5　血钠变化

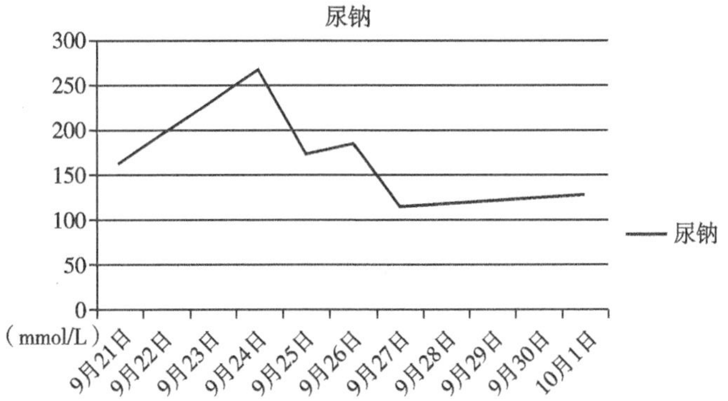

图27-6　尿钠变化

4. 进一步化验

（1）尿比重：9月17日1.005；9月21日1.004。

（2）尿渗透压：9月22日257mOsm/kg；9月23日459mOsm/kg。

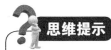

**思维提示**

患者在意识逐渐恢复、自主呼吸恢复后却出现了尿量进行性增多,且血钠降低、尿钠增高。结合患者有电击后呼吸心搏骤停病史,不能除外因呼吸心搏骤停造成的缺氧性脑病造成的下丘脑-垂体损害。应警惕中枢性尿崩症的可能。

## 六、治疗效果

经内分泌科及肾内科会诊,均考虑为尿崩症,9月22日开始给予静脉泵入垂体后叶素,根据尿量调整每小时泵入速度。9月27日改为口服弥凝(醋酸去氨加压素片)100μg Q8h口服。患者尿量逐渐恢复正常,血钠正常。

## 七、尿崩症相关知识

### (一)概述

尿崩症(diabetes insipidus)是指精氨酸加压素(arginine vasopressin, AVP)又称抗利尿激素(antidiuretic hormone, ADH)分泌不足(又称中枢性或垂体性尿崩症),或肾脏对血管加压素反应缺陷(又称肾性尿崩症)而引起的一组症群。其特点是多尿、烦渴、低比重尿和低渗尿。AVP的生理作用主要是促进肾集合管和远曲小管对于水分子的重吸收。

### (二)病因及发病机制

1. 中枢性尿崩症　中枢性尿崩症的主要原因是由于各种原因导致的AVP合成和释放减少,造成的尿液浓缩障碍表现为多饮、多尿、大量低渗透尿,血浆AVP水平降低。应用外源性AVP有效。引起中枢性尿崩症的原因有多种,约30%的病人为原发性尿崩症。25%与脑部、垂体-下丘脑部位的肿瘤有关(包括良、恶性肿瘤),16%继发于脑部创伤,20%发生于颅部手术。

引起尿崩症的原发性颅内肿瘤常常是颅咽管瘤和松果体瘤;最常见的转移瘤是肺癌和乳腺癌。另外组织细胞病,如嗜酸性肉芽肿、韩-雪-柯病脑炎或脑膜炎、肉芽肿性疾病(如结节病、Wegener's肉芽肿)、淋巴性垂体炎、脑室内出血均可引起。

中枢性尿崩症中枢性尿崩症患者中部分伴有DIDMOAD综合征(表现为尿崩症、糖尿病、视神经萎缩、耳聋,又称为Wolfram综合征)。

2. 肾性尿崩症　肾性尿崩症与中枢性尿崩症相比,均表现为多尿、低渗尿的特点,但对外源性AVP缺乏反应,血浆AVP水平正常或升高。常见病因见图27-7。

3. 妊娠期尿崩症　发生于妊娠期的尿崩症十分少见。妊娠期尿崩症具有中枢性尿崩症和肾性尿崩症的特点。通常认为是妊娠时,循环中存在的AVP酶增高,使AVP降解增快所致。症状常在妊娠后3个月发生,分娩后自然缓解。该病患者血浆中AVP水平降低,但对外源性无反应。半管氨酸氨基肽酶可以降解AVP但不能降解Desmopressin,因此这类病人对Desmopressin治疗有效。

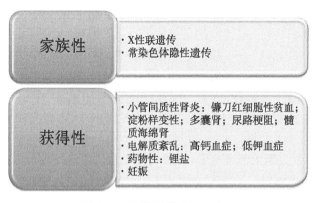

**图27-7 肾性尿崩症常见病因**

### (三)病理生理

由于AVP合成和分泌量的绝对减少(中枢性尿崩症)或AVP作用障碍(肾性尿崩症),均表现为远端肾小管和集合管对水的吸收障碍,而溶质排除正常,因此表现为多尿和低渗尿,血浆渗透压增高和高钠血症。

中枢性尿崩症症状的严重程度取决于引起AVP合成与分泌受损的部位和程度。视上核和室旁核内大细胞神经元消失90%以上时,才会出现尿崩症症状。因此根据视上核和室旁核内大细胞神经元消失的程度从轻到重的移行过程,可以表现为亚临床尿崩症、部分性中枢性尿崩症和完全性中枢性尿崩症。

头部损伤和颅内手术损伤垂体和下丘脑引起的尿崩症可有三种不同的临床表现:暂时性、持续性和三相性。暂时性尿崩症常在术后第一天突然发生在几天内可以恢复,此类型最为常见,占50%~60%。持续性者也可于术后突然发生,但持续时间长,可达数周或为永久性。三相性的特征见图27-8。

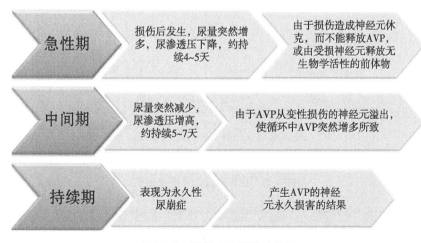

**图27-8 尿崩症三相性的特征**

### (四)临床表现

1. 垂体性尿崩症可见于任何年龄,通常在儿童期或成年早期发病,男性多于女性,男女比约2∶1。一般起病日期明确。大多数病人均有多饮、烦渴、多尿,夜尿显著增多。一般尿量每日大于4L,最多可达每日18L。尿比重比较固定,呈持续性低比重尿,尿比重小于1.005,部分性尿崩症在严重脱水时可以达1.010。尿渗透压多数低于300mOsm/(kg·H₂O)。

2. 一般尿崩症患者喜冷饮。如果饮水不受限制,仅影响睡眠,引起体力下降。智力、体格发育接近正常。烦渴、多尿在劳累、感染、月经期和妊娠期加重。

3. 遗传性尿崩症者常于幼年起病,因渴觉中枢发育不全,可引起严重脱水和高钠血症,常危及生命。

4. 肿瘤及颅脑外伤或手术累及渴觉中枢时,除了定位症状外也可出现高钠血症。

5. 当尿崩症合并垂体前叶功能不全时,尿崩症症状会减轻,糖皮质激素替代治疗后再现或加重。

### (五)实验室检查

1. **尿量** 尿量超过2500ml/d称为多尿,尿崩症患者尿量多可达4~20L/d,比重常低于1.005,尿渗透压降低。

2. **血、尿渗透压** 患者血渗透压正常或稍高,尿渗透压多低于300mOsm/L(正常值为600~800mOsm/L),严重者低于60~70mOsm/L。

3. **血浆渗透压与尿渗透压的关系评估** 血浆和尿渗透压的关系见图27-9。如果一个多尿患者数次同时测定血浆和尿液渗透压值均在阴影的右侧,则这个患者可能患有中枢性尿崩症或肾性尿崩症。如果对注射血管加压素的反应低于正常或者血或尿AVP浓度增高,则诊断为肾性尿崩症。相反为中枢性尿崩症。

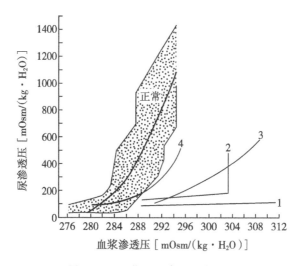

**图27-9 血浆和尿渗透压的关系**

4. **禁水加压试验** 比较禁水后与使用血管加压素后的尿渗透压的变化,是确定尿崩症或尿崩症鉴别诊断的简单可行方法。

5. **高渗盐水试验** 在诊断尿崩症时很少使用这一试验,当需要证明AVP释放的渗透压阈值改变时,常采用此试验,并且在分析某些低钠、高钠血症时具有一定的价值。

6. 血浆AVP测定。

7. **影像学检查** 影像学检查对进一步确定中枢性尿崩症患者下丘脑-垂体部位有无占位

性病变具有重要价值。垂体MRI的$T_1$加权像在正常人可见神经垂体部位有一高密度信号区域（图27-10），中枢性尿崩症患者该信号消失（图27-11），而肾源性尿崩症和原发性多饮患者中该信号始终存在。

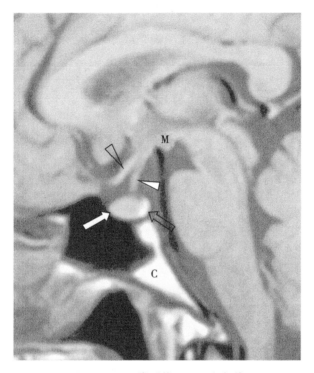

图27-10　正常垂体MRI T1加权像

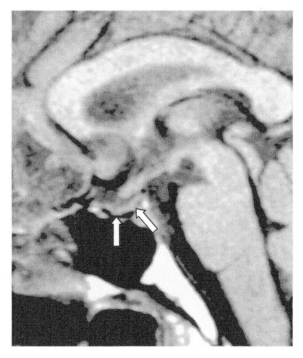

图27-11　17岁男性坠落伤后2个月头MRI $T_1$加权像

### （六）诊断及鉴别诊断

根据病人烦渴、多饮、多尿，持续低比重尿的临床表现，结合实验室检查结果，不难做出尿崩症的诊断。诊断成立后需鉴别中枢性尿崩症、肾性尿崩症、溶质性利尿、精神性多饮及其他原因引起的多尿。

中枢性尿崩症诊断一旦成立，应进一步明确是部分性还是完全性。无论是哪一种，都应该努力寻找病因学依据。可测定视力、视野、脑部包括下丘脑垂体部位器质性病变依据。如果确实没有器质性病变依据，才可以考虑原发性中枢性尿崩症的诊断。

### （七）治疗

1. 症状严重时的治疗　对各种类型症状严重的尿崩症患者，都应该及时纠正电解质紊乱，正确补充水分，恢复正常血浆渗透压。

2. 尿崩症的长期治疗。

（1）中枢性尿崩症

1）水剂加压素：可用激素替代治疗。水剂加压素皮下注释5~10U，可持续3~6小时。该药物常用于颅脑外伤或术后神志不清的尿崩症患者的最初治疗。

2）粉剂尿崩停：赖氨酸加压素是一种鼻腔喷雾剂，使用一次可维持4~6小时的抗利尿作用。

3）长效尿崩停：此药物是鞣酸加压素注射液，需要深部肌内注射，应从小剂量开始，初始剂量为1.5U，根据尿量逐步调整，体内24~48小时内可以维持适当的水平，一般每周注射2次。

4）人工合成DDAVP（1-脱氨-8-右旋-精氨酸血管加压素）：该药目前已有口服剂型（弥凝），口服0.1~0.2mg，可维持8~12小时抗利尿作用。初始剂量从0.1mg开始。

5）其他口服药物：氯磺丙脲、双氢克尿塞、氯贝丁酯等。继发性中枢性尿崩症应首先考虑病因治疗。

（2）肾性尿崩症的治疗

1）恰当的补充水分。

2）非甾体抗炎药：吲哚美辛。

3）噻嗪类利尿剂：双氢克尿塞。

4）氨氯吡咪与双氢克尿塞联合应用。

## 八、对本病例的思考

1. 患者青年男性，有明确电击后呼吸心搏骤停使，经复苏后心跳恢复，后经积极治疗自主呼吸逐渐恢复。患者出现了复苏后的多脏器功能损害。经进一步治疗逐渐好转。

2. 患者在治疗过程中出现多尿、烦渴症状，化验尿渗透压下降，但与尿崩症患者相异的是，伴随着尿量的增多，此患者血钠逐渐降低，需要与颅脑损伤后造成的脑性盐耗综合征相区别。由于患者在急诊监护室治疗，每日均监测血钠情况，并且每日根据化验结果和患者病情变化调整电解质、入液量及其他治疗方案，所以在实验室检查上可能与教科书的诊断标准有些差异。但是本患者对于垂体后叶素及醋酸去氨加压素片的治疗效果甚好，仍考虑为中枢性尿崩症。

（于　涵）

## 病例28　头痛1个月,加重1天

患者男,39岁,2013年11月4日就诊。

### 一、主诉

头痛1个月,加重1天。

### 二、病史询问

#### (一)初步诊断思路及问诊目的

患者为中年男性,以头痛症状就诊,应进一步询问病史,询问要点应包括有无既往病史,头痛有无伴随症状,如恶心、呕吐、发热症状等。

#### (二)问诊主要内容及目的

1. 起病性质　是否突发起病;是突发起病,或是在数小时至数日内急性起病,或是在数周内亚急性起病,是否进行性加重?
2. 有无诱发因素　发病前是否有精神紧张,情绪激动,是否有饮酒与服药史?
3. 头痛的部位、性质和程度　头痛是在一侧或两侧,是否为搏动性疼痛,或锥样疼痛?是阵发性或是持续性?每次发作时间长短。
4. 存在哪些伴随症状　是否伴有发热,如脑膜炎,肢体活动障碍,如偏瘫性偏头痛,或呕吐,视物模糊等?
5. 既往有无相关疾病　是否有家族史,如偏头痛等?

#### (三)问诊结果及思维提示

本例患者为中年男性,既往高血压病史2年,未规律服药;痛风1年;吸烟10年,每天1包;少量饮酒。既往无心脏病及糖尿病史。

现病史:入院前1个月出现头痛,伴头晕,伴恶心,无呕吐,无发热,无寒战,无抽搐,无意识不清,无言语不利及肢体活动障碍,无胸闷、胸痛,无皮疹,1天前头痛加重,于外院就诊,就诊时血压200/100mmHg,因心电图及心肌酶检查异常,转至我院急诊。自发病以来,一般状况好,食欲佳,睡眠好,大小便正常。

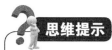

**思维提示**

经详细询问病史,发现本例患者既往有明确高血压病史,但未规律服药,血压控制不满意,应警惕脑血管意外,须做体格检查,通过体检为明确诊断寻求线索。

## 三、体格检查

### (一)重点检查内容和目的

1. 检查患者的生命体征 检查内容应包括:患者的神志、体温、血压、心率及呼吸频率。
2. 针对该患者的重点查体 根据考虑到的可能诊断进行重点查体:此患者以头痛就诊,应注重神经系统的查体:包括对光反射,是否有颈抵抗,四肢肌力与病理征。

### (二)体格检查结果及思维提示

患者体格检查结果:神志清楚,体温36.7℃,BP 149/88mmHg,HR 96bpm,$SPO_2$ 99%,神清语利,双侧瞳孔直径2mm,对光发射正常,颈软无抵抗,双肺呼吸音粗,未闻及干、湿性啰音,心律齐,未闻及杂音,腹平软,肠鸣音4次/分,双下肢不肿,四肢肌力V级,双侧巴宾斯基征未引出。

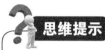

**思维提示**

本例患者体检除血压偏高外,神经系统未发现阳性体征。且血压升高程度与患者头痛症状不相符,应进一步行完善实验室检查。

## 四、实验室和影像学检查

### (一)初步检查内容及目的

1. 血常规、血生化、凝血功能、心电图、心脏彩超、胸片 明确全身状态。
2. 头颅CT 明确颅内情况。

### (二)检查结果及思维提示

1. 血常规 WBC $6.58 \times 10^9$/L,NE% 64.4%,HGB 146g/L,PLT $71 \times 10^9$/L。
2. 血生化 TP 74g/L,ALB 42g/L,GLB 31g/L,AST 23 U/L,ALT 25U/L,TG 2.41mmol/L,CK 104U/L,TBIL 15.2μmol/L,DBIL 3.17μmol/L,LDH 473U/L,$Ca^{2+}$ 2.32mmol/L,PHOS 1.23mmol/L,$Na^+$ 138.7mmol/L,$K^+$ 3.3mmol/L,$CO_2$ 34.0mmol/L,GLU 5.67mmol/L,渗透压 279mOsm/L,CREA 149μmol/L,BUN 6.16μmol/L,URIC 519.18μmol/L。
3. 心电图 窦性心律。
4. 心脏彩超 左室增大,左室肥厚,三尖瓣反流(轻度),二尖瓣反流(轻度)。

5. 胸片　双肺纹理增重。

6. 头部CT　双侧脑白质广泛低密度影（图28-1）。

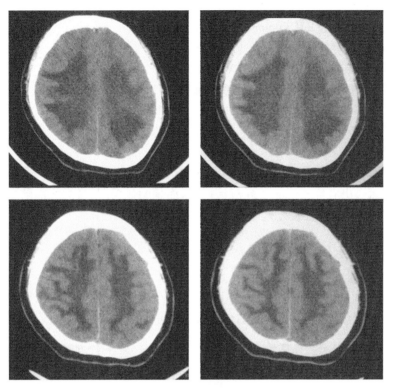

**图28-1　头部CT**

**思维提示**

　　本例患者辅助检查结果中有以下几项异常：①血生化中肌酐升高，考虑可能为高血压的靶器官损害；②心脏彩超提示左室增大，考虑为长期高血压累及心脏引起高血压心脏病；③头部CT提示双侧脑白质广泛低密度影，未发现明确脑梗死与脑出血病灶，应警惕高血压脑病，并除外家族遗传性脑白质疾病。因此，治疗应包括控制血压、营养神经、降血脂、抗凝等治疗，并密切观察患者病情变化。另外，患者血压升高程度尚不能解释头痛症状，应完善腰穿检查，除外中枢系统感染。

## 五、治疗方案及理由

1. 控制血压　拜新同，一次30mg，每天一次；安博维，一次150mg，每天一次。

理由：选用钙通道阻滞剂与选择性血管紧张素-Ⅱ受体（AT1亚型）拮抗剂联合控制血压。

2. 降血脂　立普妥，10mg，每天一次。

理由：降低血脂，减缓动脉硬化，预防卒中。

3. 抗凝　波立维，75mg/天。

理由:降低卒中发生率。

4. 腰穿结果

常规:无色透明,潘氏实验阴性,细胞总数4,白细胞总数4;

生化:氯125mmol/L,GLU 3.06mmol/L,M-TP 80mg/dl;

涂片:未见细菌;

脑脊液各项病毒指标:阴性(TB/CMV/HSV/EB);

理由:腰穿结果阴性,基本除外中枢系统感染。

## 六、治疗效果及思维提示

1. 治疗效果 患者经治疗3个月后,症状缓解。

2. 思维提示 患者经控制血压规范治疗后,症状明显缓解,考虑之前脑白质变化为高血压所致,应复查头部CT,检验治疗效果。

## 七、再次影像学检查结果

头部CT(治疗3个月后):双侧半卵圆中心及双侧脑室旁低密度区较前明显吸收,考虑高血压脑病较前明显好转。双侧基底节陈旧性腔隙性脑梗死(图28-2)。

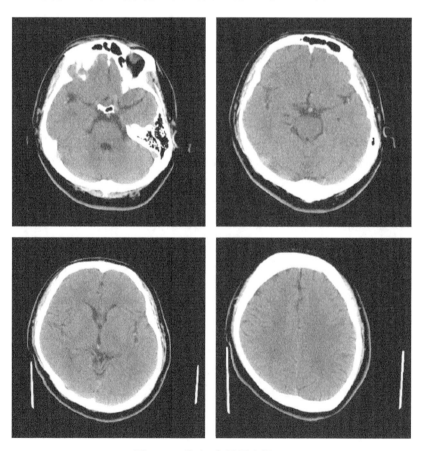

图28-2 治疗3个月后头部CT

## 八、高血压诊疗指南

1. 概述 高血压脑病是指在高血压病程中因血压急剧、持续升高导致的急性脑循环障碍综合征。

任何类型高血压只要血压显著升高，均可引起高血压脑病，但临床上多见于既往血压正常而突然发生高血压者，如急性肾小球肾炎、妊娠中毒症等，也好发于急进型或严重缓进型高血压伴明显脑动脉硬化的病人。

2. 诊断 根据患者原发性或继发性高血压病史，可有过劳、精神紧张、激动等诱因，血压突然急骤升高，尤其舒张压升高（120mmHg），出现剧烈头痛、呕吐、意识障碍、偏瘫、失语和癫痫发作等一过性神经系统局灶体征，眼底可见高血压性视网膜病变，CT或MRI显示特征性顶枕叶水肿，迅速降压后症状体征迅速消失，不遗留后遗症，一般不难诊断。但值得注意的是，准确的诊断必须谨慎除外其他原因引起的血压升高及神经学缺陷。

3. 治疗 本病及时处理预后良好，处理不当可导致死亡，因此应力争早期确诊，卧床休息，尽快降血压，降低颅内压及减轻脑水肿，控制癫痫发作，预防心力衰竭等。

（1）高血压脑病发作时应在数分钟至1小时内使舒张压迅速降至110mmHg（高血压患者）或80mmHg以下（血压正常者），恢复脑血管自动调节机制，但降压不要过快、过低，以防发生脑血流灌注不足，诱发脑梗死；老年人个体差异大，血压易波动，用药应从小量开始，逐渐加量，以免血压降得过快、过低，引起心肌梗死等不良后果。

（2）降颅压及减轻脑水肿可用20%甘露醇250ml快速静脉滴注，每6~8小时1次，心肾功能不全者慎用；可与呋塞米（速尿）40mg静脉注射、10%人血白蛋白50ml静脉滴注或地塞米松10~20mg静脉滴注合用。

（3）癫痫频繁发作或癫痫持续状态首选安定10~20mg缓慢静脉注射。若不能控制可用地西泮（安定）40~50mg加于10%葡萄糖溶液500ml中静脉滴注，应注意呼吸情况。

4. 预后 本病起病急，症状明显，病情危重，若不及时治疗，可因脑水肿加剧出现脑疝，可迅速死亡。据统计，未经治疗的高血压危重症，6个月病死率50%，1年病死率90%。高血压脑病经治疗后，大部分病例症状完全缓解，影像学检查异常完全消失，预后良好。因此其预后取决于早期诊断和治疗。

## 九、对本病例的思考

1. 患者中年男性以头痛就诊，既往明确高血压病史，除警惕急性脑血管病与中枢系统感染等急重症外，不应忽略慢性病引发的急性症状发作。

2. 经规律治疗后患者症状缓解，应随访患者情况，并进行影像学复查，寻求诊断中问题的合理解释，避免因症状缓解忽略复诊，而造成漏诊、误诊。

（袁　伟）

# 病例29 发热、呕吐1周,意识不清1小时

患者张××,女,18岁,2016年5月4日来诊。

## 一、主诉

发热、呕吐1周,意识不清1小时。

## 二、病史询问

### (一)问诊的主要内容及目的

1. 发热的诱因、类型和伴随症状等。发热是临床上最常见的症状之一,多由感染引起,其他原因如结缔组织病、肿瘤等也会引起发热。常见感染类型中呼吸道感染常有受凉史,并伴随咽痛、咳嗽、咳痰等症状;消化系统感染常有不洁饮食史,易伴有腹痛、呕吐、腹泻等症状;泌尿系感染多有久坐、饮水少或不洁性生活史等,并常有腰痛、尿急、尿频、尿痛等。发热可分为稽留热(如大叶肺炎等)、弛张热(如败血症、化脓性感染等)、间歇热(如疟疾、肾盂肾炎等)、波状热(如布氏杆菌病等)、回归热(如霍奇金病等)和不规则热(如风湿等)等类型。

2. 呕吐的性状、呕吐物性质以及伴随症状。呕吐临床上也很常见,很多疾病会有此症状。胃肠炎呕吐最多见,呕吐物多为食物,常伴有腹痛、腹泻、发热等;消化道出血时呕吐物多为咖啡样物或血性物,多伴黑便、腹痛;肠梗阻呕吐物多为宿食,甚至有屎臭味,伴明显腹胀、排气排便消失等;脑血管病(如蛛网膜下腔出血)呕吐常为喷射样,伴头痛、颈强直等神经系统症状体征;急性心肌梗死(特别是下壁心梗)也常有呕吐,但多有胸痛、胸闷、心悸、大汗等伴随症状。

3. 意识不清的程度。意识不清的原因很多,中枢性疾病如急性脑血管病、癫痫、脑炎等,内分泌及代谢疾病如血糖异常(低血糖或糖尿病高渗)、甲亢危象、肝性脑病、尿毒症等;严重感染如脓毒症等;理化因素如中毒、中暑等;心血管疾病如严重心律失常、心衰、休克等。按意识障碍程度一般分为嗜睡、昏睡、浅昏迷、中度昏迷、深昏迷和脑死亡。

4. 既往史的询问包括有无慢性病史,吸烟饮酒史,传染病史,个人史,月经、婚育史等。

### (二)问诊结果及思维提示

1. 患者1周前受凉后出现发热,体温最高达39.1℃,间断头痛,伴咽痛、流清涕、咳嗽、痰不多。伴上腹痛,恶心、呕吐(非喷射样),呕吐物为胃内容物,无呕血,无腹泻、黑便。无腰痛,无尿急、尿频、尿痛。自服感冒药及头孢等,症状无明显缓解。一周来食欲缺乏,二便基本正常。

2. 今日就诊于我院,初步考虑急性胃肠炎,予头孢西丁钠静点抗炎,奥美拉唑抑酸及补液对症治疗。家属诉输液过程中(约1小时前)逐渐出现意识模糊,输液约3个小时时突然出现四肢抽动,呼之不应,无双眼上吊、无口吐白沫,无二便失禁,立即转入抢救室。

3. 既往史: 5年前外院诊断"肾上腺皮质功能减退",目前规律口服强的松7.5mg/日治疗,病情稳定。否认高血压、糖尿病病史,否认外伤、服药史,否认肝炎、结核史。

**思维提示**

患者发病分为两个阶段,近一周有呼吸道感染症状和消化道症状,一般药物治疗无好转。于我院输液期间突然出现意识不清。

## 三、体格检查

### (一)重点检查内容及目的

根据问诊结果,患者为年轻女性,急性起病,初期有呼吸道感染表现及消化道症状,治疗期间突然出现意识障碍。首先应除外感染因素引起的昏迷,如中枢神经系统感染。应注意瞳孔形状大小、光反射,有无颈抵抗,病理征是否为阳性等。同时患者近一周食欲缺乏并伴呕吐,应注意血压、脉搏等循环情况及血糖。患者既往有"肾上腺皮质功能减退"病史,虽规律服药且病情稳定,但要注意有无肾上腺皮质功能减退的体征。

### (二)体检结果及思维提示

$SPO_2$ 92%,BP 90/63mmHg,HR 96次/分,R 22次/分,T 38.7℃,发育正常,无毛发稀少。昏睡,呼之有反应; 双肺呼吸音粗,无啰音; 心律齐; 腹平软; 双下肢无水肿。神经系统查体: 双瞳孔正大等圆,光反应存在,颈软,无抵抗,四肢查体不合作,双巴宾斯基征阴性。

**思维提示**

患者神经系统查体无明显阳性表现,神经系统疾病所致意识不清证据不足,应警惕其他原因所致。

## 四、实验室和影像学检查结果

### (一)初步检查内容及目的

1. 血、尿常规,PCT,快速血糖,血气分析,生化全项,凝血四项,D-二聚体   了解患者的基本情况。

2. 头颅CT检查   除外颅内病变。

### (二)检查结果及思维提示

1. 血常规   WBC $17.75 \times 10^9$/L, N 65.2%, L 26.1%, HGB 150g/L, PLT $427 \times 10^9$/L, PCT 0.47。

2. 尿常规   RBC( + ), WBC( + ), KET( + ), PRO( - )。

3. 快速血糖　GLU 7.1mmol/L。

4. 血气分析　pH 7.467，PCO$_2$ 30.5mmHgPO$_2$，77.9mmHg，BE −1.6mmol/L，Lac 0.8mmol/L。

5. 凝血四项　PT 12.4秒，PA 78.8%，PR 1.13，INR 1.13，APTT 20.0秒，Fbg 341.5mg/dl，D-二聚体1.23mg/L。

6. 血生化　TP 72.7g/L，ALB 38.2g/L，CHOL 4.47mmol/L，TG 1.73mmol/L，AST 17U/L，ALT 14U/L，CK 36U/L，CK−MB 0.1ng/ml，CTNI 0.02ng/ml，GGT 30U/L，AMY 52U/L，TBIL 7.40μmol/L，BUN 1.80mmol/L，CREA 64.5μmol/L，CA 2.25mmol/L，Na$^+$ 141.4mmol/L，K$^+$ 3.1mmol/L，Cl$^-$ 98.1mmol/L，GLU 7.39mmol/L。

7. 头颅CT　双侧小脑半球混杂密度灶，幕上脑室系统明显扩大，建议MRI进一步增强扫描，以明确诊断（图29-1）。

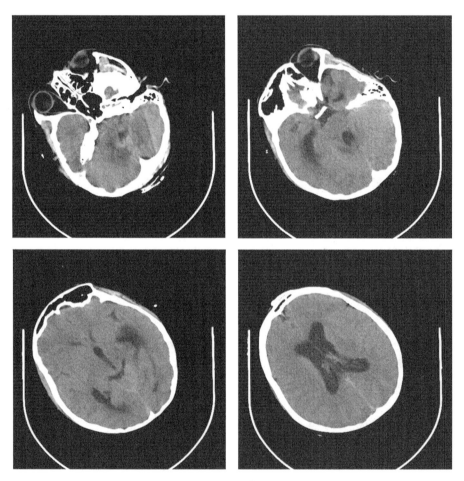

图29-1　头部CT

**思维提示**

　　患者血象升高，PCT 0.47，尿酮体（＋），考虑存在细菌感染及入量不足等情况，抗炎补液的治疗正确。血糖正常，电解质轻度紊乱，应与意识障碍无关。头颅CT虽提示异常,但与临床表现不符,不能解释患者突然出现的意识不清,如有考虑神经系统疾病可完善头颅MRI检查。但患者有明确的"肾上腺皮质功能减退"病史,应完善内分泌系统检查,以除外内分泌疾病所致昏迷。

### (三)进一步检查结果及思维提示

1. 激素水平

(1)皮质醇: 0.81 μg/dl(8.7~22.4)。

(2)甲功:TT3 1.02ng/ml(0.58~1.59),TT4 11.90 μg/dl(4.87~11.72),FT3 2.86pg/ml(1.71~3.71),FT4 1.54ng/dl(0.7~1.48),TSH 2.473 μIU/ml(0.350~4.940)。

2. 复查血生化　BUN 1.33mmol/L,CREA 33.8 μmol/L,CA 2.31mmol/L,$Na^+$ 134.1mmol/L,$K^+$ 3.4mmol/L,$Cl^-$ 98.2mmol/L。

**思维提示**

患者青年女性,既往有"肾上腺皮质功能减退"病史,虽规律治疗但于呼吸道感染后出现腹痛、呕吐等消化道症状,继而出现意识不清,血压低,心率快,化验检查除感染及脱水表现外,皮质醇水平明显降低,故应高度警惕肾上腺危象。

## 五、治疗方案及理由

1. 治疗　给予监护、吸氧,密切监测生命体征,同时立即予氢化可的松100mg Q6H静点,并给予积极补液及支持、对症治疗。

2. 理由　当临床高度怀疑急性肾上腺皮质危象时,在取血标本送检ACTH和皮质醇后应立即开始治疗。首先是补充激素:一般先静脉注射氢化可的松100mg,然后每6h静点50~100mg,前24h总量为200~400mg。多数患者病情24小时内获得控制。此时可将氢化可的松减至50mg,每6小时1次,在第4~5天后减至维持量。同时要纠正脱水和电解质紊乱:一般估计液体量的补充约为正常体重的6%。头24小时内可静脉补充葡萄糖生理盐水2000~3000ml。补液量应根据脱水程度、病人的年龄和心脏情况而定。注意观察电解质和血气分析情况。必要时补充钾盐和碳酸氢钠。应同时注意预防和纠正低血糖。此外,还要积极控制感染及其他诱因,必要时给予全身性的支持疗法。

## 六、治疗效果及思维提示

在给予激素治疗后,患者病情逐渐稳定,体温下降,神志转清,无特殊不适。第二日中午出院。

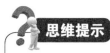

从治疗过程看,在给予补充激素后,效果明显改善。患者的各项症状好转,神志转清,且无神经系统异常。故考虑"肾上腺危象"诊断正确。

## 七、本疾病最新指南解读

美国内分泌学会于2016年1月13日在 *J Clin Endocrinol Metab* 上发布了第一份原发性肾上腺皮质功能减退症(PAI,也被称为阿狄森氏病)临床诊疗指南《Diagnosis and Treatment of Primary Adrenal Insufficiency: An Endocrine Society Clinical Practice Guideline》。该指南共分为5部分:哪些人需要疾病检查及如何检查、选择最佳诊断试验、成人患者的治疗(子章节包括糖皮质激素、盐皮质激素及脱氢表雄酮的替代治疗、孕妇和儿童的治疗)、肾上腺危象的预防和治疗、相关监测。指南突出了早期诊断的重要性,并强调PAI患者需要预防肾上腺危象等威胁生命的紧急情况。

指南建议,合并下述无法解释症状体征的重症患者需要高度怀疑PAI可能,临床医师应该使用一个更低的诊断阈值,包括血容量不足、低血压、低钠血症、低钾血症、发热、腹痛、色素沉着和低血糖,尤其是儿童患者。而且,合并无法解释持续性恶心、乏力和低血压的孕妇也应该考虑使用这个更低的PAI诊断阈值。大剂量促肾上腺皮质激素兴奋试验为诊断PAI的金标准。

对于重症肾上腺皮质功能不全或肾上腺危象患者,专家小组建议在诊断性试验结果出来之前,应立即静脉注射氢化可的松治疗。具体治疗方面:怀疑肾上腺危象的患者应该立即静脉注射氢化可的松100mg(儿童,50mg/m²),然后进行恰当的液体复苏治疗。以后每24小时采用200mg(儿童,50~100mg/m²)的氢化可的松治疗,并根据年龄、体表面积恰当调整剂量。如果无氢化可的松,可采用泼尼松龙替代治疗。而地塞米松仅在其他糖皮质激素没有时才可使用。

## 八、结合指南对本病例的思考

本患者为年轻女性,急性起病。最初是以发热和消化道症状就诊,按急性胃肠炎对症处理后,症状无好转反而出现了意识不清。患者既往有"肾上腺皮质功能减退"病史,自诉规律服药且病情稳定,查体并无皮肤、黏膜色素沉着,毛发稀疏等体征。而肾上腺皮质危象常发生于感染、创伤、手术、分娩、过度劳累、大量出汗、或突然中断治疗等应激情况。大多患者有发热,体温可达40℃以上;同时消化道症状突出,表现为恶心呕吐和腹痛、腹泻;并可伴有严重低血压,甚至休克,伴有心动过速,四肢厥冷、发绀和虚脱;患者极度虚弱无力,萎靡、淡漠和嗜睡;也可表现烦躁不安和谵妄惊厥,甚至昏迷。化验检查常见白细胞总数增高(多为血浓缩和感染所致),中性多核细胞增多,血红蛋白增高,血浓缩。高血钾,低血钠,低血糖,血尿素氮降低,轻度酸中毒以及血皮质醇总量降低。此患者发病、临床表现及化验检查基本符合上述情况,故考虑"肾上腺危象"诊断成立,立即予静脉注射氢化可的松治疗,之后症状明显改善。临床上遇到有"肾上腺皮质功能减退"的患者,在应激等情况下出现病情加重,应高度警惕肾上腺危象,怀疑此病时应该立即静脉注射氢化可的松治疗。

(张 达)

# 病例30  腹痛1个月余

患者田某,女性,68岁,2015年6月10日来诊。

## 一、主诉

腹痛1个月余。

## 二、病史询问

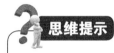
**思维提示**

患者的主要症状为腹痛,问诊时应侧重腹痛的时间,部位,疼痛的性质和缓解方式,是否和进食有关,有无排气排便等。

### (一)问诊主要内容及目的

疼痛的位置: 左上腹痛多见于急性胰腺炎、胃穿孔、左肺炎、左胸膜病变、左肾病变、脾脏病变或损伤、膈疝或膈下疾病、结肠脾曲疾病、心脏疾病等疾病; 右上腹痛多见于胆囊、胆道疾病如急性胆囊炎、胆石症、肝脏疾病、十二指肠球溃疡或穿孔、右膈下脓肿、右下肺炎、右胸膜炎、右肾结石、右肾盂肾炎、肾盂积水积脓、右半结肠疾病等; 中上腹痛多见于胃痉挛、急性胃炎、上消化道溃疡或穿孔、食管裂孔疝、急性胰腺炎、心绞痛、急性心肌梗死、急性阑尾炎初起等疾病; 右下腹痛见于阑尾炎、肠炎、肠结核、肿瘤、肠系淋巴结炎、右输尿管结石、女性右盆腔炎、卵巢滤泡破裂、右腹股沟嵌顿疝等疾病; 左下腹痛多见于消化道出血、左侧输卵管疾病,左侧卵巢疾病、乙状结肠扭转、腹股沟嵌顿疝、菌痢、结肠阿米巴病、结肠癌、左输尿管结石、女性左附件炎、卵巢滤泡破裂等疾病; 全腹痛可见于由空腔脏器穿孔、急性出血坏死性胰腺炎、内脏破裂出血所致的泛发性(弥漫性)腹膜炎等。

疼痛的其他特点: 起病急骤、病情进展迅速多见于空腔脏器穿孔、腹腔内出血、肠管扭转、肠系膜血管闭塞、动脉瘤破裂,缓慢起病常见于较轻的内科及全身疾病; 持续性腹痛见于炎症,如急性化脓性阑尾炎、急性化脓性胆囊炎等; 持续性腹痛伴有阵发性加重是腹部炎症和空腔脏器穿孔等病变共存的特征; 表现为呕吐、腹胀、腹痛、排便排气停止及肠鸣音亢进或消失等,常见于消化道梗阻性疾病。

### (二)问诊结果及思维提示

1. 患者20天前因间断中上腹痛半月余就诊于外院,诉有排气排便,不甚通畅,偶有黑便,或大便中有血丝,无呕血,不伴发热,无胸闷胸痛。

2. 于当地医院抽血检查提示 血常规: WBC $6.45 \times 10^9$/L, N% 83.5%, HGb 121g/L, HCT 36.6%, PLT $183 \times 10^9$/L。C反应蛋白: 60.44mg/L。生化检查结果: CK 56U/L, CKMB 0.5U/L, CTNI 0.06U/L, TBIL 5.72mmol/L, DBIL 1.77mmol/L, IBIL 3.95mmol/L, AMY 28U/L。心电图检查未见异常;立位腹平片和腹部CT检查提示不完全性肠梗阻。

3. 治疗经过 奥硝唑及头孢抗炎,口服石蜡油润肠。患者症状稍缓解,于6月30日出院。出院诊断: 急性不全肠梗阻。

4. 出院后腹痛症状再次发作,伴腹胀,再次于该院检查,行立位腹平片仍提示不全梗阻,遂转往我院急诊。

5. 既往否认肝炎、结核病史,否认糖尿病、冠心病病史,否认外伤、手术、输血史,否认食物及药物过敏。牛皮癣若干年,一直服用中药治疗,具体不详。

## 三、体格检查

### (一)重点检查内容及目的

查看腹部有无膨隆,有无弥漫性或局限性胀气,有无肠型、胃型及蠕动波。触诊: 腹部有无压痛、反跳痛及肌紧张,若可扪及包块应了解其部位、大小、形态、边界、质地、活动度及有无压痛等。叩诊: 有无移动性浊音、鼓音,肝浊音界如何等。听诊: 要注意肠鸣音是否增多、亢进、减少或消失,对肠鸣音的改变应作多次长时间观察。

### (二)查体结果及思维提示

神清, P 98次/分, R 24次/分, $SPO_2$ 99%, BP 130/78mmHg。双肺呼吸音粗,未闻及干湿啰音,心律齐,腹胀,无肌紧张及板状腹,右下腹未及压痛及反跳痛,双侧肾区无叩痛,躯干及四肢皮肤瘀点。

### (三)详细追问病史

患者一个月来发现躯干及四肢皮肤瘀点,未予重视,20余天前出现腹痛,位于脐周,性质描述不清。

**思维提示**

患者既往牛皮癣病史,因此对于皮肤瘀点没有引起重视,且患者的腹痛出现在皮肤瘀点之后,要注意考虑有无过敏性紫癜的可能。

## 四、实验室和影像学检查结果

### (一)初步检查内容及目的

1. 血常规、血气分析、尿常规、便常规加潜血、生化全项加淀粉酶及心肌酶、凝血及D-二聚体　了解患者的基本身体情况。

2. 腹部CT及立位腹平片　进一步明确腹痛原因。

### (二)检查结果

1. 血常规　WBC $12.66 \times 10^9$/L, N% 85.2%, HGb 124g/L, HCT 47.6%, PLT $214 \times 10^9$/L。

2. 尿常规　红白细胞(-),尿蛋白(+),尿酮体(++)。

3. 便潜血　(+)。

4. 生化　CK 76U/L, CKMB 0.8U/L, CTNI 0.00U/L, TBIL 6.12mmol/L, DBIL 1.97mmol/L, IBIL 5.95mmol/L, AMY 90U/L。

5. 凝血四项　正常。

6. D-二聚体　2.1μg/ml。

7. 腹部CT　提示不完全性肠梗阻。

**思维提示**

过敏性紫癜的诊断主要依据查体和实验室检查,对于腹型过敏性紫癜如具有以下特点:①典型四肢皮肤紫癜,可伴有腹痛等消化道症状、关节痛和(或)血尿。②血小板计数及出凝血时间正常。③排除其他原因所致的血管炎及紫癜。即可明确诊断。通过本病例充分反映出对于疾病的诊断不能先入为主,要重视对病人的查体,既要认真查体,也要突破思维定势,不能按照头脑已有的定势去有目的的查体,如果需要,则要反复多次查体。

## 五、治疗方案

1. 对症处理　抗生素对抗肠道感染,甘油灌肠剂导泻,静脉补液营养支持等。

2. 抗组胺药　适用于单纯型紫癜,可同时使用芦丁、维生素C、钙剂、卡巴克洛或酚磺乙胺等。糖皮质激素:适用于严重皮肤损害或关节型、腹型、肾型紫癜。

3. 一周后患者症状好转出院。

## 六、本疾病相关文献解读

过敏性紫癜是一种血管变态反应性出血性疾病,主要累及皮肤、肾脏、关节滑膜、消化道黏膜和浆膜等部位。机体对某些致敏物质产生变态反应,使毛细血管脆性及通透性增加造成血液外渗,产生紫癜、黏膜及某些脏器出血,也可以同时伴发血管神经性水肿、荨麻疹等其他过敏表现,严重者可出现坏死性小动脉炎。胃肠道、肾及关节腔等部位的小血管亦常被累及。临床上主要有6种类型即:单纯型(紫癜型)、腹型(Henoch型)、关节型、肾型、混合型及其他类型。

腹型临床上并非罕见,主要表现除皮肤紫癜外,因消化道黏膜及脏腹膜毛细血管发生病变而产生一系列消化道症状和体征,如恶心、呕吐、腹泻和消化道出血等。但腹痛表现最为突出,多位于脐周、下腹或全腹,常为阵发性绞痛。约14%的过敏性紫癜患者消化道症状及腹痛发生在皮疹出现之前,是造成误诊、误治的主要原因。腹痛的原因是由于小肠、结肠、胃壁的黏膜、浆膜下广泛出血引起胃肠道剧烈或不剧烈、规则或不规则的蠕动所致,该类病人的腹痛一般是无固定的压痛点,又因胃肠壁出血于黏膜、浆膜下,不刺激腹膜,故一般无腹肌紧张。加上便血,并无柏油样便等全消化道出血征象,即使无皮肤紫癜出现,亦应及早想到本病的可能性。腹型过敏性紫癜患者的多数消化道症状出现于皮损之前,这给诊断造成一定的困难,容易误诊。一般容易误诊为消化性溃疡、急性胃黏膜病变、急性阑尾炎、肠梗阻、急性出血坏死性小肠炎、急性细菌性痢疾等;部分患者在皮肤紫癜出现前内镜检查胃肠黏膜已发现异常,仍然被误诊,其主要原因是对腹型过敏性紫癜的内镜及临床表现认识不够所致。胃镜下主要表现为黏膜充血水肿、红斑、黏膜下出血、糜烂和溃疡,且病变以十二指肠降部、球部、胃窦部为主。消化道症状越重、腹痛越明显则内镜下黏膜糜烂、出血、溃疡程度越重,范围越广。临床症状轻重与黏膜病变程度有关(图30-1,见文末彩插)。

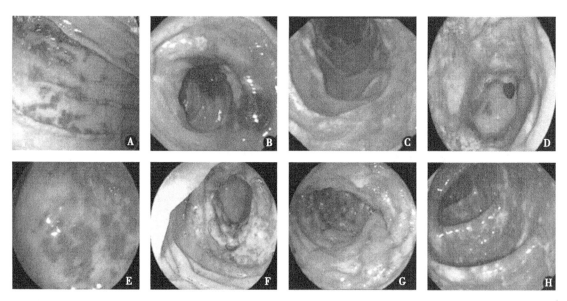

**图30-1 消化道溃疡**

A~D. 腹型过敏性紫癜患者胃镜表现。A. 胃体部斑点状出血; B. 十二指肠降部溃疡伴出血; C. 十二指肠降部颗粒样结节; D. 胃窦弥漫性出血; E~H. 腹型过敏性紫癜患者肠镜表现。E. 直肠斑点状出血; F. 回肠末端溃疡伴出血; G. 回肠末端多发溃疡; H. 全结肠弥漫性出血

腹型过敏性紫癜在不同阶段表现不大相同,病变初期多为暗紫色弥漫隆起伴黏膜下出血或渗血及出血斑;严重病例暗紫色隆起相互融合形成大的血疱,时间较短;中期多表现为广泛的糜烂伴黏膜渗血,严重表现为大片状或沟状溃疡,此期时间较长;后期糜烂愈合,为颗粒样红色再生黏膜所替代,渗出物明显减少或消失。十二指肠降部不规则溃疡是过敏性紫癜在胃肠道的典型表现。对腹痛、便血患者,若内镜下可见胃肠道广泛充血水肿、糜烂及溃疡形成,特

别是十二指肠降部及回肠末端的病变,应注意过敏性紫癜的可能。

组织学上,由于其基本病理变化是IgA介导的毛细血管炎,故改变多为非特异性炎症,典型者镜下可见上皮细胞肿胀,黏膜下血管壁可有坏死,间质水肿,红细胞外渗,血管周围有炎症变化,中性粒细胞和嗜酸性粒细胞浸润等情况。冰冻切片进行染色则可见IgA沉积。

对消化道症状(如腹痛、消化道出血、恶心呕吐等)明显,尤其腹痛剧烈,以绞痛为主,腹痛部位不固定,一般解痉药(如山莨菪碱)不能缓解,但腹部体征轻微,症状体征分离或伴有消化道出血而拟诊腹型过敏性紫癜者,早期胃镜及肠镜检查是经济有效的方法,可早期诊治,减少误诊、漏诊,避免不必要的外科手术及并发症出现。

(张 健)

患者李某,男,22岁,学生,2014年7月15日来诊。

## 一、主诉

头晕伴发热2天,意识障碍1天。

## 二、病史询问

**思维提示**

　　患者为青年男性,主要以"头晕、发热、意识障碍"为主诉,头晕为多种疾病的非特异性表现,对于年轻患者应考虑感染、贫血、颅脑占位及颅内血管性疾病等,结合发热及意识障碍不除外中枢神经系统感染可能。因此询问病史应该围绕头晕伴随的其他症状、发热的热型及最高温度、出现意识障碍是否伴有抽搐等其他症状进行展开。

### (一)问诊主要内容及目的

1. 患者出现头晕的诱因及伴随症状,是否有耳鸣、视物旋转、呕吐等。
2. 发热的最高温度、热型,有无咳嗽咳痰、腹泻、尿频尿痛等症状。
3. 意识障碍出现时是否伴随其他症状,如抽搐、呕吐、口吐白沫等。
4. 还需要了解患者的既往病史,家族史等,以及是否自行服药、是否存在中毒可能。

### (二)问诊结果及思维提示

1. 入院前2天无明显诱因出现头晕,并摔倒在地,伴恶心、呕吐,呕吐物为胃内容物,无呕血及咖啡样物。

2. 同时伴有发热,体温最高达39.2℃,无寒战、头痛、咽痛、咳嗽、咳痰,无腹痛、腹泻、尿频、尿急、尿痛。

3. 入院前1天出现意识不清,呼之无反应,并逐渐加重,无大小便失禁、抽搐、口吐白沫等。自发病未进食,无大便,尿色深。

4. 曾就诊于顺义区医院,查血常规示重度贫血(具体不详),后于当日转入我院急诊抢救室治疗。查血常规示: Hb 31.0g/L, WBC $5.32 \times 10^9$/L, PLT $5 \times 10^9$/L。给予输注洗涤红细胞纠正贫血、抗感染、维持电解质平衡及营养支持等对症治疗，并完善相关检查。

5.2年前于外医院诊断为"溶血性贫血"，未正规治疗，至今未作任何检查。曾于2012年因溶血性贫血输血治疗。

**思维提示**

通过问诊，明确既往"溶血性贫血"病史，结合此次入院查Hb明显下降，诊断的重点应集中在"贫血"。在除外其他疾病后尽快明确贫血原因。

### 三、体格检查

#### (一)重点检查内容及目的

重点以皮肤黏膜、腹部肝脾触诊等为主，但不能忽视神经系统查体。

#### (二)体检结果及思维提示

T 37.2℃，P 61次/分，BP 117/67mmHg，SPO$_2$ 100%，R 20次/分。浅昏迷，颈软，无抵抗，压眶反射存在，双侧瞳孔等大等圆，直径为3.0mm，对光反射灵敏。结膜苍白，巩膜轻度黄染，全身皮肤黏膜未见出血点，双肺呼吸音粗，未闻及干湿啰音。心律齐，未闻及杂音及额外心音。腹软，肝脾肋下未及，双下肢不肿。四肢肌力检查不能配合，肌张力正常，双侧巴宾斯基征(－)。

**思维提示**

查体可见结膜苍白，巩膜轻度黄染，无肝脾肿大，神经系统查体除肌力检查不能配合余正常。若结合颅脑CT除外颅内急性病变，仍考虑"贫血"为主要诊断。

### 四、实验室和影像检查结果

#### (一)初步检查内容及目的

1. 血尿常规、生化全项、心电图、凝血功能、胸片　了解患者一般情况。
2. 头颅CT　初步判定颅内结构性病变及急性病变的性质。
3. PCT　判断是否存在细菌感染及严重程度。
4. 腹部超声　明确腹腔脏器形态变化。

#### (二)检查结果及思维提示

1. 血常规

(1)(7月15日)：WBC 5.32×10$^9$/L，NE 60.3%，HGB 31g/L，PLT 51×10$^9$/L；

（2）（7月16日）：WBC $5.23 \times 10^9/L$，NE 61.5%，HGB 26g/L，PLT $28 \times 10^9/L$。

2. 生化

（1）（7月15日）：AST 128U/L，ALT 42U/L，LDH 2304U/L，TBIL 52.93μmol/L，DBIL 5.00μmol/L，IBIL 47.93μmol/L；

（2）（7月16日）：AST 4265U/L，ALT 38U/L，LDH 4301U/L，TBIL 112.08μmol/L，DBIL 26.94μmol/L，IBIL 85.15μmol/L；

3. ECG （7月15日）肢体导联及$V_{4-6}$均T波低平（图31-1）；

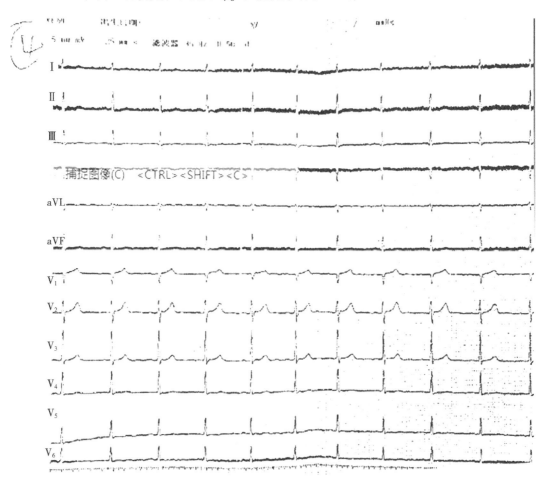

图31-1 心电图

4. 多次查便潜血 阴性；

5. 凝血四项（7月15日） PT 14.2s，PA 68.9%，APTT 34.6s，INR 1.27；

6. 尿常规（7月16日） 尿红细胞150/μl（++），尿胆原12mg/dl（++++），胆红素（-）；

7. 腹部B超（7月16日） 胆囊小，腔内透声差，脾大（13.6cm×4.1cm）；

8. 头颅CT（7月17日） 左侧蝶窦囊肿，左侧额窦炎症（图31-2）。

9. PCT（7月17日） 1.11ng/ml。

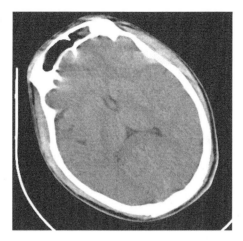

图31-2　头颅CT

**思维提示**

　　患者病情发展迅猛，Hb明显降低，ALT、AST、TBIL、DBIL、IBIL迅速升高，以IBIL升高为主，尿胆原强阳性。超声提示脾大。CT除外颅内病变。下一步检查主要是血液系统相关检查，明确贫血原因，应完善贫血组合、Hams试验、Coombs试验及白细胞手工分类、骨髓穿刺等检查。

### （三）进一步检查结果及思维提示

　　1. 贫血组合（7月16日）　铁蛋白>40 000ng/ml，叶酸>25.2ng/ml，VitB$_{12}$>1500pg/ml；Fe正常范围。

　　2. 直接抗人球蛋白试验（Coombs）（7月16日）　2+。

　　3. 白细胞手分（7月16日）　白细胞总数100，有核红细胞29%，中性分叶核粒细胞71%。生熟红细胞明显大小不等，可见巨大红细胞，破碎红细胞。

　　4. 自身抗体11项、ANCA、ANA、抗ds-DNA　阴性。

　　5. 尿含铁血黄素试验　阴性。

　　6. 酸溶血试验　阴性。

　　7. 肿瘤标记物、甲状腺功能　阴性。

　　8. 病毒检查　EBV IgG（＋），余均（－）。

　　9. 骨穿报告考虑疾病可能性　如：溶血性贫血、巨细胞贫血、MDS。

**思维提示**

　　患者无便OB（＋）及脏器出血，除外出血性疾病所致贫血，贫血组合及血清Fe无减低，不考虑巨幼贫及缺铁贫。Coombs试验阳性且镜下可见破碎红细胞，结合

IBIL显著升高及脾大的检验结果，考虑"自身免疫性溶血性贫血"诊断明确。血小板降低考虑为：Evans综合征（在自身免疫性溶血性贫血中10%~20%表现为血小板减少）。患者重度贫血，既往病毒感染，免疫力低下，此次发病继发全身感染，导致发热，但具体感染部位及病原学并未查到，可能与入院后早期足量使用抗生素治疗有关。

## 五、治疗方案

1. 间断输注洗涤红细胞、血浆。

2. 激素冲击治疗　甲强龙静脉输注，后症状好转后改为口服激素。

3. 抗感染、补液、纠正电解质紊乱、营养支持治疗。

4. 患者于7月18日、7月20日、7月22日行三次血浆置换，每次输入血浆2000ml，置换出血浆约2000ml。

## 六、治疗效果及思维提示

1. 患者行第一次血浆置换后神志转清，言语流利。神经系统查体阴性。

2. 经治疗后各项指标显著好转，体温正常，治疗三周后指标如下

（1）血常规：Hb 82g/L，PLT 333 × 10⁹/L；

（2）尿常规：尿胆原（－），胆红素（－）；

（3）生化：ALT 49U/L，AST 20U/L，TBIL 47.10 μmol/L，IBIL 36.69 μmol/L；

（4）直接抗人球蛋白试验（7月22日复查）：阴性；

（5）RET%：（7月16日）1.23%，（7月19日）2.99%，（7月24日）9.19%。白细胞手分（7月26日复查）未见破碎红细胞。

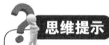

**思维提示**

治疗方案是非常有效的。在进行了1次血浆置换后患者神志清楚，经血浆置换后去除血液中的高胆红素，考虑意识障碍为高胆红素血症导致的代谢性脑病所致。经激素冲击、封闭循环中的抗体使红细胞破坏逐渐减少，Hb逐渐升高。结合其他对症支持治疗，患者病情明显好转。

最终诊断：自身免疫性溶血性贫血；Evans综合征；急性肝损害；代谢性脑病。

## 七、结合本病相关文献阅读

自身免疫性溶血性贫血（AIHI）按照自身抗体作用于红细胞时所需的温度分为温抗体型

AIHI(WAIHI)和冷抗体型AIHI(CAIHI),以WAIHI居多,并且多为继发性。WAIHI的发病与温度没有显著的相关关系,其发病是由各种原因引起的免疫机制变异,主要包括基因遗传因素、自身免疫调节异常及免疫因素等,导致针对自身红细胞的抗体产生,再与红细胞膜表面抗原结合,它是一种会使自身红细胞破坏或者缩短寿命的比较难以治疗的贫血。患者红细胞是正常的,但其表面常吸附有抗体,被致敏的红细胞并不在血管内溶血,而在单核-巨噬细胞系统内为巨噬细胞所破坏。如部分膜被破坏,则可成为球形细胞,在脾索内被阻滞吞噬。抗人球蛋白试验(Coombs)阳性为确定AIHA的金指标。

治疗:

1. 肾上腺皮质激素 是目前治疗AIHA的首选药物,通常剂量为泼尼松$1\sim2mg \cdot kg^{-1} \cdot d^{-1}$,晨起一次口服,重症者可分次口服。起效快者1周内即可溶血停止。待肌酶趋于正常,胆红素、网织红细胞百分比、LDH均达到正常值时则开始减量,每周减10~15mg/d;用药量达30mg/d后,每周减5~15mg/d,再每两周减2.5mg至5~10mg/d,坚持3~6个月,在减量过程中如病情反复应及时加用免疫抑制剂。同时可用其他皮质激素相应剂量进行替代,如甲泼尼龙和地塞米松等。

2. 大剂量静脉注射丙种球蛋白(IVIG) IVIG可竞争性与单核-巨噬细胞FCR结合,在此过程中,单核-巨噬细胞与红细胞膜自身抗体的结合被阻断,致敏红细胞被吞噬数量降低;T、B细胞数量和功能得到调节,抗体的产生受到抑制;免疫复合物在血循环中灭活速度增加。

3. 输血 输血对于AIHA患者并不是一个最佳的治疗方案,严格说应尽量避免输血,在必须输血治疗时,应给予最少量红细胞,前提是必须维持足够携氧能力,可缓慢输用浓缩红细胞或洗涤红细胞,输血过程中密切注意溶血性输血反应。

4. 血浆置换 可快速清除自身抗体、补体等减少自身抗体损伤红细胞,明显减低免疫反应物质和溶血后游离血红蛋白对器官特别对肾脏的损害,以缓解症状。不单用,常配合其他治疗。

5. 脾切除 上述治疗无效时可考虑。

## 八、对本病例的思考

1. 本病例中患者为青年男性,初步血常规检查明确贫血诊断,在除外出血性疾病所导致的贫血后,应尽快完善相关检查明确贫血原因。

2. 追问病史了解患者曾于外院诊断"溶血性贫血"后,行Coombs试验阳性,明确自身免疫性溶血性贫血。在给予激素同时连续行血浆置换治疗,效果明显。

3. 积极的抗感染、营养支持治疗也很关键。

(张 清)

# 病例32 右侧腹痛3天,加重5小时

郑某某,男性,67岁,于2014年2月3日2∶40就诊。

## 一、主诉

右侧腹痛3天,加重5小时。

## 二、病史询问

### (一)问诊主要内容及目的

1. 腹痛的诱因及伴发症状  腹痛的诱因要详细询问,是饭前或饭后,有无进食辛辣刺激性食物、冷饮,有无饮酒,口服药物等。注意询问有无伴发热、乏力、腹泻、腹胀、恶心、呕吐、排气排便不畅。

2. 腹痛的起始部位  腹痛的部位很关键,帮助判断解剖位置。上腹痛多考虑肝胆、胃、脾脏,中腹部多考虑胰腺、肾脏输尿管、胆道,下腹痛多考虑阑尾炎、输尿管膀胱、肠道,以及妇科的卵巢扭转、黄体破裂、宫外孕等。注意询问有疼痛无放射性。

3. 腹痛的程度  隐痛可能是慢性炎症、肠梗阻等,剧烈疼痛需怀疑消化道穿孔、输尿管结石、胆管结石、肠扭转、肠套叠、肠系膜缺血坏死、主动脉夹层或血管瘤破裂等。要询问是间断性或进行性等。

4. 既往史及个人史的询问  既往有无胆结石、肾输尿管结石、阑尾炎、高血压、饮酒史、吸烟史、外伤史,女性还要问月经史、妇科疾病史。

### (二)问诊结果及思维提示

1. 患者3天前无明显诱因出现腹痛,右侧中下腹为著,渐进性加重5小时,疼痛剧烈难忍,无放射性,无发热、心慌、气短,无恶心、呕吐,大小便正常。来院前未服用药物,无相关检查。

2. 患者1月前曾因发热在外院治疗一周,发热原因不明,期间发现贫血,Hb 62g/L。

3. 30年前阑尾切除。长期间断发作慢性腹痛,从未就诊。高血压病史10年,陈旧性脑梗3年。生于北京,无外伤史,无饮酒及抽烟等不良嗜好。

### 思维提示

患者阑尾已切除,以前有慢性腹部疼痛病史,未治疗,本次腹痛剧烈,进行性加重;因发热院外就诊意外发现贫血;有高血压。

## 三、体格检查

### （一）重点检查内容及目的

根据问诊结果，症状主要集中在腹部，偏右侧，应重点据此进行查体。注意生命体征情况，面色有无黄染，口唇是否苍白，腹壁有无疱疹、静脉怒张、隆起，腹部压痛部位，有无反跳痛、肌紧张，有无搏动性包块、移动性浊音，肠鸣音情况，以及有无血管杂音。

### （二）体检结果即思维提示

T 37.0℃，P 99次/分，R 18次/分，BP 117/82mmHg。神志清楚，平卧位，消瘦，贫血貌，皮肤无黄染。心律齐，双肺未闻及啰音。腹部平坦，未见肠型及蠕动波，腹肌略紧张，右中下腹压痛（+），无反跳痛，压痛部位可扪及搏动性包块，肝脾肋下未及，墨菲征（－），移动性浊音（－），右肾区轻叩击痛，肠鸣音5次/分，右侧脐旁可闻及血管杂音。四肢无异常，病理征阴性。

**思维提示**

根据查体结果，基本排除胆囊炎、胆管炎，阑尾已切除，残株炎不完全排除，右侧肾区叩击痛，不排除泌尿系问题，另外盲肠、升结肠、小肠、胰头及十二指肠也是考虑内容。因为扪及搏动性包块，听到血管杂音，重点怀疑和血管有关。

## 四、实验室和影像学检查结果

### （一）初步检查内容及目的

1. 血常规、尿常规、生化及淀粉酶、凝血四项、D-二聚体 了解患者基本情况。
2. 胸片、心电图 排除心肺疾病。
3. 腹部脏器及血管超声 大体了解腹部各脏器情况。

### （二）检查结果及思维提示

1. 血常规 WBC $6.31 \times 10^9$/L，NE% 84.0%，Hb 73.0g/L，PLT $228 \times 10^9$/L，MCV 89.0fl。
2. 尿常规 LEU（－），BLD（+），PRO（－），KET（－），BIL（－）。
3. 生化及淀粉酶 AMY 33U/L，TG 1.92mmol/L，ALT 6U/L，CK 14U/L，LDH 138U/L，TBIL 8.16μmol/L，DBIL 3.66μmol/L，CREA 102.4μmol/L，$Na^+$ 127.8mmol/L，$K^+$ 3.3mmol/L，$Ca^{2+}$ 2.46mmol/L，GLU 6.55mmol/L，CTNI 0.0ng/ml。
4. 凝血四项 PT 11.7秒，PA 87.2%，PR 1.05，INR 1.05，APTT 36.0秒，FBG 248.1mg/dl，TT 19.6秒。
5. D-二聚体 17.60mg/L。
6. 胸片 双肺纹理稍增重，考虑支气管炎，主动脉硬化。
7. 心电图 大致正常心电图。
8. 腹部脏器B超 肝胰脾未见异常，胆囊大小形态正常，壁稍厚、欠光滑，未见结石及肿块,胆管无扩张,右肾盂扩张,右输尿管上段扩张,中下段显示不清。

9. 腹部血管超声 双侧髂动脉走形未见异常,内膜光整,管壁未见增厚,管腔未见明显狭窄及扩张,血流通畅,血流速度及方向未见明显异常,未见明显血栓。

**思维提示**

化验检查没有发现阳性结果,心电图及胸片结果未显示与患者症状有明显关联。腹部超声肾盂、输尿管扩张,提示输尿管内结石可能性;胆囊壁厚、不光滑,提示胆囊炎可能,这与查体结果不一致。腹部血管超声未报出腹主动脉情况,髂血管汇报未见异常,增加了疑问。

### (三)进一步检查结果及思维提示

1. 腹部CT 腹主动脉硬化,分叉水平及右侧髂动脉起始段管壁增厚,管腔明显扩张,考虑动脉瘤可能性大,累及右侧输尿管,继发近端集合系统扩张,右肾功能减退,建议进一步检查。胆囊壁增厚,慢性胆囊炎可能。盆腔少量积液。

2. 腹主动脉及髂动脉CTA 腹主动脉分叉水平及右侧髂动脉起始段假性动脉瘤形成,累及右侧输尿管,继发近端集合系统扩张,右肾功能减退(图32-1)。

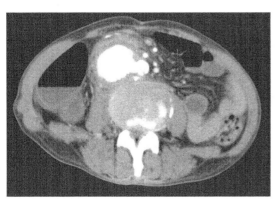
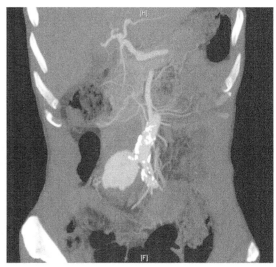

图32-1 腹部CT

**思维提示**

CT结果显示腹主动脉瘤可能性大,压迫右侧输尿管,此时已请血管科及泌尿科等会诊,进一步增强检查显示为腹主动脉及右侧髂动脉起始段假性动脉瘤。

## 五、治疗方案

患者诊断明确:腹主动脉假性动脉瘤,急诊收入血管外科进行手术治疗。术中清除血肿,解除右侧输尿管压迫,腹主动脉及其髂总动脉安放血管支架(图32-2)。

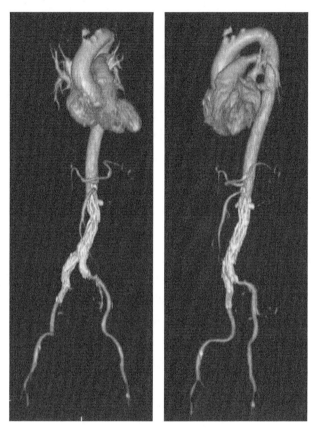

图32-2 腹部主动脉造影

## 六、治疗效果

安放支架已经成为血管外科常用技术,本病例通过安放支架,腹主动脉及髂总动脉分叉处血管成形及重建,同时达到止血目的。患者术后症状消失快,术后1周出院,未出现并发症。

## 七、知识回顾

腹主动脉瘤有真性动脉瘤、假性动脉瘤以及夹层动脉瘤。常说的腹主动脉瘤即真性动脉瘤,其壁由所有三层血管壁组织构成。假性动脉瘤大多由于血管外伤,血液通过破裂处进入周围组织而形成血肿,继而血肿被机化后其内表面被内皮覆盖,假性动脉瘤是一种由内皮覆盖的血肿。而夹层动脉瘤是血流从内膜破裂处进入病理性疏松的中膜,并顺血流方向将中膜纵行劈开,形成一个假血管腔,假血管腔可再次破入真血管腔内,血流如同一个迂回旁道。

假性动脉瘤可发生于各个年龄阶段,男女无明显差异,动脉壁破裂后形成的搏动性血肿,以后血肿周围纤维包裹成为与动脉腔相通的搏动性肿块。由于没有真正的血管壁结构,仅为血肿机化形成瘤壁,其一旦形成即随着反复破裂出血或感染而进行性增大,如未能及时诊断和处理,常导致大出血而危及生命。

假性动脉瘤的病理特点:①血流动力学改变,瘤腔内血流呈涡流,瘤颈部的血流速度明显高于载瘤动脉内的血流速度,对瘤壁产生切向应力;②瘤壁缺乏弹力纤维,对应力的耐受力差;③瘤壁顺应性低,瘤内阻力指数高于载瘤动脉。临床特征:①进行性疼痛;②搏动性肿块;③在肿块部位可闻及吹风样血管杂音。

假性动脉瘤在腹主动脉的发生率是1%,多由于外科手术以及介入操作引起,特别是服用抗凝药的患者,或发生于血管炎症的基础上,腹部创伤引起的假性动脉瘤少见。由于临床特点以及常用的影像学检查不典型,容易漏诊,腹部CTA能够确诊。常用的治疗方法有血管结扎或栓塞,血管修补、重建,安放血管支架。

## 八、对本病例的思考

由于腹主动脉假性动脉瘤不常见,具体工作中容易漏诊和误诊,治疗方案已成熟,因此明确诊断成为关键。对于急性剧烈腹痛的常见原因要做到心中有数,根据病史特点及体格检查进行实验室和影像学等检查。查体中该患者腹部有搏动性包块是主要特点,以及听到血管杂音,D-二聚体升高,暗示了疼痛与腹部血管有关。腹部血管超声未见明确异常,可能由于腹腔组织结构复杂,对于深部血管疾病的诊断有一定的局限性。腹部CT帮助定位患者具体发病部位,以及病变周围组织比邻关系,腹部CTA可进一步明确诊断。若能对该疾病有明确的认识及经验积累,在条件许可情况下也可直接行CTA检查,节省时间及费用。该患者出现的贫血可能由于假性动脉瘤经常出现破裂出血引起,右肾盂扩张、右肾萎缩,应该是由于假性动脉瘤对右侧输尿管的压迫导致。至于该患者可能的发病原因很难推测,结合既往有高血压,30年前右下腹部手术,1个月前不明原因发热,或许能发现一些蛛丝马迹。

（赵 程）

## 病例33  左侧腰痛3小时

患者陆某,男性,44岁,于2015年3月25日10：30就诊。

### 一、主诉

左侧腰痛3小时。

### 二、病史询问

#### (一)问诊主要内容及目的

1. 腰痛的诱因、部位、程度  腰痛的发生是否有诱因,要详细询问,有无外伤,扭伤或摔伤。询问腰痛的部位,帮助判断定位问题组织及脏器。程度是隐痛或剧痛,持续痛或间断痛,有无向其他部位放射。

2. 既往史的询问  以前有无慢性腰痛、椎间盘突出、椎体侧弯等,是否曾患肾结石、肾肿瘤,既往有无心脏病、胰腺炎等。以及抽烟、饮酒、个人史等。

#### (二)问诊结果及思维提示

1. 患者于就诊3小时前无明显诱因出现左侧腰部疼痛,间断性,疼痛难忍,无放射,伴恶心、呕吐1次,为胃内容物。无发热,不伴心慌、气短,无下肢放射痛,无外伤史,无发热,无腹胀,大小便无异常。

2. 既往有高血压史5年,血压控制尚可,4年前曾突发心肌梗死行冠脉支架手术。2014年1月右肾细胞癌行手术切除术。否认糖尿病、肝炎、结核病史,无药物过敏史,生于北京,抽烟15余年,10支/日,无长期饮酒史。

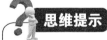 **思维提示**

患者左侧腰痛,无下肢放射,无外伤,伴恶心、呕吐,考虑源于内脏器官可能性大,运动系统可能性小。

### 三、体格检查

#### (一)重点检查内容及目的

根据问诊结果,症状主要集中在左侧躯体,应重点进行查体。除检查左侧腰部,左侧腹部也要仔细检查,以及左下肺等,需检查左侧腰部有无压痛、叩击痛,有无向下肢放射,左侧腹部有无深压痛,尤其注意肾脏及胰体尾部,还有脾脏。

### (二)体检结果即思维提示

T 36.8℃, P 65次/分, R 16次/分, BP 109/67mmHg。神志清楚,表情痛苦,巩膜及皮肤无黄染,心律齐,双侧肺部呼吸音清晰,无湿啰音,无语颤增强。腹部平坦,无肌紧张,左上腹部轻压痛,无反跳痛,脾脏肋缘下未及,左季肋区叩击痛明显,移动性浊音阴性,肠鸣音正常,未闻见肠型及蠕动波,无反射痛,肢体无肿胀,病理征阴性。

**思维提示**

根据查体,阳性体征主要是左上腹轻压痛,左季肋区叩击痛,无腹膜刺激征,不考虑心肺疾患、消化道穿孔、胆石症、阑尾炎等,左肾输尿管系统、脾脏、胰尾部、胃部及运动系统疾患不排除。

## 四、实验室和影像学检查结果

### (一)初步检查内容及目的

1. 血常规、尿常规、生化及淀粉酶,凝血四项,D-二聚体,心电图、胸片 了解患者基本情况。
2. 腹部超声 了解肾、脾脏等脏器情况。

### (二)检查结果及思维提示

1. 血常规 WBC $10.56 \times 10^9$/L, NE% 69.3%, LY% 20%, MO 10.3%( 3%~10% ), RBC $4.79 \times 10^{12}$/L, HGB 161g/L, PLT $191 \times 10^9$/L。
2. 尿常规 LEU( - ), BLD( - ), PRO( + ), KET( - ), BIL( - )。
3. 生化及淀粉酶 AMY 48U/L, TP 78.6g/L, ALB 38.1g/L, CHOL 2.75mmol/L, LDL 0.83mmol/L, TG 1.52mmol/L, AST 32 U/L, ALT 18U/L, CK 106U/L, LDH 323U/L( 85~250 ), HBDH 243U/L ( 72~182 ), ALP 105U/L, TBIL 12.49 μ mol/L, CREA 94.9 μ mol/L, $K^+$ 3.8mmol/L, GLU 5.8mmol/L, 渗透压277mOsm/L。
4. 凝血四项 PT 9.8秒, PA 115.8%, PR 0.83, INR 0.84, APTT 36.5秒, FBG 609.6mg/dl, TT 16.1秒。
5. D-二聚体 1.75mg/L。
6. 心电图、胸片 未见明显异常。
7. 腹部超声 肝胆胰腺未见异常,脾脏密度不均,右肾缺如,左肾大小形态未见异常,表面光滑,实质回声均匀,未见占位,左肾盏稍分离,左输尿管未见扩张。

**思维提示**

化验及超声显示血白细胞稍高,中性比例正常范围,尿内红白细胞正常,淀粉酶正常,胰腺形态无异常,周围未见渗出,左肾盂及输尿管无扩张,不支持泌尿系结石和胰腺炎,但脾脏密度不均匀,结合D-二聚体有升高,考虑脾梗死可能。

**（三）进一步检查结果及思维提示**

1. 心脏彩超　左心增大，阶段性室壁运动异常，左室心尖部扩张，轻度二尖瓣、三尖瓣反流。

2. 腹部CT　右肾切除术后改变；左侧大网膜结节影，考虑转移；左肾稍饱满，左侧肾周围脂肪间隙少许渗出改变；脾脏密度欠均匀，伪影所致待除外。

3. 腹部增强CTA　右肾切除术后改变；脾脏肿大伴多发低密度影，一脾动脉分支变细消失，考虑脾梗死；左侧大网膜结节影，考虑转移；左肾局部强化减低区，建议随诊复查；左肾周围少许渗出改变（图33-1）。

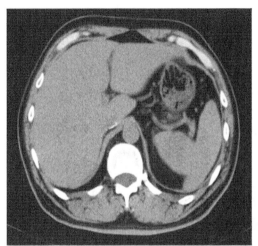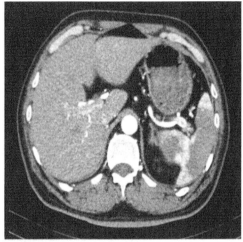
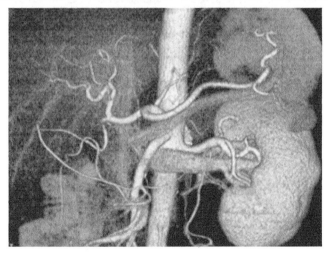

图33-1　心脏彩超及腹部CT

**思维提示**

最后诊断为脾梗死，大网膜淋巴结肿大考虑肿瘤细胞转移所致。心脏彩超显示阶段性室壁运动异常，未发现二尖瓣或心内膜赘生物；平扫CT检查没有明确诊断，尚有局限，CTA是脾梗死诊断的主要方法。

## 五、治疗方案及理由

1. 卧床休息。
2. 加强病情观察,观察生命体征、伴随症状以及尿量情况。
3. 补充营养和水分。
4. 给予抗生素治疗。
5. 低分子肝素钙皮下注射。
脾梗死治疗主要是预防感染,必要时需血培养,抗生素可以使用4~6周,同时予以支持治疗。

## 六、治疗效果

该患者病情发现早,未出现明显感染,仅以口服头孢,效果良好,2周后疼痛症状渐消失,无发热情况,予以出现观察,1月内定期复查。

## 七、知识回顾

脾脏位于左季肋区后外方肋弓深处,与9~11肋相对,长轴与第10肋一致。膈面与膈肌和左肋膈窦相邻,前方有胃,后方与左肾、左肾上腺毗邻,下端与结肠脾沟相邻,脾门与胰尾相邻。脾脏为腹膜内位器官,由胃脾韧带、脾肾韧带、膈脾韧带和脾结肠韧带与邻近器官相连。

脾脏由脾动脉供血。脾动脉是腹腔动脉最大的分支,在接近脾门处分出胃网膜左动脉和数支胃短动脉。脾动脉在进入脾门前多先分为上、下两支,或上、中、下三支,再分为二级分支或三级分支进入脾门。根据脾动脉分支情况,可将脾脏划分为2~3个叶和上极段、下极段两个段。相邻脾段之间动静脉的吻合甚少,形成一个近乎无血管区的平面。脾动脉分支进入脾实质后为节段动脉、进而分为小梁动脉,最后形成终末动脉。

脾梗死(splenic infarction)是脾动脉或其分支阻塞导致的相应部位的脾脏坏死。其发生与局部解剖学和脾内动脉分支特点有关,脾动脉分支是没有相互交通的终末动脉,易发生栓塞。常见原因:脾动脉内血栓形成;异位栓子脱落;脾动脉内癌栓形成;肝硬化门脉高压;感染;创伤;医源性。脾梗死的病理学变化为贫血性梗死。在脾淤血时,贫血性梗死病灶周围有出血带。梗死的病灶常为多发,表现为尖端朝向脾门的楔状分布。

绝大多数病例以左上腹痛为首发症状,30%的患者可放射至腰背部,常伴恶心呕吐,若合并感染可有发热。发病早期无腹部体征或仅腹部不固定性轻压痛。随着脾脏持续缺血无法缓解,逐渐出现左上腹压痛、腹肌紧张甚至腹膜刺激征。部分脾肿大和脾扭转的患者可触及腹部肿块。

腹部超声显示脾脏可增大,或有变形,病变常靠近前缘部,大小不等,呈楔形或不整形,内部回声不均匀,可为低回声或无回声区,或其间有散在的强回声。CT显示梗死灶多发生于脾前缘处近脾门的方向,平扫时为低密度区。梗死灶呈三角形或楔形、底近脾的外缘,尖端面向脾门。增强扫描示更为清楚,脾密度增高而梗死灶不增强,对比更好。

早期诊断是有效救治脾梗死的关键,本病属于临床少见病,易误诊和漏诊。当患者出现典型症状,特别是有心房颤动、感染性心内膜炎、心瓣膜疾病、白血病、胰腺炎、肝硬化等基础疾病时,应考虑本病。

关于脾梗死的治疗,大部分脾梗死灶可以自愈和纤维化,保守治疗即有良好疗效,多采用对症治疗,防治感染,溶栓抗凝,重视基础疾病的治疗,当出现梗死面积较大、并发脾内大血肿、脾破裂、失血性休克、脾脓肿,可行脾切除手术。

## 八、对本病例的思考

该患者导致脾梗死的原因不清,虽有心脏室壁运动异常,但未发现附壁血栓及其他赘生物,无房颤,无感染,结合既往曾有右肾肿瘤病史,本次发现淋巴结转移,考虑癌栓致脾脏供血障碍引起脾梗死的可能性大。以疼痛为主诉的脾脏疾患较少见,尤其是以腰部疼痛为主,容易怀疑肾源性疼痛,从而导致漏诊或误诊。B超检查具有提示作用,脾梗死早期平扫CT仍比较模糊,CTA可以明确诊断。本病例发现早,诊断及时,给予皮下注射抗凝药物,抗生素预防感染,得到很好疗效。

（赵　程）

# 病例34 突发腰痛4小时

患者男性,31岁,于2015年4月25日急诊就诊。

## 一、主诉

突发腰痛4小时。

## 二、病史询问

### (一)初步诊断思路及问诊目的

患者为青年男性,4小时前无明显诱因突发腰疼痛,局限于腰部正中,伴大汗及乏力。无腹痛,无恶心、呕吐。无外伤史。按常见病优先考虑的原则急腹症疾病应为首选。因此,在问诊的过程中主要围绕急腹症的诱因、主要症状及特点、伴随症状等问题加以详细询问,并兼顾主要鉴别疾病的临床表现,以寻找符合急腹症病因的证据。

### (二)问诊主要内容及目的

1. 腰痛的位置?

发病前是否有劳累病史? 有无血尿,尿痛? 腰痛是否有诱因、或者先驱症状?

一般情况腰痛起始和最明显的部位,往往是病变所在的部位。根据脏器的解剖位置,可作出病变所在器官的初步判断。并应注意仔细询问有无转移性疼痛,放射性疼痛。劳累及创伤等往往是诱发患者腰痛的主要原因之一,发病前有无劳累史、外伤史均是重要的问诊内容。

2. 腰痛的性质?

腰痛的性质往往提示不同的病变,通常可反映病情的性质和程度,常提示有不同的病变。突发腰痛一般多为泌尿系梗阻性疾病及血管性疾病所致。而慢性疼痛及胀痛多为感染性疾病所致。

3. 腰痛的程度?

不同的病因引起的疼痛程度也有所不同,当然要注意病人对疼痛的敏感程度。腰痛一般可有胀痛、酸痛、刀割样痛等,也有些病人开始腰痛较轻呈隐痛,随着病变的发展而腰痛逐渐变得剧烈。

4. 相关的伴随症状有哪些?

相关的伴随症状至关重要:胃肠道症状(如腹胀、恶心、呕吐、腹泻);有无放射性;发热;血尿;大小便异常;休克;精神症状等。

5. 既往是否有腰部疾患?

详细询问并早期获得患者既往腰部疾患病史,使我们在诊断过程中可以少走许多弯路。

## (三)问诊结果及思维提示

患者为青年男性。既往体健。本次发病前无明显诱因突发腰部疼痛,伴大汗及乏力,疼痛呈持续性,无恶心、呕吐。无腹泻。无血尿,无发热,无寒战。为求进一步治疗来我急诊就诊。

**思维提示**

通过详细问诊可明确患者本次发病以腰痛为主,伴大汗及乏力。无恶心、呕吐,无血尿。表示病变集中在泌尿系方面。因此在查体方面应着重注意腰部及腹部的查体,并依据实验室检查及影像学检查寻找证据。

## 三、体格检查

### (一)重点检查内容及目的

考虑患者存在泌尿系病变的可能性较大,因此腰腹部查体至关重要,腰腹部的检查顺序:视、触、叩、听。视诊包括腹部呼吸运动;腹壁、皮肤是否有手术瘢痕、静脉曲张;腹部外形有无隆起及凹陷;蠕动波及肠型。触诊包括腹部皮肤弹性;皮疹颜色及加压后变化;腹壁静脉血流方向;结节的深浅;固定和触痛情况;腹壁紧张度;压痛和反跳痛;腹部包块;液波震颤及肝脾等腹腔脏器情况。叩诊包括肾区叩痛及有无移动性浊音;是否有腹水及腹水量;肝、脾、肾膀胱肿块。听诊包括以肠鸣音及血管杂音为主。

### (二)体格检查结果及思维提示

T 36.3℃, R 19次/分, P 90次/分,律不齐, BP 68/35mmHg。神志清楚,查体合作,自动体位。四肢、心肺、神经系统查体未见异常。腹软,无压痛,无反跳痛,无肌紧张。未见胃肠型及蠕动波,肝脾未及肿大, Murphy征(-);腹部叩诊鼓音,移动性浊音(-),双肾区明显叩击痛,肠鸣音未及。

**思维提示**

患者呈休克状态!腹部无明显压痛,双肾区明显叩击痛,提示泌尿系病变的可能性。因患者存在休克,需警惕腹腔内血管病变!进一步的实验室检查及影像学检查变得必不可少。

## 四、实验室及影像学检查

### (一)检查内容及目的

1. 血常规  了解有无感染的存在,同时重点明确腹腔内出血的可能。

2. 血气分析  了解酸碱平衡状态及休克的评估。

3. 尿常规  初步了解泌尿系疾病和腰痛的关系。

4. 肾功能  初步了解肾功能情况。

5. 凝血四项  了解有无凝血功能障碍及出血倾向。

6. 腹部CT  明确腰腹痛原因、病变所在及性质。

7. 心脏及大血管超声  了解血管性病变。

**（二）辅助检查结果及思维提示**

1. 检查结果

（1）血常规: WBC $20.85 \times 10^9$/L, NEUT% 69.1%, HGB 113g/L, PLT $251 \times 10^9$/L。

（2）血气分析: lac乳酸8.50mmol/L（0.7~2.5），pH 7.266, $PO_2$ 140.3mmHg, $PCO_2$ 34.9mmHg, BE −11.2mmol/L, $HCO_3^-$ 16.1mmol/L。

（3）尿常规:（−）。

（4）肾功能: BUN 8.47mmol/L, CREA 203.0mmol/L。

（5）凝血四项: 凝血酶原时间13.60s, 活化部分凝血活酶时间28.2s, 血浆纤维蛋白原113.50mg/dl, 凝血酶时间19.00s。

（6）心脏及大血管超声: 室间隔运动幅度轻度减低。射血分数: 78%。心包腔内无液性无回声区。主动脉（升、弓、降、腹）未见明显异常。

（7）腹部CT: 提示双侧肾周、腹膜后及双侧髂血管走行区大量渗出, 考虑积血（图34-1）。

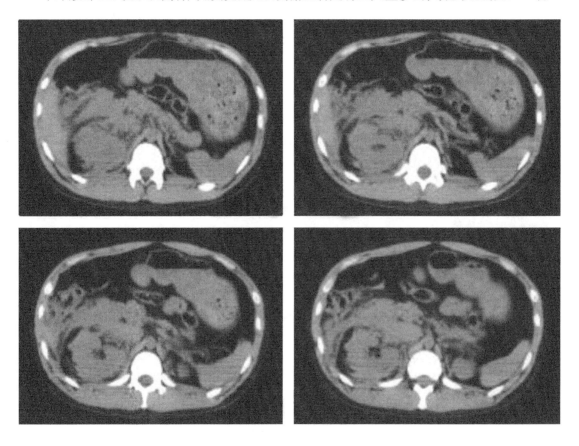

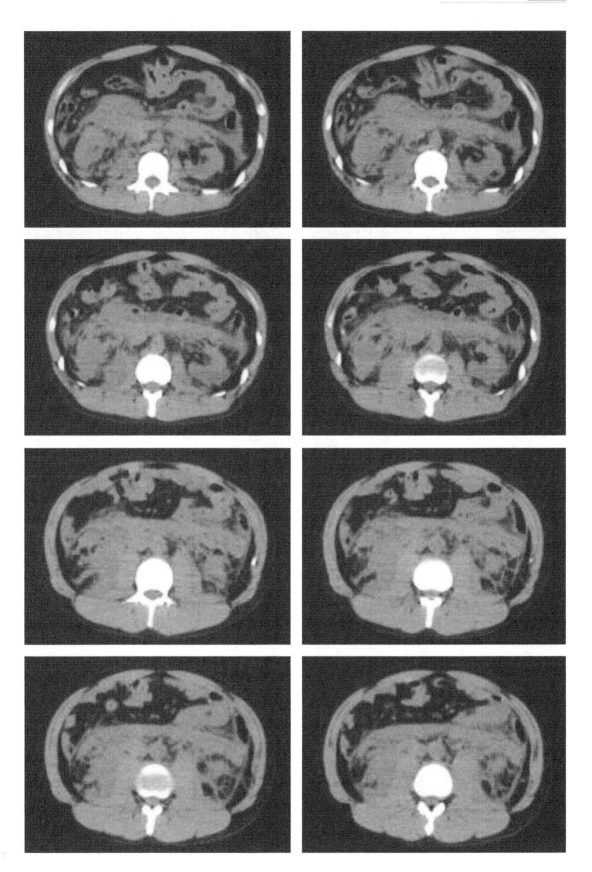

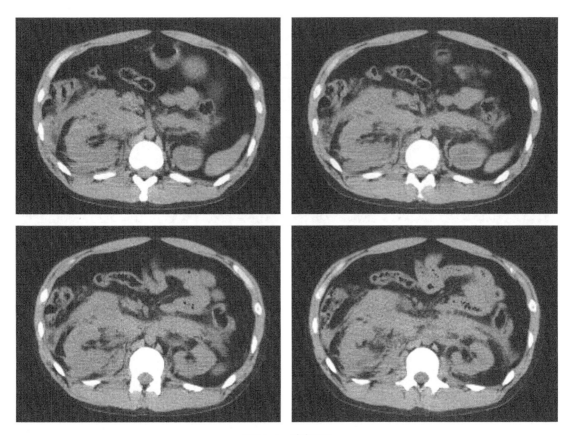

图34-1 腹部CT

**思维提示**

在以上检查中,血常规及凝血四项的异常说明出血的存在。血气分析的异常提示患者休克及酸中毒的诊断。腹部CT提示后腹膜大量渗出,考虑积血。因此需高度怀疑出血性疾病,而且初步确定病变位置与泌尿系及大血管有关。但心脏彩超了解疾病性质及部位并不位于主动脉。

## 五、治疗方案及理由

### (一)方案

1. 开放静脉通路,输液输血、抗休克治疗。
2. 吸氧,心电监护,留置导尿、监测尿量。
3. 止痛治疗。
4. 请血管外科,泌尿外科二线住院总会诊。

### (二)理由

1. 开放静脉通路,输液输血 是治疗失血性休克的一项重要措施。通过补液支持及输血来维持血容量,保证重要脏器的血氧供应。但是补液速度不宜过多过快,以防止出血进一步加重,防止肺水肿及脑水肿的发生。

2. 吸氧,心电监护,留置导尿、监测尿量　可以及时了解患者生命体征变化,有助于了解出入量而调整液体复苏的方案。

3. 止痛治疗　疼痛会使患者增加氧耗量,同时疼痛刺激也会加重应激反应,加重出血。

4. 请血管外科,泌尿外科二线住院总会诊　目的在于进一步明确诊断及治疗。予以急诊收入院手术治疗。

## 六、治疗效果及思维提示

术中探查肝脏,脾脏及小肠结肠未见明显出血。

腹膜后明显隆起,切开升结肠旁沟,见后腹腔内大量血凝块,暴露右肾,见右肾被膜光滑完整。

肾静脉近下腔静脉处可见裂口长约0.5cm,有活动性出血,右肾静脉远端下腔静脉可见一裂口长约0.5cm伴活动性出血(图34-2,见文末彩插)。

缝合血管过程中患者于术中出现心搏骤停,立即给予台上心外按压,患者持续室颤,间断给予电除颤,患者室颤未恢复,心电图呈直线。宣告患者临床死亡。

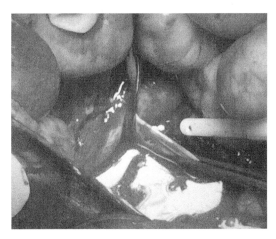

图34-2　腹部大血管

**思维提示**

经以上治疗,患者症状缓解但仍有腰腹痛,生命体征逐渐趋于平稳。说明出血性疾病的可能性极大,且应高度怀疑腹腔血管破裂的可能。故急腹症诊断尚不明时须严密观察,反复检查分析,尽早明确诊断或有无手术指征。边严密观察,边进行必要的处理。

## 七、对本病的思考

1. 详细询问病史,准确查体,必要的辅助检查是诊断腰腹痛的重要依据。

因为引起腰腹痛的原因很多,不能仅局限在泌尿系病变的思考,须警惕血管性危重症的可能。因此密切观察患者病情发展并进行下一步的影像学检查是必不可少的。

2. 肾静脉自发破裂　自发性静脉破裂在外科临床很少见,国内外文献报道很少,术前几乎不能明确诊断。一般病因很难明确。原因多为血管畸形、肿瘤。

3. 腹膜后血肿　腹膜后血肿诊断较为复杂,并发症多,病死率高,治疗原则也有所争议。腹膜后血肿可因直接或间接暴力造成。病因最常见的是骨盆及脊柱骨折,约占2/3;其次是腹膜后脏器(肾、膀胱、十二指肠和胰腺等)破裂和大血管及软组织损伤。腹膜后血肿因出血程度与范围各异,临床表现并不恒定,并常因有合并损伤而被掩盖。一般说来,除部分伤者可有腰胁部瘀斑(Grey Turner征)外,突出的表现是内出血征象、腰背痛和肠麻痹。辅助检查:X线检查可以揭示能导致腹膜后腔出血的一些病变,如骨折、泌尿道或胃肠道疾病、腰大肌轮廓不清及边缘部分中断等。B型超声能发现血肿及腹主动脉瘤,但血肿与脓肿的鉴别常有一定困难。CT检查能较清楚地显示出血血肿与其他组织的关系。血管造影和同位素扫描能提示出血的位置。

## 八、治疗

1. 腹部大血管(腹主动脉及下腔静脉)损伤引起的腹膜后血肿。由于迅速大量出血,多数病人死于现场,送抵医院经抢救后死亡率亦达70%。进行性腹胀和休克提示本诊断,应在积极抗休克的同时,立即剖腹控制出血。

2. 穿透性腹部损伤并发腹膜后血肿。在处理腹腔脏器伤后,应进一步探查血肿,因该类损伤常累及腹膜后脏器和大血管。

3. 闭合性腹膜后血肿。对于单纯后腹膜血肿,认为可以考虑非手术治疗。主要是认为腹膜后血肿主要是腹膜后小血管损伤出血或盆壁静脉丛、盆腔小动脉出血形成,完整的腹膜后对血肿可以起到压迫止血作用,一旦切开探查,会导致无法控制的大出血,增加病死率。

(赵　鹏)

# 病例35　左下腹痛5天,头痛1天

患者男性,53岁,2014年5月11日来诊。

## 一、主诉

左下腹痛5天,头痛1天。

## 二、病史询问

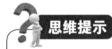 思维提示

患者中年男性,主诉中以先腹痛后头痛为主要表现,问诊目的主要是寻找腹痛、头痛的原因,注意询问疼痛出现的时间、部位、性质、伴随的症状、既往病史等。

### (一)问诊主要内容及目的

1. 疼痛出现的诱因、部位、程度是什么?

问诊需要注意起病时间、起病的急缓,疼痛的部位与范围、性质、程度、频度(间歇性、持续性)、诱发或缓解因素。

2. 有何伴随症状?

询问伴随症状(如发热、呕吐、乏力等)及大小便情况有助于明确病因。

3. 询问既往史?

包括既往病史、吸烟饮酒史、家族遗传病史,应注意有无相关器官的基础疾病。

### (二)问诊结果及思维提示

患者近5天无明显诱因间断出现左下腹钝痛,伴间断少量鲜血便,尿色深黄。近1天持续头痛,伴乏力。无发热,无呕吐、腹泻,无尿频、尿急。既往有痔疮30年,发现酒精性肝病3年,泌尿系结石2年,曾体外碎石治疗。否认高血压,冠心病,糖尿病史。饮酒30余年,每日白酒6~8两,吸烟30余年,20支/日。否认家族遗传病史。

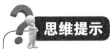

**思维提示**

通过问诊,了解到患者除腹痛外还有血便和可疑血尿,这些可能与患者的痔疮和泌尿系结石有关,但应注意患者有无凝血方面的问题。头痛、乏力的原因还需进一步检查。此外,患者长期饮酒,有酒精性肝病,需注意肝病引起的相关损害。

## 三、体格检查

### (一)重点检查内容和目的

主要注意腹部和神经系统的查体,因患者有肝病,还要注意皮肤、巩膜的检查。

### (二)体检结果及思维提示

当时查体: T 36.4℃, P 91次/分, R 16次/分, BP 131/85mmHg, 神清语利,体形消瘦,皮肤、巩膜黄染,结膜苍白,浅表淋巴结不大,四肢可见散在皮下瘀斑。胸廓正常,双肺呼吸音清,未闻啰音。心界不大,心律齐。腹平软,无压痛,肝脾未及。四肢肌力V级,肌张力正常,病理征未引出。

思维提示:腹部和神经系统查体阴性,但值得注意的是患者存在黄疸、贫血和皮下出血。

## 四、实验室和影像学检查结果

### (一)初步检查结果及思维提示

1. 血常规(入院第一天) WBC $8.09 \times 10^9$/L, N 54.0%, HGB 87g/L, MCV 88.8%, HCT 24.5%, PLT $11 \times 10^9$/L。

2. 尿常规 红细胞(++++),白细胞(-),酮体(-),尿蛋白(+),葡萄糖(-),胆红素(-),尿胆原(-)。

3. 生化 TP 73.9g/L, ALB 41.1g/L, GLB 32.8g/L, AST 58U/L, ALT 48U/L, LDH 1292U/L, CK 101U/L, MB 0.8ng/ml, CTNI 0.05ng/ml, TBIL 65.8μmol/L, DBIL 12.3μmol/L, IBIL 53.7μmol/L, BUN 10.2mmol/L, CR 128.4μmol/L, $Na^+$ 136.3mmol/L, $K^+$ 3.9mmol/L, GLU 5.7mmol/L, AMY 78U/L。

4. 血氨 3.0μmol/L(正常)。

5. 凝血四项 正常。

6. 心电图 窦性心律。

7. 腹部B超 肝切面形态饱满、表面光滑,肝实质回声细腻、增强,未见明显占位性病变,肝内胆管未见扩张,门静脉主干未见异常。胆囊大小、形态未见异常,壁不厚,光滑,内未见明显结石和肿块。胆总管未见明显扩张。脾脏形态大小未见异常,表面光滑,脾内回声均匀,未见异常回声。胰腺形态大小未见异常,内部回声均匀,胰管未见扩张,未见占位性病变。双肾大小、形态未见异常,表面光滑,实质回声均匀,内未见明显异常回声。双肾窦内可见强回声,后方声影不明显,右侧直径0.43cm,左侧直径0.45cm。双侧肾盂未见明显扩张,双侧输尿管未见明显扩张。腹腔未见明显液暗区。提示：肝实质回声增强，双肾强回声——结石可能，请结合临床。

8. 头部CT　脑实质未见异常密度灶；脑室对称，脑池、脑沟、脑裂未见异常增宽。中线结构居中。垂体不大；颅骨骨质未见异常；所示副鼻窦、乳突未见异常。双侧颈内动脉壁可见点状钙化。诊断：脑动脉硬化。

**思维提示**

　　检查结果提示患者存在贫血、血小板减少和血尿，*LDH*和*IBIL*的升高提示有溶血可能。患者存在溶血伴血小板减少，肝硬化可以引起血小板减少但不会引起溶血，因而应考虑患者为血液系统疾病。我们需要更多的证据来明确患者存在哪种溶血。

### （二）进一步检查内容及目的

1. 复查血常规　作为常规检查，观察病人血红蛋白血小板的动态变化；
2. 网织红细胞（RET）　了解骨髓红细胞系统增生情况；
3. 溶血试验　直接抗人球蛋白试验（Coombs试验）、血清酸溶血试验（Ham试验）及蔗糖水溶血试验；
4. 白细胞手工分类　血液系统疾病的常规检查；
5. 外周血涂片　观察红细胞形态；
6. 自身抗体的检测　明确是否为免疫性疾病引起的溶血；
7. 全腹CT　进一步明确患者腹痛原因，排除潜在疾病。

### （三）进一步检查结果及思维提示

1. 复查血常规+网织红细胞（入院第三天）　WBC $10.28 \times 10^9$/L，N 57.9%，HGB 70g/L，HCT 20.1%，PLT $17 \times 10^9$/L，RET 8.75%。
2. 直接抗人球蛋白试验（oombs试验）和血清酸溶血试验（Ham试验）及蔗糖水溶血试验均为阴性。
3. 白细胞手工分类　中性杆状核9%，中性分叶核53%，淋巴细胞20%，单核细胞4%。
4. 镜下多见破碎红细胞占22.5%。
5. 自身抗体、ANCA、类风湿因子（－）。
6. 全腹部CT平扫结果　前列腺增生、钙化；腹主动脉轻度硬化。

**思维提示**

　　通过检查发现，患者存在红细胞的破坏，溶血试验阴性，可以除外阵发性睡眠性血红蛋白尿、自身免疫性溶血性贫血、及*EVANS*综合征（自身免疫性溶血性贫血伴免疫性血小板减少性紫癜）。患者还有头痛。哪种疾病包括头痛、溶血性贫血和血小板减少性紫癜呢？

## 五、病情演变

入院第四天患者出现烦躁不安，伴发热，查体：谵妄，不能对答，T 38.5℃，P 120次/分，R 20次/分，BP 125/84mmHg，双肺呼吸音清，未闻啰音。心界不大，心律齐。腹平软，无压痛。四肢查体不配合。

复查化验检查：

1. 复查血常规+网织红细胞（入院第四天） WBC 24.82×10⁹/L，N 60.2%，HGB 52g/L，HCT 15.2%，PLT 8×10⁹/L，RET 18.70%。

2. 生化 TP 68.7g/L，ALB 39.8g/L，AST 95U/L，ALT 42U/L，GGT 34U/L，LDH 2157U/L，CK 1136U/L，TBIL 50.60μmol/L，DBIL 12.83μmol/L，IBIL 37.77μmol/L，BUN 18.58mmol/L，CR 158.9μmol/L，Na⁺ 135.8mmol/L，K⁺ 4.0mmol/L，GLU 8.05mmol/L，AMY 221U/L，CTNI 0.15ng/L。

3. 胸片 双肺纹理增重、模糊。

4. 降钙素原 0.45ng/ml。

5. 复查头CT 未见出血。

## 六、诊断及治疗方案

1. 诊断 血栓性血小板减少性紫癜（TTP）。

2. 诊断依据

（1）血小板减少。

（2）溶血性贫血。

（3）神经精神症状。

（4）肾脏损害。

（5）发热。

3. 治疗方案 收入ICU行血浆置换。

## 七、治疗效果及思维提示

患者收入ICU后，予泰能0.5g Q6h，鼻导管吸氧2L/min，血浆置换3000ml，悬浮红细胞4U，间断安定静注镇静，甲强龙120mg Qd，保肝治疗。入院第六日，患者突发抽搐，意识丧失，心率减慢至50次/分，SpO₂ 83%，气管插管接呼吸机PSV模式，复查头CT未见出血，胃液潜血阳性，再次输血浆800ml。入院第七日，患者再次出现头颈部抽搐，双眼右侧凝视，血压、心率下降，抢救无效死亡。

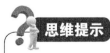

**思维提示**

TTP是一种罕见的疾病，预后差，病史率高。如具备微血管病性溶血性贫血和血小板减少，在排除了DIC等血栓性微血管病后，即应考虑TTP，并尽快开始治疗。血浆置换是TTP患者的首选疗法。

## 八、结合文献对本疾病的解读

### （一）概述

血栓性血小板减少性紫癜（thrombotic thrombocytopenic purpura，TTP），是一种以微血管性溶血性贫血，血小板减少性紫癜，神经系统异常，伴有不同程度的肾脏损害及发热为主要临床表现的严重血栓性微血管疾病。由于微循环中形成了血小板血栓，血小板数因大量消耗而减少所形成的紫癜。小动脉与微血管的栓死，导致器官缺血性功能障碍乃至梗死。1924年首先由Eli Moschcowitz描述。TTP是一种罕见的疾病。发病率早期报道1/100万，但近年来约2~8/100万。该病起病急骤，病情险恶，如不能及时治疗，病死率高达90%。

### （二）发病机制

1. 与ADAMTS13相关　ADAMTS13是2001年发现的一种金属蛋白酶，属ADAMTS家族成员之一，其基因定位于人类第9号染色体长臂上的q34位点上。ADAMTS13主要功能为裂解机体内超大分子量血管性血友病因子（UL-vWF），从而防止微血管血栓的形成。如果UL-vWF不能正常降解，聚集的UL-vWF和血小板结合，促进血小板的黏附和聚集，增加它们在血管内的滞留，导致血管内微血栓的形成，引起TTP。

2. 与凝血酶敏感蛋白1（TSP1）相关　凝血酶敏感蛋白1（TSP1）对vWF多聚体二硫键的还原在调节vWF多聚体的大小中具有重要作用，且TTP患者血浆中TSP1水平降低，因此推测TSP1也可能参与TTP的发病。

3. 与内皮细胞损伤相关　由于内皮细胞损伤，导致由内皮细胞合成或产生的多种生物活性物质减少，血小板聚集和凝固性增加。

4. 其他

（1）小血管病变：文献报告TTP可伴发盘形或系统性红斑狼疮、类风湿关节炎、类风湿脊柱炎、多发性结节性动脉炎等血管炎病变。

（2）弥散性血管内凝血（DIC）。

（3）前列环素（PGI2）：PGI2减少引发微血管血栓形成。

（4）免疫学说：有人认为在血栓性血小板减少性紫癜中所见到的血管病变系免疫损伤所致。

### （三）病理特点

周身各器官的终末小动脉和前毛细血管广泛的透明血栓形成，血栓组成物质以血小板和vWF为主，含变形红细胞及少量或无纤维蛋白。

### （四）临床表现

女性多于男性（3：2），任何年龄都可发病，中位年龄26~46岁，年轻成人多见。起病多急骤，少数起病缓慢，可有肌肉和关节痛等前驱症状。以急性暴发型常见，10%~20%表现为慢性反复发作型。

TTP三联症：血小板减少、微血管病性溶血性贫血、中枢神经系统症状。TTP五联症：三联症同时伴有肾脏损伤和发热。

1. 血小板减少引起的出血　以皮肤黏膜为主，表现为淤点、淤斑或紫癜、鼻出血、视网膜出血、生殖泌尿道和胃肠出血，严重者颅内出血，其程度视血小板减少程度而不一。

2. 微血管病性溶血性贫血　不同程度的贫血。约有1/2的病例出现黄疸、20%有肝脾肿大，少数情况下有Raynaud现象。

3. 神经精神症状　典型病例的临床表现首先见于神经系统，其严重程度常决定血栓性血小板减少性紫癜的预后。其特点为症状变化不定，初期为一过性，50%可改善，可以反复发作。患者均有不同程度的意识紊乱，30%有头痛和(或)失语、说话不清、眩晕、惊厥、痉挛、感觉异常、视力障碍、知觉障碍、定向障碍、精神错乱、谵妄、嗜睡、昏迷、脑神经麻痹。45%有轻瘫，有时有偏瘫，可于数小时内恢复。神经系统表现的多变性为血栓性血小板减少性紫癜的特点之一。这些表现与脑循环障碍有关。

4. 肾脏损害　肉眼血尿不常见。重者最终发生急性肾功能衰竭。

5. 发热　90%以上患者有发热，在不同病期均可发热，多属中等程度。

6. 其他　心肌多灶性出血性坏死，心肌有微血栓形成，可并发心力衰竭或猝死，心电图示复极异常或各种心律失常，尸解为急性心肌梗死。亦有报道肺功能不全表现，认为由于肺小血管受累所致。

### (五)实验室检查

1. 外周血　患者均有贫血的表现，为正细胞正色素性，1/3的患者血红蛋白＜60g/L，血细胞比容＜0.2，血象中可见变形红细胞及碎片者占95%，并可见球形红细胞。有核红细胞和网织红细胞明显增高(中位值6.6%~19%)。白细胞增高者占60%类白血病反应少见，但可有明显左移，并可见幼稚粒细胞。

2. 骨髓象　红细胞系统显著增生，巨核细胞数正常或增多，多数为幼稚巨核细胞，呈成熟障碍。

3. 出凝血检查　出血时间正常、血块收缩不佳、束臂试验阳性，凝血酶原时间可延长，占20%，部分凝血活酶时间延长，占8%，纤维蛋白原可减少，少于1.5g/L，占7%，纤维蛋白原存活期和转换大多数正常，少数轻度缩短。一般凝血实验，如APTT、PT及DIC检查多正常。

4. 红细胞寿命　正常红细胞用51Cr标记后在TTP患者循环内半衰期仅3天(正常25~26天)。

5. 血生化　间接胆红素和血清乳酸脱氢酶(LDH)增高且与疾病病程和严重程度相平行。

6. 肾脏损害患者可有蛋白尿，尿中可以出现红细胞、白细胞和各种管型，血尿素氮、肌酐增高40%~80%有轻度氮质血症，肌酐清除率下降。

7. 有神经系统症状患者行腰穿和CT检查多为阴性。

8. 血管内溶血指标　血清胆红素升高，游离血红蛋白升高，血红蛋白尿。

9. 自身免疫性疾病相关指标　类风湿因子、抗核抗体、狼疮细胞等可阳性，Coomb's实验阴性，补体多正常。

10. 脏器微血管栓塞相关指标　MRI、CT可显示腔隙性脑梗死等。淤点区皮肤病理活检为最安全的病理诊断方法，表现为微血管透明血栓形成并含大量vWF，阳性率50%。

11. ADAMTS13的检测。

### (六)诊断

目前临床上诊断尚无"金标准"。典型的三联症(发生率75%)、五联症(发生率40%)并非同时出现。

1. 血小板减少

(1)血小板计数明显降低，血片中可见巨大血小板。

（2）皮肤和（或）其他部位出血。

（3）骨髓中巨核细胞数正常或增多，可伴成熟障碍。

（4）血小板寿命缩短。

2. 微血管病性溶血性贫血（MAHA）

（1）正细胞正色素性中、重度贫血。

（2）血片中出现多量裂红细胞，小红细胞多见，有红细胞多染性，偶见有核红细胞。

（3）网织红细胞计数明显升高。

（4）骨髓红系高度增生，粒/红比下降。

（5）黄疸、高胆红素血症，以非结合胆红素为主。

（6）血浆结合珠蛋白、血红素结合蛋白减少或测不出，乳酸脱氢酶明显升高，其酶谱显示LDH1、LDH2、LDH4、LDH5增多。

（7）深色尿、尿胆红素阴性。偶有高血红蛋白血症、血红蛋白尿症与含铁血黄素尿症。

3. 神经精神异常　精神异常与血小板减少、MAHA同时存在成为TTP三联征。

4. 肾脏损害。

5. 发热　多为低、中度发热，如有寒战、高热常不支持特发性TTP-HUS的诊断。肾脏损害、发热与三联征同时存在称为TTP五联征。

### （七）临床分型

1. 根据病程分型：

（1）急性型：起病快，多见进展迅速，呈暴发性，7~14天出现症状。约有75%的患者在发病后3个月内死亡。常见死亡原因为出血，脑血管意外，或心肺肾功能衰竭。治愈后至少6个月内不复发。

（2）慢性型：少见，缓解和恶化相继发生，病程可持续数月或数年。不能彻底治愈，病程长期迁延。

（3）复发型：治愈后6个月内复发者。在1个月内复发为近期复发，1个月后复发为晚期复发。慢性与复发性病例约占病例总数7.5%。由于治疗进展，可反复发作1~5次，存活平均9个月~12年，中位存活期5.1年。

2. 根据病因分型：

（1）遗传性TTP：是由于ADAMTS13基因的缺陷（突变或缺失）导致其合成或分泌缺陷，致使其活性严重缺乏，一般低于正常活性的5%~10%，无法降解高黏附性的超大分子量vWF，从而引起血小板性微血管血栓的形成而发病。

（2）获得性TTP：分为原发性和继发性两类。原发性TTP发病率为33%~57%，90%的原发性TTP患者发病时可以检测到抗ADAMTS13自身抗体。继发性TTP发病率约为43%~66%，可继发于感染、药物、自身免疫性疾病（SLE）、HIV、肿瘤、骨髓移植和妊娠等多种疾病和病理过程。

### （八）鉴别诊断

与溶血性尿毒症综合征（HUS），DIC，Evans综合征，SLE鉴别。

### （九）治疗

1. 血浆疗法　血浆疗法包括血浆置换（PE）和血浆输注（PI）。研究表明，PE的效果要优于PI，有效反应率分别为78%和48%，死亡率分别为22%和37%。目前，PE是TTP患者的首选疗法。血浆置换的机制是纠正酶的缺乏，去除导致内皮细胞损伤和血小板聚集的不利因子和自身抗体。适用于继发性TTP、家族性TTP急性发作期的首选治疗方法。使用原则是早期、足量、优质、联合。血浆输注的适应证是家族性TTP缓解期的维持治疗或无条件进行血浆置换时的替代治疗，但疗效不如血浆置换。血浆制品的选择要将血浆冷沉淀上清去除了UL-vWF、纤维蛋白原，故疗效优于新鲜冰冻血浆。剂量是TTP急性发作期30ml/（kg·d），对于家族性TTP缓解期的维持治疗，每2~3周一次，每次10~15ml/kg。缺点是容易导致液体负荷过重。

2. 肾上腺皮质激素 机制是稳定血小板和内皮细胞膜，抑制IgG产生。一般与血浆置换同时应用，一直持续到病情缓解，再逐渐减量。剂量是泼尼松1~2mg/（kg·d）或地塞米松20mg/d，也可用大剂量甲基强的松龙1000mg/d，静脉滴注。

3. 大剂量免疫球蛋白 机制是抑制血小板聚集和脾脏对血小板和红细胞的破坏。剂量为1g/（kg·d），连用5天。此法不宜为一线治疗措施，一般与血浆置换联用。但疗效存在争议。

4. 抗血小板药物 常用阿司匹林（600~2400mg/d）、双嘧达莫（400~600mg/d）。在综合治疗中起辅助作用，完全缓解后作维持治疗。有研究表明能降低急性TTP的病死率，但有待大样本研究证实。

5. 美罗华（抗CD20单抗） 清除B细胞克隆产生的ADAMTS13抑制性抗体，缓解疾病。适应证是获得性难治性TTP，慢性复发性TTP。

6. 环胞素A（Cyclosporine A） 抑制辅助性T细胞的功能，从而抑制B细胞的分化和产生效益型抗体。适用于获得性TTP。

7. 其他免疫抑制剂（长春新碱）和细胞毒药物（环磷酰胺和硫唑嘌呤）。

8. 脾切除 去除抗体产生部位，在PE使用前曾作为主要治疗方法。目前较少采用，疗效不十分肯定，多用于其他疗法无效或多次复发者。

9. 成分输血 严重贫血者可输注压积红或洗涤红。血小板输注可加重血小板聚集和微血管血栓，只有在血小板严重减少导致颅内出血或危及生命的出血症状时才考虑选用。

10. 补充ADAMTS13蛋白 血浆纯化ADAMTS13蛋白，但仍处于实验研究阶段，为目前最具前景的TTP治疗方法。

## （十）预后

预后差，病程短，不及时治疗病死率80%~90%，采用PE后，病死率降低为10%~20%。有研究表明：ADAMTS13活性重度减低、存在免疫抑制物的患者比中、轻度ADAMTS13活性减低、未检出抑制物的患者预后好。

## 九、本病例的思考

1. TTP缺乏特异性实验诊断指标。

2. 要综合临床表现和实验室检查，并除外其他血液病后，才能做出诊断。

3. 在临床表现中，神经精神异常最具诊断意义，但其表现多样，且可为一过性，需仔细了解。

4. 如具备微血管病性溶血性贫血和血小板减少，在排除了DIC等血栓性微血管病后，即应考虑血栓性血小板减少性紫癜，并尽快开始治疗。

（赵永祯）

## 病例36　腹痛、腹泻1天,左下肢无力3小时

患者男性,62岁,2013年12月23日来诊。

### 一、主诉

腹痛、腹泻1天,左下肢无力3小时。

### 二、病史询问

#### (一)初步诊断思路及问诊目的

患者中年男性,主诉中以腹痛、腹泻和左下肢无力为主要表现,问诊目的主要是寻找腹痛和左下肢无力的原因,判断病情的危险程度。

#### (二)问诊主要内容及目的

1. 腹痛出现的诱因、部位、程度是什么?

通过问诊初步判断腹痛的原因。需要注意起病时间、起病的急缓,疼痛的部位与范围、性质、程度、频度(间歇性、持续性)、诱发或缓解因素。

2. 腹泻的频次、大便性状如何?

了解腹泻的严重程度及可能的原因。

3. 左下肢无力的出现的诱因,有无皮肤感觉异常?

了解肢体无力的可能原因及严重程度。

4. 有何伴随症状?

询问伴随症状(如发热、呕吐、头痛、胸痛等)有助于明确病因。

5. 询问既往史?

包括既往病史、吸烟饮酒史、家族遗传病史,应注意有基础疾病,有助于判断病因。

#### (三)问诊结果及思维提示

患者近1天无明显诱因出现上腹部钝痛伴呕吐2次胃内容物,并有腹泻3次,为黄稀便。3小时前出现左下肢无力、感觉麻木,无腿痛,无头痛、无胸背痛。既往有冠心病、心梗,及胰腺炎病史,否认有高血压、糖尿病及手术外伤史。

**思维提示**

通过问诊,明确患者有胃肠道症状,有胃肠道疾病可能,既往有胰腺炎病史,此次须除外胰腺炎可能。但患者之后出现的左下肢无力是与腹痛有关还是独立的一个疾病需要进一步检查。

## 三、体格检查

### (一)重点检查内容和目的

主要注意腹部和神经系统的查体,还要注意排查急诊的高危疾病。

### (二)体检结果及思维提示

体温36℃,心率79次/分,呼吸18次/分,右上肢血压148/84mmHg,左上肢血压145/80mmHg;神志清楚,言语流利;双肺呼吸音粗,未闻啰音;心律齐,心音低,各瓣膜听诊区未闻及明显杂音;腹平软,左上腹压痛(+),无反跳痛、肌紧张,肝脾未及;左下肢肌力Ⅲ级,余肢体肌力Ⅴ级,双巴宾斯基征(-),双足皮温正常,可触及足背动脉搏动。

**思维提示**

患者体格检查一般情况尚可,查体表现与主诉一致,该患者是两种疾病还是一种疾病的两个表现是下一步检查要明确的重点。

## 四、实验室和影像学检查结果

### (一)初步检查内容及目的

1. 血常规　常规检查。
2. 尿常规+尿胰蛋白酶原Ⅱ　此项检查应作为腹痛的常规检查。
3. 生化检查　了解肝肾功能及电解质结果。
4. 血淀粉酶　明确是否有胰腺炎。
5. 心电图　明确有无心脏病变。
6. 心肌损伤标志物　除外心血管病变。
7. D-二聚体　除外大血管疾病。
8. 头部CT　除外脑血管病。
9. 腹部CT　明确腹部情况。

### (二)检查结果及思维提示

患者来院后两小时,自诉腹痛有减轻,左下肢肌力有好转,查体左下肢肌力为Ⅴ级。此时化验结果已出，显示如下：

1. 血常规　WBC $20.86 \times 10^9$/L，N 92.1%，HGB 168g/L，HCT 47.3%，PLT $137 \times 10^9$/L。

2. 尿常规　红细胞（++++），白细胞（+），酮体（+），尿蛋白150mg/L（+++），葡萄糖100mg/dl（++），尿胰蛋白酶原Ⅱ阳性。

3. 生化　AST 67U/L，ALT 28U/L，LDH 369U/L，TBIL 26.4μmol/L，DBIL 6.3μmol/L，IBIL 20.1μmol/L，BUN 9.89mmol/L，CR 110.0μmol/L，$Na^+$ 138.5mmol/L，$K^+$ 4.3mmol/L，GLU 7.28mmol/L。

4. 血淀粉酶　513U/L。

5. 心电图（图36-1）。

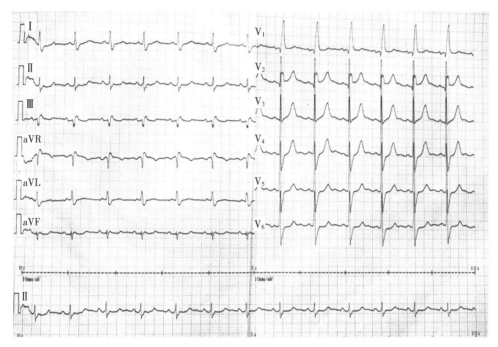

图36-1　心电图

6. 心肌损伤标志物　肌酸激酶1267U/L、肌酸激酶同工酶31.1ng/ml。

7. 心肌肌钙蛋白Ⅰ　0.17ng/ml。

8. D-二聚体　35.20mg/L（N < 0.5）。

9. 头颅CT平扫　脑桥、左侧基底节、左侧丘脑腔隙性脑梗死；轻度老年性脑改变；脑动脉硬化。

10. 全腹CT平扫提示　胆囊阳性结石，胆囊炎；胸段降主动脉增粗，腹主动脉及其分支多发钙化斑（图36-2~图36-5）。

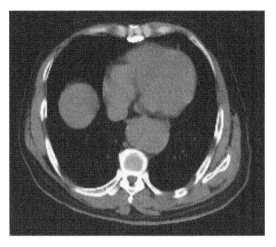

图36-2 患者腹部CT平扫

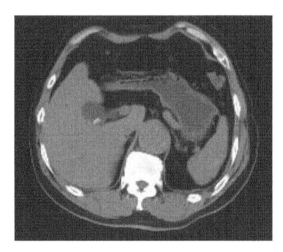

图36-3 患者腹部CT平扫

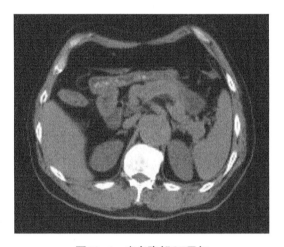

图36-4 患者腹部CT平扫

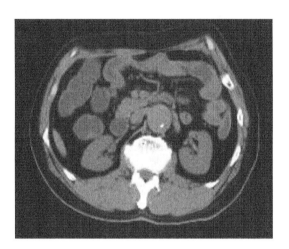

图36-5 患者腹部CT平扫

**思维提示**

虽然患者症状减轻,但化验检查提示多系统存在异常,血淀粉酶升高,D-二聚体明显升高,全腹CT平扫提示主动脉存在异常,有主动脉夹层可能。

## 五、进一步诊治

因患者有主动脉夹层可能,将患者转至抢救室给予心电监护。心电监护显示心率81次/分,呼吸18次/分,右上肢血压151/89mmHg,左上肢血压148/86mmHg;予降压药物静点治疗。急行全主动脉增强CT(CTA)检查。

CTA诊断:主动脉夹层,累及降主动脉弓、胸主动脉、腹主动脉、双侧髂总动脉(图36-6~图36-8)。

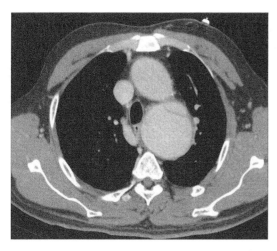

图36-6 患者CTA

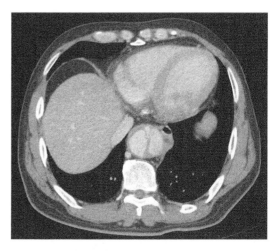

图36-7 患者CTA

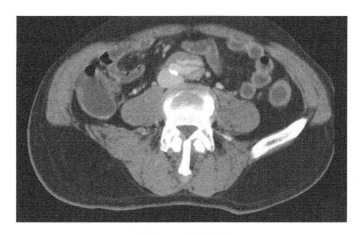

图36-8 患者CTA

## 六、诊断及治疗方案

患者诊断为：主动脉夹层/主动脉瘤破裂。须手术治疗。

## 七、治疗效果及思维提示

患者来院后四小时，突然意识不清，血压测不出。再行床旁B超检查提示左侧胸腔大量积液。经抢救无效，患者死亡。

 **思维提示**

患者腹痛、腹泻后出现单侧下肢无力，如果简单的以胃肠炎、胆囊炎或胰腺炎合并脑血管病来诊断就会造成误诊。而患者的血压和疼痛的表现不典型均给早期诊断主动脉夹层造成困难。患者D-二聚体的升高和CT影像学上的血管改变是早期诊断主动脉夹层的重要依据。主动脉夹层/主动脉瘤破裂一旦发病,十分凶险,死亡率极高。其常见的临床表现有剧烈胸痛、高血压、两侧上肢血压不等。当患者血压很低休克时或明显升高时都会引起临床医生的注意,但在血压正常时也应对此病保持警惕。

## 八、结合文献对本疾病的解读

主动脉夹层临床表现多种多样,疼痛是最常见的症状,突发严重的胸或及背痛是急性主动脉夹层的特征性表现,将近90%的急性主动脉夹层患者在急诊就诊时主诉剧烈疼痛,但也有一小部分患者有轻微疼痛甚至根本无疼痛。据报道有5%~15%的主动脉夹层患者并没有疼痛表现,而以神经系统症状为主要临床表现。

根据目前文献的报道,主动脉夹层所引起的神经系统症状的主要发病机制及表现可以分为3类:①主动脉弓分支血管夹层的进展,血压过低导致的脑灌注减少或夹层假腔压迫神经,表现为短暂性脑缺血发作、脑卒中、短暂性全面遗忘样综合征、缺氧性脑病,癫痫发作、意识障碍、Horner综合征、心因性声带麻痹综合征;②夹层累及供应脊髓动脉导致脊髓缺血,症状主要为各种脊髓损伤综合征,包括横断性脊髓炎、进展性脊髓病变、脊髓梗死、脊髓前动脉综合征、截瘫、四肢瘫等;③神经滋养血管闭塞、夹层假腔压迫神经,出现缺血性神经病(下肢轻瘫、多神经病、单神经病)、缺血性神经丛病、神经压迫综合征。这些症状通常在夹层发病时即出现或者不久就出现。首发症状大多数为神经支配区域的严重疼痛,其次为感觉异常如麻木、发冷,甚至运动障碍。部分病例可仅表现为一过性神经系统症状,可能与夹层进展过程中短暂的动脉闭塞有关。本例患者在治疗两小时后下肢肌力恢复就可能与这一原因有关。

有研究表明,D-二聚体对早期诊断主动脉夹层的敏感性为94%,特异性为40%~100%。急性胸痛患者并伴有D-二聚体升高,应怀疑主动脉夹层可能。本例患者D-二聚体明显升高为我们做进一步检查以确诊主动脉夹层提供了依据。

## 九、本病例的思考

本例患者虽经及时明确诊断,但未来得及进一步治疗便突发夹层破裂出血后死亡,由此可见主动脉夹层病情凶险,变化迅速,及时诊断尤为重要。此外,由于主动脉夹层的临床表现多样,临床医师更应提高警惕,加深对这一疾病的认识,尽量减少误诊的发生。

(赵永祯)

# 病例37　　右侧腹部疼痛1天,加重1小时

患者彭某,男性,52岁,职员,2014年1月15日来诊。

## 一、主诉

右侧腹部疼痛1天,加重1小时。

## 二、病史询问

**思维提示**

　　本例患者从症状上看,属于急腹症范畴,疾病范围广,不易甄别。本例症状主要集中于胃肠、肝胆、泌尿系统,病史的询问应围绕发病诱因、疼痛部位、疼痛性质、缓解方式及演变过程展开,同时应询问伴随症状及有鉴别意义的症状。

### (一)问诊主要内容及目的

1. 腹痛的诱因、部位、性质　腹痛的诱因、部位可帮助推断病变部位,如进食油腻食物后右上腹痛提示肝胆系统如胆道结石、胆囊炎、胆管炎等,进食辛辣刺激性食物后中下腹痛提示胃肠道病变如胃十二指肠性溃疡、胃肠道痉挛等,饮酒、暴饮暴食后中上腹痛提示胰腺炎、肠梗阻等,无明显诱因出现的突发腹痛需警惕血管病变如主动脉夹层、动脉瘤破裂等。疼痛的性质也可协助鉴别,持续性绞痛提示胆道或泌尿系统结石嵌顿、女性附件扭转、男性睾丸扭转等,如伴有恶心呕吐需警惕肠梗阻可能。烧灼样痛常提示胃十二指肠溃疡。持续性闷痛要警惕心肌梗死可能。

2. 腹痛的缓解方式、演变过程　腹痛的缓解方式及演变过程可协助诊断。进食后可缓解的中上腹痛提示胃溃疡,而饥饿痛、夜间痛提示十二指肠溃疡。脐周痛进而转移至右下腹提示阑尾炎。持续性腹痛不缓解伴随腹肌紧张提示消化道穿孔、腹膜炎可能。持续性绞痛伴有血尿、恶心呕吐需警惕泌尿系统结石嵌顿,没有血尿的持续性绞痛伴剧烈恶心呕吐、呕吐物为宿食的则提示肠梗阻可能。持续剧烈的压榨性腹痛伴或不伴胸背痛需高度可疑主动脉夹层等血管性病变,危及生命,需紧急处理。

3. 既往史的询问　既往史询问可帮助医生快速诊断,少走弯路,主要包括既往史、个人史、家族史、传染病史等。

## （二）问诊结果及思维提示

1. 患者入院1天前无明显诱因突发右侧腹部疼痛，为持续性闷痛，可忍受，不缓解，伴有右侧腰痛，无明显恶心、呕吐，无发热、寒战，无血尿，无腹泻，未予处理。

2. 入院1小时前右侧腹部疼痛加重，性质剧烈，持续不缓解，伴有轻度恶心，无呕吐，无发热、寒战，无血尿，无腹泻，急就诊于我院急诊。

**思维提示**

患者病程主要分为两个阶段，入院1天前无明显诱因突发右侧腹痛，伴有腰痛，无发热寒战等全身症状，无恶心呕吐等消化道症状，无血尿等泌尿系统症状，未予处理，入院1小时前症状突发加重，腹痛不缓解，就诊于我院急诊。

## 三、体格检查

### （一）重点检查内容及目的

根据问诊结果，患者入院1天前无明显诱因突发右侧腹痛，伴有腰痛，无发热寒战等全身症状，无恶心呕吐等消化道症状，无血尿等泌尿系统症状，应根据此进行仔细查体，重点检查腹部体征如腹膜刺激征、胃肠型、蠕动波、肠鸣音、移动性浊音、腹部血管杂音等。应鉴别腹痛原因及具体部位，右上腹肋缘下痛伴墨菲征阳性者应警惕胆囊炎，腹部触及胃肠型并可见蠕动波提示肠道梗阻，转移性右下腹痛提示阑尾炎可能，弥漫性全腹压痛、腹肌紧张提示消化道穿孔，上腹部伴有腰部不适需警惕胰腺炎，阵发性腰部绞痛提示泌尿系结石嵌顿，持续性剧烈的胸背部疼痛需警惕主动脉夹层。

### （二）体格检查结果及思维提示

T 36.6℃，P 98次/分，R 18次/分，BP 110/70mmHg，$SPO_2$ 98%，神志清楚，精神可，查体合作，双肺呼吸音清晰，未闻及明显干湿性啰音，心率95次/分，律齐，心脏各瓣膜听诊区未闻及病理性杂音，腹部平坦，腹软，右上腹压痛明显，无反跳痛，Morphy征阴性，肝脾肋下未触及，右肾区叩击痛阳性，左肾区叩击痛阴性，肠鸣音弱，未见胃肠型及蠕动波，移动性浊音阴性，双下肢无水肿。

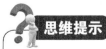
**思维提示**

患者右上腹压痛明显伴右肾区叩击痛阳性，提示右侧泌尿系统病变可能性大，辅助检查应重点关注右上腹情况。

### 四、实验室检查和影像学检查结果

#### (一)初步检查内容及目的

1. 血常规、生化全项、淀粉酶、心肌酶、凝血四项、血型、尿常规　了解患者基本情况。
2. 腹部彩超　了解患者腹部基本情况,重点探查右上腹病变部位。
3. 心电图　入院常规检查。

#### (二)检查结果及思维提示

1. 血常规　WBC $11.41 \times 10^9$/L, NE% 84.8%, HGB 118g/L, PLT $150 \times 10^9$/L, MCV 94.1fl。
2. 生化全项　ALB 35.5g/L, AST 12U/L, ALT 20U/L, cTnI 0ng/ml, AMY 50U/L, TBIL 3.7μmol/L, DBIL 1.38μmol/L, CREA 120.10μmol/L, $K^+$ 4.1mmol/L, $Na^+$ 135.0μmol/L, GLU 9.00mmol/L。
3. 凝血四项　PT 10.3s, PA 101.7%, INR 0.93, APTT 25.1s, Fbg 326.5mg/dl, TT 18.7s。
4. 血型　O型,Rh阳性。
5. 尿常规　LEU( − ), ERY( − ), KET( − ), Pro( ++ )。
6. 腹部彩超　脂肪肝(中度);餐后胆囊;左肾窝未见明显肾脏回声,右肾代偿性增大,右肾门处可见范围约6.8cm×6.2cm无回声,边界清,CDFI:内可探及旋流,肾内血供分布尚均匀,考虑真性动脉瘤与假性动脉瘤待鉴别,建议进一步检查(图37-1,见文末彩插)。

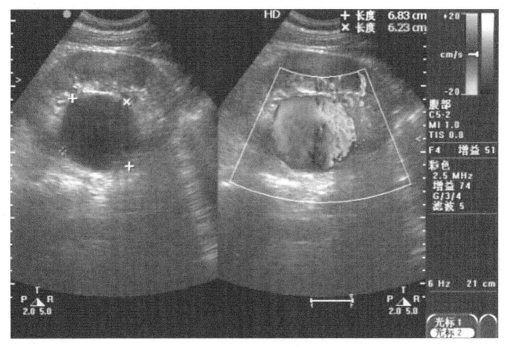

图37-1　腹部彩超

**思维提示**

　　患者腹部彩超发现右肾门处无回声,考虑真性动脉瘤与假性动脉瘤待鉴别,左肾窝无肾脏回声,提示左肾缺如先天性右侧孤立肾可能性大。同时患者生化提示肌酐轻度升高伴蛋白尿,提示肾功能不全。如上证据均提示患者病变部位位于右肾区,建议行腹部血管CTA检查进一步明确诊断。怀疑患者有肾动脉瘤破裂需监测血红蛋白变化,警惕进行性出血,进食处理。

### (三)进一步检查结果及思维提示

　　1. 腹部血管CTA　右肾动脉动脉瘤,伴有肾周出血,未见明确破裂出血血管;右肾小囊肿;左肾动脉明显狭窄,左肾萎缩;腹腔少量积液(图37-2~图37-5)。

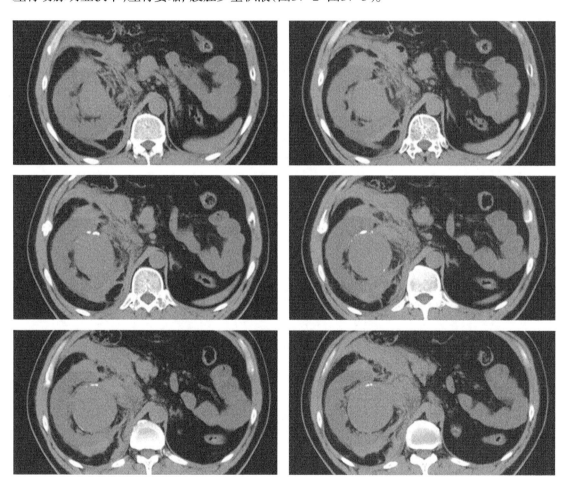

图37-2　腹部CT平扫

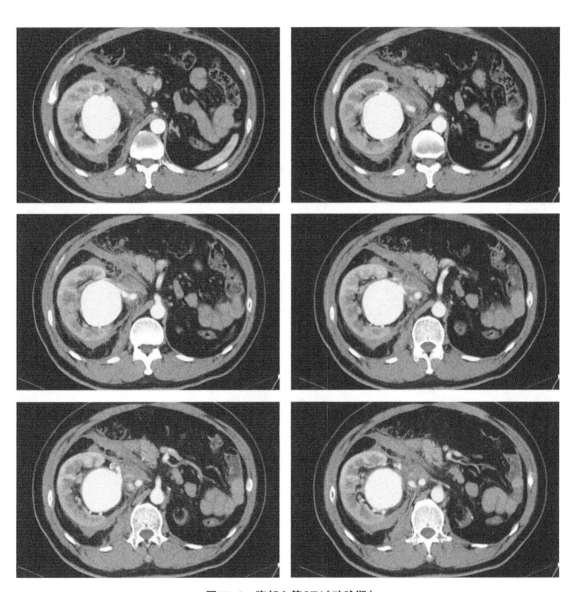

图37-3 腹部血管CTA(动脉期)

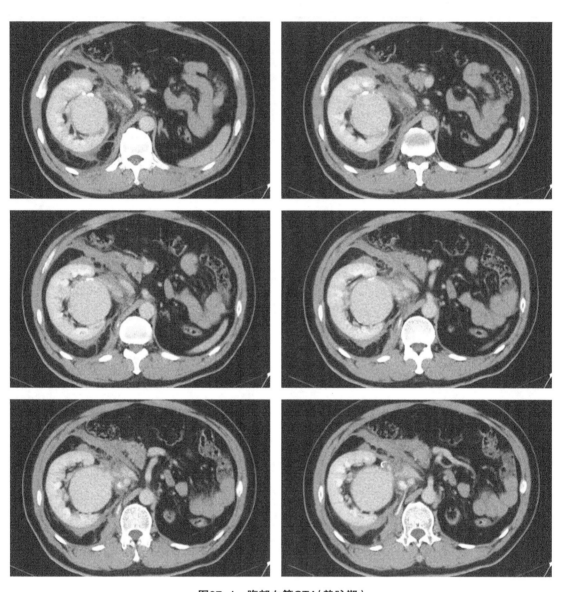

图37-4 腹部血管CTA(静脉期)

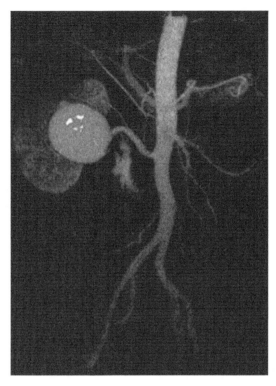

图37-5 腹部血管CTA(三维重建)

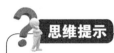

思维提示

　　此例患者病情危重,腹部血管CTA明确诊断:右肾动脉瘤急性破裂出血,左肾萎缩,肾功能不全。病情危急,需严密监测生命体征及血红蛋白、肾功能等动态变化。

## 五、治疗方案及理由

　　1. 转入抢救室,心电监护、开放静脉通路、卧床避免剧烈活动,动态监测血常规、尿常规、肾功能、尿量等变化,对症支持治疗。

　　2. 泌尿外科、血管外科、介入科等相关科室会诊,指导下一步治疗方案。

　　3. 理由　患者腹部CTA已明确诊断为右肾动脉瘤破裂出血,属于急危病例,需警惕动脉瘤进一步破裂出血加重,造成患者失血性休克危及生命,因此需卧床避免剧烈活动,同时心电监护、开放静脉通路,如出现突发血压下降、心率加快应及时液体复苏,为及时抢救争取时间。患者病情较复杂,右肾动脉瘤破裂出血同时合并左肾严重萎缩、左肾无功能,各相关科室会诊讨论患者进一步治疗方案,能否保留患者右肾为讨论的关键。

## 六、治疗效果及思维提示

　　1. 治疗　补液对症支持治疗,监测生命体征及腹部情况变化,监测血红蛋白、尿量变化,同时交叉配血备用。第二日晨8时患者复查血红蛋白降至108g/L,肌酐118μmol/L,排尿2次,淡黄色,无血尿。BP 126/76mmHg, HR 90次/分, SPO$_2$ 96%。下午6时患者血压突然下降至88/57mmHg, HR 120次/分,考虑活动性出血,泌尿外科手术病房急诊开腹探查手术。术中见患者腹膜后血肿,张力较高,分离找到肾动脉,肾蒂钳阻断肾动脉,切断肾蒂、输尿管,切除右肾,放置腹膜后引流管,缝合切口,安返病房。

2. 入院第三日凌晨3点患者术后患者血红蛋白85g/L, CREA 264μmol/L,上午9点HGB 85g/L, CREA 460μmol/L,联系血液净化中心,予患者血液透析治疗。

3. 术后病理回报:(大体)肾门及肾下方可见凝血块,肾动脉断端处可见一破裂口,肾盂扩张,黏膜光滑,肾盂旁可见一囊腔,大小约5cm×5cm×4.5cm,壁内光滑,与肾动脉相连,其余肾组织皮髓质界线清。(镜检)肾动脉粥样硬化。

**思维提示**

> 患者经腹部血管CTA明确诊断,虽经保守治疗,但效果欠佳,发生血压下降、心率增快、血红蛋白进行性下降等生命体征不平稳表现,急诊行开腹探查右肾切除术,因患者左肾萎缩无功能,术后生命体征平稳后予血液透析治疗。

最终诊断: 右肾动脉瘤破裂出血; 左肾萎缩; 肾功能不全。

## 七、本疾病相关背景资料解读

肾动脉瘤为临床十分罕见的肾血管疾病,绝大多数患者无症状,体积较大者可有腰背部不适感,故肾动脉瘤常在体检时偶然发现。资料显示普通人群中发病率约0.1%,女性多于男性,右侧多于左侧,多数发生于右侧。肾动脉瘤可为先天性,也可继发于炎症、外伤、动脉粥样硬化等。部位可位于肾动脉主干或其分支,约60%患者发生于主干及第一分叉处,15%发生于肾实质内,可单发或多发。根据肾动脉瘤所在部位可分为肾外动脉瘤和肾内动脉瘤。前者主要发生于肾动脉主干和第一分支,后者多发生于2、3级以上的小动脉。肾动脉瘤是肾动脉局部组织薄弱或结构破坏后形成的永久性异常扩张或膨出。根据瘤壁的结构分为三类: 真性动脉瘤、假性动脉瘤(多为创伤性)、夹层动脉瘤。Poutasse将肾动脉瘤根据形状和部位主要分为四种类型: 囊状动脉瘤、梭形动脉瘤、夹层动脉瘤、肾内动脉瘤,各种类型动脉瘤可混合存在。

肾动脉瘤的诊断以往常依靠选择性肾动脉造影,其对病变显示直观,可清楚显示瘤体与肾动脉的关系,但其属于有创检查,对小动脉瘤显示欠佳。近年来,随着螺旋CT及三维成像技术的广泛应用,肾动脉CTA三维图像能清楚显示肾动脉瘤与肾动脉的关系,对动脉瘤来源、形态、数目、大小及其周围组织关系、肾动脉瘤的分型具有明显优势,因此其对肾动脉瘤的诊断敏感性、准确性更优于肾动脉造影。彩色多普勒超声能够观察肾动脉瘤结果及与相邻血管的关系,且能够提供肾动脉瘤及肾内动脉的血流动力学参数,间接判断肾功能情况,因此彩色多普勒超声对肾动脉瘤的诊断有独特优势。

肾动脉瘤需与肾癌、肾囊肿等鉴别。肾癌为肾实质内的囊实性占位,增强CT扫面伴有不均匀强化,呈现"快进快出"的表现。肾囊肿为肾内囊性占位,增强扫描无明显强化。一些不典型的肾癌及肾囊肿对鉴别有一定干扰,需仔细鉴别,防止误诊。

肾动脉瘤的治疗主要包括保守治疗、介入治疗及手术治疗。有文献认为直径小于2cm的肾动脉瘤不需积极处理,但需密切观察。如出现如下情况需紧急处理:①动脉瘤持续增大;②肾脏血管血栓形成;③怀孕或计划怀孕的育龄妇女;④肾血管性高血压难以控制;⑤动脉瘤直径大于2.5cm;⑥动脉瘤壁不完全钙化;⑦动静脉瘘形成。介入治疗包括肾动脉瘤栓塞术、带膜支架和覆盖自体静脉的支架移植物腔内成形术等。介入治疗虽有创伤小、恢复快等优点,但在特殊解剖位置及复杂病变上难以应用。手术治疗包括肾动脉瘤切除原位修复或补片血管成形、自体大隐静脉移植或人造血管旁路及体外肾动脉重建自体肾移植术,甚至还可以建立脾肾旁路和肝肾旁路。在腹腔镜下行动脉瘤切除和原位修补,这对操作者的技术要求极高,而且只能选择简单病例施行。肾动脉瘤一旦破裂,都需紧急处理。如果患者血流动力学情况稳定,宜先行急诊CT检查以利进一步诊治。手术从腹正中切口入腹腔控制腹主动脉的血流。如果手术时出血得以控制,血流动力学稳定,则可考虑行血管重建手术。如果病人情况不稳定,或肾脏缺血时间过长,则要考虑行肾脏切除。如果在术中发现肾动脉瘤部分在肾实质内或需离体手术才能修补而对侧肾脏功能良好者也要考虑肾切除。随着异体肾移植、低温脉冲式灌洗、肾血管重建、影像学等技术的发展,自体肾移植术取得了很大发展。现已成为泌尿外科学上解决各种难治性肾脏疾病安全可靠的手段。由于器官保存技术的逐步完善和外科移植技术日趋成熟,肾动脉瘤离体切除修补、自体肾移植术也开始大范围的应用。

**(周海江)**

## 病例38　右手拇指不自主抖动3天,突发抽搐伴呕吐2天

患者男性,34岁,于2016年4月6日入院。

### 一、主诉

右手拇指不自主抖动3天,突发抽搐伴呕吐2天。

### 二、病史询问

#### (一)初步诊断思路及问诊目的

患者中年男性,3天前无明显诱因出现右手拇指持续不自主抖动,2天前发作抽搐伴呕吐,呼吸衰竭,予气管插管呼吸机辅助呼吸收入EICU。患者以抽搐症状来诊,问诊中应重点围绕中枢神经系统询问。

围绕着主诉继续询问如下:右手拇指持续不自主抖动的诱因,位置、持续时间、有无缓解。肢体抽搐诱因、形式、伴随症状,有无缓解及方式。呕吐的性质,有无喷射性,有无血性物质。

#### (二)问诊主要内容目的

1. 诱发因素发病有无诱因,有无受凉、疲劳等诱因,有无咽痛、咳嗽等前驱呼吸道感染症状,寻找感染性疾病的线索。
2. 主要症状　拇指抖动位置、频度、有无缓解。
3. 突发抽搐是否为癫痫大发作形式,有无摔伤、大小便失禁和舌咬伤。
4. 既往史及职业史　有无与脑血管疾病相关的高血压和糖尿病史,有无不良嗜好等。

#### (三)问诊结果及思维提示

患者3天前无明显诱因出现右手拇指持续不自主抖动,牵连示指抖动,余手指无异常,无发热,无头晕、头痛,无恶心、呕吐,无意识障碍,无其他身体部位不自主抖动,未予诊治。2天前患者来我院就诊,挂号大厅排队时,突然出现全身肢体抽搐,双上肢屈曲,牙关紧闭,伴意识障碍、小便失禁,舌咬伤,伴恶心、呕吐一次,量大,非喷射性,呕吐物为胃内容物,口唇发绀,遂呼叫院内SOS出诊,指尖血氧饱和度70%,予气管插管,转至抢救室。既往体健,否认高血压和糖尿病史;出租车司机,否认不良嗜好。

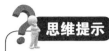

**思维提示**

通过问诊提示患者以癫痫发作为首发症状,癫痫有小发作和大发作两种形式,该患者初始为小发作,之后出现大发作。注意癫痫大发作一般伴有意识障碍、大小便失禁和舌咬伤,区别于癔症。癫痫发作将患者定位在中枢神经系统疾病,考虑感染性或者非感染性。体格检查应重点围绕神经系统查体。

## 三、体格检查

### (一)重点检查内容及目的

患者有抽搐,应重点检查颅神经有无损害,肢体运动,面部及身体感觉、有无脑膜刺激征和病理征。

### (二)体格检查结果及思维提示

T 37℃(腋温), HR 138次/分, R 25次/分, BP 161/104mmHg,发育正常,营养良好,镇静状态,查体欠合作。双瞳孔等大同圆,直径3mm。全身皮温不高,右前壁及胸前区两处文身,后背、双下肢散在红色斑丘疹,全身浅表淋巴结无肿大(图38-1,见文末彩插)。心、肺、腹部查体无异常。四肢频繁屈曲。颈软无抵抗,脑膜刺激征包括Kernig征、Brudzinski征均阴性,四肢肌力及张力正常,病理征阴性(-)。

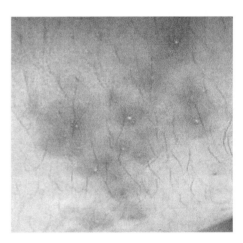

图38-1 皮肤改变

**思维提示**

神经系统暂时无阳性体征发现,没有发现肢体活动障碍、言语障碍等,病理征阴性,急性脑血管病暂不考虑。脑膜刺激征阴性,考虑中枢神经系统感染有待进一步证实。但发现后背、双下肢散在红色斑丘疹,皮疹有无临床意义?

## 四、实验室检查及辅助检查

### (一)初步检查内容及目的

1. 一般检查 血常规提示有无感染征象,生化功能提示有无脏器损害。
2. 特殊检查 头颅影像学检查很必要,提示有无病灶。

### （二）检查结果及思维提示

1. 血常规 白细胞计数$16.93 \times 10^9$/L，中性粒细胞百分比78.4%，红细胞计数$4.49 \times 10^{12}$/L，血红蛋白141g/L，血小板计数$261 \times 10^9$/L。

2. 生化功能检查 肝肾功能、电解质正常，除磷酸肌酸（CK）升高外均正常，血糖6.2mmol/L。

3. 头颅CT、MRI 未见明显异常（图38-2）。

4. 其他 胸片提示双肺纹理增强（图38-3），心电图窦性心动过速。

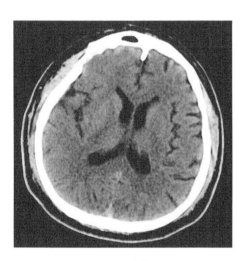

图38-2 头颅CT

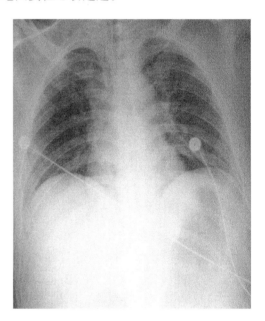

图38-3 胸片

### （三）进一步检查内容及目的

1. 血病毒检查 包括常规术前检查。

2. 脑脊液检查 对脑膜炎的诊断及鉴别诊断有重要意义。

### （四）检查结果及思维提示

1. 血RPR 滴度1∶64（阳性）。

2. 脑脊液检查

压力：260mmH$_2$O（80~180mmH$_2$O）；外观：无色透明；蛋白定性：蛋白阳性；细胞数：细胞数40个/mm³，白细胞数2~3个/mm³（正常白细胞数小于10个/mm³）；生化：蛋白定量0.369g/L（0.05~0.45g/L），氯131mmol/L（110~130mmol/L），糖4.10mmol/L（2.24~4.2mmol/L），同步血糖6.1mmol/L。

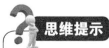 **思维提示**

患者定位于中枢神经系统疾病，分为感染型和非感染性疾病，头颅CT/MRI均正常排除急性脑血管病和颅内占位可能。所以脑脊液检查结果有重要参考价值。

　　根据脑脊液结果有以下三种疾病需要鉴别自身免疫性脑炎、神经梅毒和病毒性脑炎。结合血RPR滴度1∶64阳性考虑神经梅毒可能性大。

## 五、治疗方案及理由

　　根据患者目前症状体征及化验检查不能除外自身免疫性脑炎、梅毒性脑炎和病毒性脑炎，故予以下综合治疗措施：呼吸机辅助呼吸治疗（保护气道）；镇静镇痛；头孢曲松钠2.0g Q12H；更昔洛韦400mg QD（首日400mg Q12H）；甲泼尼龙琥珀酸钠500mg QD激素冲击疗法；甘露醇降颅压等对症治疗。

## 六、治疗效果及思维提示

　　患者治疗效果显著，症状好转，入院第二天脱离呼吸机拔除气管插管。
　　患者在接受头孢曲松后出现一过性体温升高（39℃）。

**思维提示**

　　患者应用头孢曲松有发热的反应反过来证实诊断为中枢神经梅毒。此现象称为赫氏反应（Jarisch-Herxheimer reaction），中文直译全称为"赫克斯海默尔反应"。赫克斯海默尔反应：由奥地利皮肤病学家Jarisch Adolf Herxheimer、Karl Herxheimer两兄弟在应用汞、砷霜及铋治疗梅毒过程中发现，患者表现为高热、大汗、盗汗、恶心及呕吐症状，皮肤病变扩大、恶化等，随着治疗进程的继续上述反应消失、缓解，表现为一过性、暂时性"恶化"，此反应因发现者而命名。

## 七、再问病史及实验室检查结果

　　1. 追问病史患者一年前有冶游史。
　　2. 半年前因急性胃肠炎住北京某家三甲医院，住院期间发现梅毒抗体阳性，未予诊治。两个月前无明显诱因双下肢及背部出现红色斑丘疹，伴瘙痒，无脱屑、渗出，自行口服氯雷他定、卤米松软膏外涂治疗，症状略缓解。一周前北京某家医院皮肤科就诊，梅毒RPR滴度1∶16阳性，患者未开始治疗。经反复追问有硬下疳的病史，未诊治已经自愈。
　　3. 脑脊液特殊检查回报　新型隐球菌涂片及染色阴性、（脑脊液）浓缩查结核杆菌均阴性、（脑脊液）普通细菌涂片及染色阴性。副肿瘤综合征：Amphiphysin、CV2、PNMA2（Ma2/Ta）、Ri、Yo、Hu均阴性。
　　4. 抗水通道蛋白抗体AQP4.Ab、抗水通道蛋白抗体NMO-IgG阴性。自身免疫性脑炎抗体：谷氨酰受体抗体（Anti-NMDAR）、电压门控性钾离子通道（VDKC）、接触蛋白相关蛋白2（CASPR2）、富亮氨酸胶质瘤失活蛋白1（LGI1）、γ氨基丁酸B受体（GABAB）均阴性。弓形虫抗体、风疹病毒抗体、巨细胞病毒抗体EB病毒抗体、单纯疱疹病毒抗体、抗麻疹病毒抗体IgM均阴性。协和医院检查脑脊液病理未见肿瘤细胞。梅毒甲苯胺红不加热血清试验阳性反应（1：4）（北京地坛医院）和梅毒血清特异性抗体测定（明胶颗粒凝集法）阳性反应（北京地坛医院）。

## 八、调整治疗方案及疗效

患者脑脊液梅毒抗体阳性强烈提示神经梅毒,诊断明确后停用更昔洛韦抗病毒治疗,停用甲强龙500mg QD冲击治疗,仅保留头孢曲松2.0 QD静脉点滴治疗。两周后患者转往地坛医院神经内科继续苄星青霉素治疗。随访追踪。

最终诊断: 神经梅毒三期。

## 九、对本病例的思考

1. 患者青年男性,以癫痫症状就诊,首先考虑中枢神经系统疾病,头颅影像学检查排除急性脑血管病,考虑为中枢神经系统感染还是非感染,结合实验室检查血脑脊液梅毒抗体均阳性,想到神经梅毒这一诊断。

2. 梅毒是人类独有的疾病,显性和隐性梅毒患者是传染源。性接触是主要的传播途径。一期梅毒临床为硬下疳;二期梅毒临床特点以二期梅毒疹为特征,可伴有全身症状;三期梅毒临床特点: 可累及重要器官。心血管梅毒主要侵犯主动脉弓部位,可发生主动脉瓣闭锁不全,引起梅毒性心脏病;神经梅毒: 发生率约10%,按照"2015年美国疾病控制中心性传播疾病诊断和治疗指南",神经梅毒的诊断:①血清学检查阳性;②神经系统症状及体征;③脑脊液检查异常(脑脊液细胞计数或蛋白测定异常,加上脑脊液VDRL阳性)。脑脊液VDRL诊断神经梅毒的特异度高,但灵敏度低。如果患者有神经系统症状及体征,脑脊液VDRL阳性,在排除血液污染后,可诊断神经梅毒。

3. 患者虽然病史简单,诊断上走了一些弯路。在临床上没有明确方向时,抗感染、抗病毒和激素冲击疗法都应用了,后期脑脊液梅毒抗体阳性,诊断明确后及时修正治疗,减少附加损害。

（李 彦　张国强）

# 病例39 嗜睡10天

患者男性,78岁,于2015年12月23日入院。

## 一、主诉

嗜睡10天。

## 二、病史询问

### (一)初步诊断思路及问诊目的

老年男性,患者10天前无明显诱因开始出现嗜睡伴四肢乏力。围绕着主诉继续询问如下:嗜睡的诱因,有无用药过量史,有无伴随的症状如肢体无力、咳嗽咳痰、发热、腹痛以及进食情况、有无消瘦等。

### (二)问诊主要内容目的

1. 诱发因素 发病有无诱因,有无原因如进食不良、活动减少,肢体无力,有无咽痛、咳嗽等前驱呼吸道感染症状,以排除感染所致的意识障碍。
2. 有无特殊用药史 如安眠药物,了解药物过量等因素。
3. 既往史 有无高血压、糖尿病和脑血管病史,以明确有无中枢神经系统疾病和代谢性脑病的可能。

### (三)问诊结果及思维提示

10天前患者无明显诱因开始出现嗜睡伴四肢乏力,呈对称性,无偏侧肢体无力,言语不清,清醒时可正常交流,间断咳嗽咳痰,无发热及呼吸困难。遂于外院就诊,以脑梗死、肺部感染给予活血化瘀、营养神经、抗感染治疗。期间仍反复嗜睡,痰液较多,血压偏低(90/60mmHg),大小便未见明显异常。为进一步诊治收入EICU。既往有脑血管病史,未遗留后遗症;发病20天前因睡眠障碍口服佐匹克隆、喹硫平病史。

 **思维提示**

老年男性,以嗜睡为首发症状,患者有服用佐匹克隆、喹硫平病史,要排除因药物过量和中毒;其次要警惕中枢神经系统疾病和代谢性脑病可能。

## 三、体格检查

### (一)重点检查内容及目的

患者有嗜睡,应重点检查颅神经有无损害,肢体运动,面部及身体感觉和有无脑膜刺激征,心肺听诊有无异常等。

### (二)体格检查结果及思维提示

T 35.8℃（腋温）,HR 61次/分,R 22次/分,BP 82/43mmHg,患者神志嗜睡,双侧瞳孔等大等圆,直径2mm,对光反应弱,双肺听诊无湿啰音,心律齐,未闻及额外心音及杂音,腹软,无压痛及反跳痛,肝脾肋下未及,双下肢非凹性水肿。颈软无抵抗,脑膜刺激征包括Kernig征、Brudzinski征均阴性,四肢肌力及张力正常,病理征双侧可疑阳性。

**思维提示**

神经系统暂无定位体征,病理征双侧可疑阳性可能与既往脑梗死病史有关。病因高度怀疑药物过量。

## 四、实验室检查及辅助检查

### (一)初步检查内容及目的

1. 一般检查　血常规提示有无感染征象,生化功能提示有无脏器损害,头颅影像学检查提示脑部有无病灶。

2. 特殊检查　血尿毒物分析送307医院。

### (二)检查结果及思维提示

1. 血常规　CRP 25.29mg/L,WBC $8.42 \times 10^9$/L,NEUT $7.92 \times 10^9$/L。

2. 生化功能检查　ALT 287IU/L,AST 225IU/L,CR 113.8μmol/L。血氨正常范围,血糖7.2mmol/L。

3. 头颅CT、MRI　未见明显异常。

4. 血气　pH 7.357,$PCO_2$ 38mmHg,$PO_2$ 63mmHg,$SpO_2$ 91%(未吸氧),Lac 2.9mmol/L。

5. 胸部X线　双肺纹理增粗模糊(图39-1)。

6. 307医院毒物分析结果　佐匹克隆、喹硫平浓度在正常范围,未见其他药物。

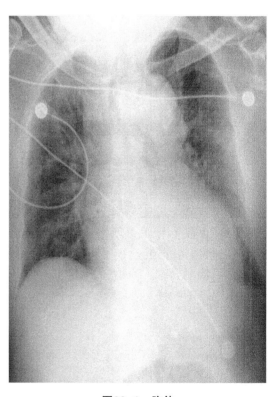

**图39-1　胸片**

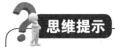

**思维提示**

患者药物浓度正常,除外药物中毒。在查体时发现双下肢水肿,非凹性,称为黏液性水肿,结合患者体温偏低,嗜睡应该联想到甲状腺功疾病,重点检查一下甲状腺。

### (三)补充查体及辅助检查

1. 甲状腺未及肿大、结节,随吞咽活动可,未闻及杂音。
2. 甲状腺功能　$FT_3 < 0.26pg/ml\downarrow$（2~4.4）,$FT_4$ 0.068ng/ml↓（0.93~1.7）,$TT_3 < 0.195ng/ml\downarrow$（0.8~2）,$TT_4$ 0.43μg/dl↓（5.1~14.1）,TSH 71.010μIU/ml↑（0.27~4.2）。

**思维提示**

患者$FT_3$、$FT_4$、$TT_3$、$TT_4$均低,以$T_3$最为明显,TSH升高明显。符合甲状腺功能减退症,因为老年人可能表现不典型,低代谢状态太不容易被早期发现,临床上容易忽视甲减危象的存在。

## 五、治疗方案及理由

患者诊断明确后予亚胺培南/西司他丁0.5g Q12H抗感染治疗,左甲状腺素钠片25μg qd,补钾保肝等对症治疗,氢化可的松琥珀酸钠50mg qd。

## 六、治疗效果及思维提示

患者入院第三天凌晨2:50突发双眼向上凝视,指氧下降至85%,持续15秒后自行好转,指氧可升至98%,并出现呛咳,口鼻处溢出咖啡样物。心率86次/分,血压125/72mmHg。昏睡状态,呼之可睁眼,无法应答,压眶无反应,双瞳孔等大等圆,直径1.5mm,光反应弱,口唇发绀,双肺呼吸音低,未闻及明显干湿啰音,四肢痛刺激无明显动作,双侧病理征未引出。考虑患者癫痫发作。完善头颅CT未见脑出血。返回病房后,患者再发上述症状数次,伴上肢肌张力升高,后患者指氧饱和度不能维持,最低降至44%。急查血气: pH 7.178, $PCO_2$ 72.3mmHg, $PO_2$ 28.6mmHg, $SO_2$ 45.8%, Lac 1.3mmol/L,考虑患者出现意识障碍与急性二氧化碳潴留相关,不除外存在甲状腺功能减退后误吸或痰液堵塞。随后进行气管插管,连接呼吸机,模式SIMV,f 12bpm, PC 15cmH_2O, PS 8cmH_2O, PEEP 5cmH_2O, FiO_2 50%,指尖氧饱和度98%,心率70~80次/分。治疗方案调整,左甲状腺素钠片和氢化可的松加量。

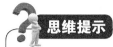
**思维提示**

　　患者用药初期病情平稳,但是第三天出现继发性癫痫,出现误吸或者痰堵,予气管插管呼吸机辅助呼吸,维持生命体征。考虑癫痫的原因与原发病有关或者与抗生素应用有关。故调整药物剂量,同时更换抗生素。

## 七、再问病史及实验室检查结果

1. 追问病史　患者从未查过甲状腺功能。
2. TPO　157.67IU/ml↑(0~100),TG>3000IU/ml↑(0~100)。
3. 28日(入院第六天)甲功五项　$FT_4$ 0.146↓,$FT_3$ 0.44↓,$T_3$ 0.237↓,$T_4$ 1.1↓,TSH 34.6↑。
4. 30日(入院第八天)甲功五项　$FT_4$ 0.209↓,$FT_3$ 0.49↓,$T_3$ 0.239↓,$T_4$ 1.6↓,TSH 32.5↑。

## 八、调整治疗方案及疗效

　　患者无发热,血象正常,感染控制可,廓清能力尚可,呼吸机条件不高,无发生抽搐,予两周后给予脱机拔管,停用糖皮质激素。TGAb明显升高,考虑为原发性甲状腺功能减退,待甲状腺片50μgQD口服满一周后将优甲乐加至70μgQD。

　　两周后患者神志清醒,对答切题,无咳嗽咳痰,甲功提示$T_3$、$FT_3$较前有所升高,TSH较前降低,继续目前治疗至病情平稳出院。

　　最终诊断:甲状腺功能减退症,即黏液水肿性昏迷。

## 九、对本病例的思考

　　1. 本病以意识障碍为首发症状,排除了药物中毒、神经系统疾病,最后结合非凹性水肿、低体温和甲功检查明确了甲减危象的诊断,整个过程曲折,对临床有借鉴意义。

　　2. 甲减危象　又称黏液性水肿昏迷,临床表现:①黏液性水肿病人表现为代谢减低,包括皮肤干燥、声音嘶哑、胫前非可凹性水肿;②表现嗜睡、精神活动缓慢、记忆力减退、认知功能紊乱、抑郁甚至精神病,25%的病人有局部或全身的癫痫发作;③可以有各种精神表现,从淡漠、嗜睡、昏睡到昏迷;④80%的甲减危象病人体温低于35.5℃;⑤呼吸被抑制,导致低氧血症,有二氧化碳潴留;⑥感染以肺部感染最常见。

　　3. 本例患者的特殊性　老年人,起病隐匿,症状不典型容易误诊和漏诊,不明原因的体温低、心率慢、反应迟钝和双下肢的黏液水肿应引起重视联想到甲减危象。

(李　彦　张国强)

患者男性,30岁,于2016年6月3日入院。

## 一、主诉

高热、腹痛6天,加重伴呼吸困难2天。

## 二、病史询问

### (一)初步诊断思路及问诊目的

患者青年男性6天前无明显诱因出现高热,伴寒战,服用退热药物后可自行退热,伴腹痛、腹泻,2天前出现呼吸困难,围绕着主诉继续询问如下:发热的诱因,热型、有无治疗。腹痛的诱因,疼痛位置、疼痛性质、持续时间、有无缓解、缓解方式等。呼吸困难的原因、形式。

### (二)问诊主要内容目的

1. 发热　发热有无诱因,有无受凉、疲劳等诱因,有无腹泻病史,有无腹痛有无诱因,有无进食油腻,暴饮暴食,明确发热腹痛的方向。

2. 呼吸困难　吸气性还是呼吸性?体位和既往心肺疾病病史,以明确心源性还是肺源性呼吸困难。

3. 其他相关因素　特别是针对性诊疗经过等,有利于缩小诊断范围。

### (三)问诊结果及思维提示

患者6天前无明显诱因出现高热,体温最高达40.2℃,伴寒战,服用退热药物后可自行退热,伴腹痛、腹泻,右上腹为主,黄色稀水样便,伴恶心、呕吐,无胸闷、胸痛,无咳嗽、咳痰。2天前凌晨4点出现头晕后伴有意识模糊,自行跌倒,10分钟后意识转清,就诊于当地医院,查血常规:白细胞计数$30.23 \times 10^9$/L、中性粒细胞百分比52%、血小板计数$37 \times 10^9$/L;生化全项:血钾2.62mmol/L、钠126mmol/L、谷丙转氨酶170IU/L、谷草转氨酶262IU/L,肌酐220μmol/L,动脉血压60~70/30~40mmHg,该院诊断为"急性胃肠炎"给予抗感染、大量补液、升压、降糖等治疗,住院期间呼吸困难加重,不能平卧,遂转至我院。患者为公司职员,发现糖尿病两年,未系统诊治。

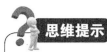

**思维提示**

　　患者以发热腹痛为首发表现,首先考虑腹腔感染性疾病,根据腹痛部位为右上腹,肝功能异常首先考虑肝胆系统疾病。之后患者出现呼吸困难考虑肺水肿可能:感染相关的心肌损伤和ARDS;以及医源性液体负荷过多所致。体格检查应该重点检查。

## 三、体格检查

### (一)重点检查内容及目的

　　患者有发热伴腹痛腹泻随后出现呼吸困难,应重点检查心、肺和腹部,特别是有无奔马律,肺部听诊有无湿啰音,腹部查体压痛位置,有无肝区叩击痛,墨菲氏征等。

### (二)体格检查结果及思维提示

　　T 37.0℃(腋温),HR 120次/分,R 30次/分,BP 126/78mmHg,神清,精神弱,急性病容,皮肤巩膜轻度黄染,右上肢内侧可见皮下瘀斑(晕厥后出现摔伤),双肺底可闻及湿啰音,双下肺呼吸音减弱,心律齐,心率120次/分,各瓣膜区未闻及杂音,腹肌紧张,肝区压痛及叩击痛,剑突下压痛,无反跳痛,肠鸣音2次/分,双下肢不肿。

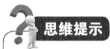

**思维提示**

　　患者发热心率快,皮肤巩膜黄染与肝脏功能有关,双肺湿啰音有可能与肺水肿相关。肝脏有压痛叩击痛,应该重点检查胸腹部CT。

## 四、实验室检查及辅助检查

### (一)初步检查内容及目的

　　1. 一般检查　血常规提示有无感染征象,生化功能提示有无脏器损害。
　　2. 心梗五项　BNP提示心功能有无损害。
　　3. 特殊检查　腹部超声和胸腹部CT提示呼吸困难、腹痛的原因。

### (二)检查结果及思维提示

　　1. 血常规　WBC $26.01 \times 10^9$/L,N% 92.6%,PLT $35 \times 10^9$/L,HGB 95g/L。
　　2. 生化功能　ALT 138IU/L,AST 104IU/L,TBIL 24.83μmol/L,DBIL 14.06μmol/L,GGT 94IU/L,LDH 491IU/L,Urea 19.48mmol/L,CR 285.0μmol/L,GLU 21.99mmol/L,淀粉酶326IU/L,白蛋白25g/L,$Na^+$ 129mmol/L,血磷0.03mmol/L。
　　3. 心梗五项　BNP 1520pg/ml,其余正常。

4. PCT　157.89ng/ml。

5. 外周血涂片　白细胞增多，中性粒细胞增多，杆状核增多，可见中毒颗粒，血小板减少。

6. 凝血六项　PT 19.0s，APTT 48.1s，TT 14.7s，INR 1.57，FIB 6.30g/L，PTA 53%。

7. 腹部超声　提示肝右叶占位性病变。

8. 胸腹部CT　肺部以肺门为中心渗出影，双侧胸腔积液；肝右叶可见中低密度灶，不均匀（图40-1，图40-2）。

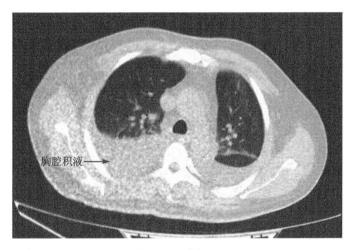

图40-1　胸部CT

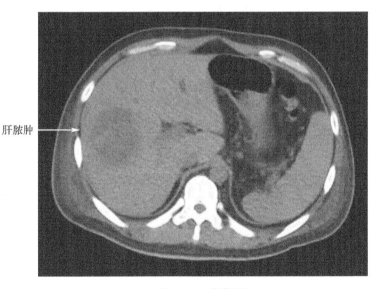

图40-2　腹部CT

**? 思维提示**

　　患者有腹泻病史，以发热腹痛为表现，白细胞、C反应蛋白、降钙素原等一系列炎症指标升高，提示存在严重感染，同时血小板减少，凝血功能异常患者处于极高风险。腹部发现病灶考虑肝脓肿,结合患者糖尿病病史,前驱症状有腹泻,应该想到肺炎克雷伯菌引起的肝脓肿。患者病程中出现呼吸困难,胸部CT以肺门为中心的渗出影考虑急性左心衰。

## 五、治疗方案及理由

患者年轻,病情危重,考虑革兰阴性菌感染,针对脓毒症抗感染方面重锤猛击: 亚胺培南/西司他丁0.5g q6h抗感染,输血浆和血小板、利尿、抑酸、补钾对症支持治疗。

## 六、治疗效果及思维提示

入院当天予肝脓肿病灶诊断性穿刺,穿刺物涂片示G⁻杆菌大量。患者呼吸困难考虑性心功能不全,急性肾损伤致水钠潴留有关,予大剂量利尿剂,保持液体负平衡,治疗效果显著。

**思维提示**

患者青年男性既往糖尿病病史,发热腹痛首先考虑肝脓肿,CT发现肝脏病灶,立即超声引导下穿刺涂片,结果回报G杆菌后,抗生素方案为亚胺培南西司他丁。患者体温正常。治疗过程中患者出现呼吸困难,结合BNP升高、肌酐升高和胸部CT是以肺门为中心的渗出,考虑急性左心衰和急性肾损伤,利尿有效暂时不做血液透析,患者经大量利尿后呼吸困难也好转,氧合改善。

## 七、再问病史及实验室检查结果

1. 患者青年男性,经历了患者在当地医院因为血压低曾经大量补液治疗,同时合并急性肾损伤,所以可能出现补液过量导致的急性左心衰。

2. 穿刺液培养　肺炎克雷伯菌感染,药敏均敏感。

## 八、调整治疗方案及疗效

患者诊断明确后足量应用亚胺培南/西司他丁治疗,等待穿刺手术时机,入院第十四天行B超引导下脓腔穿刺引流术,引流脓液50ml。患者症状明显好转,出院,随访观察,肾功能恢复正常。

最终诊断: 肝脓肿(肺炎克雷伯菌感染)。

## 九、对本病例的思考

1. 患者青年男性,经历了高热腹痛—肝脓肿—呼吸困难—心衰—肺炎克雷伯菌感染的诊治过程。腹泻后的高热腹痛,影像学提示肝脓肿,结合患者既往糖尿病史,应高度考虑肺炎克雷伯菌感染。

2. 肝脓肿、糖尿病和肺炎克雷伯杆菌感染的关系 糖尿病和空腹血糖受损,都被视为肝脓肿潜在的风险因素。糖尿病是肝脓肿易感人群,53.77%患者发现有糖尿病,可能是中性粒细胞介导的防御损害使易感性升高所致,而似乎是一个转移性并发症的危险因素。糖尿病患者发生的细菌性肝脓肿的病原体多为肺炎克雷伯杆菌,这是因为糖尿病患者通常存在免疫缺陷,而肺炎克雷伯杆菌容易在免疫缺陷的患者人群内引起感染。

3. 肝脓肿的治疗 抗感染和引流同样十分重要,待脓肿完全液化后穿刺引流效果最佳。

（李 彦 张国强）

# 病例41　间断胸痛12天，晕厥3小时

患者男性，73岁，于2014-11-19入院。

## 一、主诉

间断胸痛12天，晕厥3小时。

## 二、病史询问

### (一)初步诊断思路及问诊目的

患者老年男性，12天前出现胸痛，为刺痛，无放射痛，阵发性发作可自行缓解，伴头晕、乏力，无心悸、呼吸困难，3小时前出现晕厥。按照常见病和危重病优先考虑的原则，胸痛首先考虑致死性胸痛的相关疾病，问诊中应重点询问患者胸痛的诱因、部位、性质、症状持续时间、缓解方式以及相关的伴随症状，并询问患者来院之前的诊疗经过、治疗效果。

### (二)问诊主要内容

1. **诱发因素**　发病有无诱因，体力劳动、情绪激动(如愤怒、焦急、过度兴奋等)、饱食、寒冷、吸烟、心动过速、休克等可诱发，其他诱因还有呼吸道感染、各种原因引起的低氧血症、肺栓塞、低血糖、服用麦角制剂、应用可卡因和拟交感药物、过敏以及中毒等。

2. **胸痛的特点**　包括疼痛部位、性质、放射部位、持续时间和缓解方式等，以明确是心绞痛样疼痛还是胸膜样疼痛？

3. **诊疗经过**　相关的检查如心电图、超声和胸片等；针对胸痛的治疗方法及疗效，为诊断提供进一步思路。

4. **既往史**　有无高血压和糖尿病等心血管疾病的高危因素。

### (三)问诊结果及思维提示

本例患者无明确的诱因的出现心前区疼痛，非胸壁疼痛，不伴有放射痛患者，持续数分钟休息后能缓解，于外院就诊行心电图提示$V_3$-$V_6$ T波低平(图41-1)，动态监测TnI最高升至0.12ng/ml(正常：0~0.04ng/ml)，D-二聚体1313ng/ml(正常：0~230ng/ml)，超声心动图提示"二尖瓣、三尖瓣及主动脉瓣轻度反流，肺动脉正常，未见室壁运动异常，升主动脉及主动脉窦直径均为38mm，考虑不稳定型心绞痛，予对症扩冠、阿司匹林及波利维抗血小板、调脂及稳定斑块治疗，症状反复，收入院予单硝酸异山梨酯扩冠、阿司匹林及氯吡格雷双重抗血小板、立普妥调脂、泮托拉唑抑酸及对症支持治疗，5天前行冠脉造影提示：冠脉呈右优势型，可见明显钙

化影，左主干未见明显狭窄，血流通畅，前降支不规则，血流TIMI3级，回旋支管壁不规则，血流TIMI3级，右冠管壁不光滑，散在斑块，血流TIMI3级。影像诊断：冠状动脉粥样硬化症。住院期间患者未再诉胸痛，生命体征平稳，2天前患者返家，继续应用双联抗血小板治疗。3小时前饮水时突发晕厥，15min后自行缓解，呼叫120于7：39转入急救中心，予吸氧，心电监护示HR 80次/分，血压65/39mmHg，心电图未见明显异常（图41-2）。予多巴胺升压治疗，诊治过程中再次突发晕厥，心率降至58次/分，予阿托品0.5mg静推后患者神志逐渐清醒，再次行心电图提示胸前导联较前明显压低（图41-3），为进一步诊治转入我院急诊抢救室。既往无高血压、糖尿病、高脂血症病史。

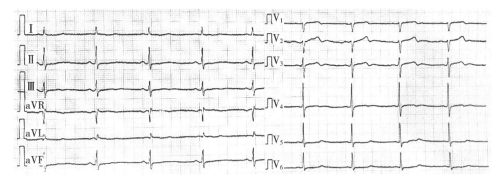

**图41-1　起病第1天心电图**

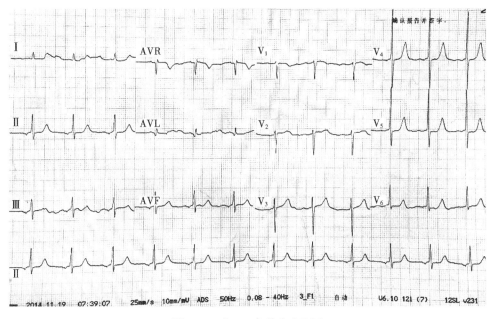

**图41-2　入120急救中心ECG**

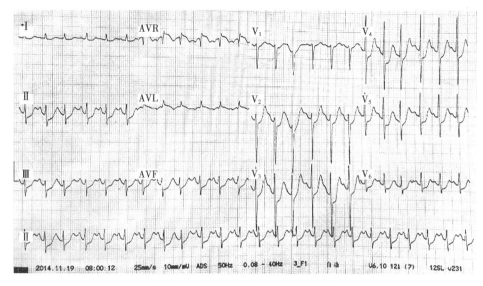

图41-3　在120急救中心晕厥时ECG

**思维提示**

　　通过问诊提示患者既往无基础病史,本次发病以胸痛起病,之后进展至晕厥,外院给予对症扩冠、阿司匹林及波立维抗血小板、调脂及稳定斑块治疗,患者胸痛症状有所缓解,冠脉造影血流TIMI 3级,但出现晕厥的表现,并伴有血压降低,无明显呼吸困难,需要考虑休克危及生命的原因,体格检查应重点围绕心肺检查。

## 三、体格检查

### (一)重点检查内容及目的

　　患者胸痛起病,重点检查有无心音遥远、节律紊乱、心脏杂音、颈静脉怒张、双侧呼吸音是否对称、干湿性啰音等。

### (二)体格检查结果及思维提示

　　T 36.5℃, P 80次/分,血压80/60mmHg, RR 20次/分, SPO$_2$ 98%,神志清楚,球结膜苍白,双侧瞳孔等大正圆,对光反射灵敏。颈静脉无怒张,双肺呼吸音粗,未闻及明显干湿性啰音。心界无扩大,心律齐,心音有力, A2 > P2,各瓣膜听诊区未闻及杂音。腹膨隆,无明显压痛和肌紧张,肝脾肋下未及,移动性浊音(+),肠鸣音3次/分。双下肢无肿胀。

**思维提示**

　　患者老年男性,存在血压降低,查体发现球结膜苍白,腹部移动性浊音,考虑腹腔出血的可能,应进一步明确内出血所致的失血性休克。

### 四、实验室检查和辅助检查

#### (一)初步检查内容及目的

1. 血常规　明确有无血红蛋白降低。
2. 动脉血气分析　明确有无缺氧及乳酸增高。
3. 生化检查　明确患者目前肝肾功能及电解质情况。
4. 心梗五项　明确有无急性心肌损伤和评估心功能状态。
5. 床旁胸X片　明确患者心影大小、是否存在胸腔积液、肺炎等。
6. 床旁腹部B超　明确腹腔积液的量,必要时行诊断性腹腔穿刺明确积液性质。

#### (二)检查结果及思维提示

1. 血常规　WBC $10.51 \times 10^9$/L, NE% 89.8%, Hb 60g/L, PLT $160 \times 10^9$/L。
2. 动脉血气分析　未见异常。
3. 生化　Alb 18g/L, BUN 10.04mmol/L, Scr 117μmol/L, 钾钠氯正常。
4. 心梗五项　示TnI、CK-MB、MYO正常, D-二聚体3590ng/ml。
5. 床旁胸X片　未见异常。
6. 床旁腹部B超　提示"肝周、脾周及腹腔积液,厚度4.0cm",并于右下腹行B超引导下诊断性腹腔穿刺抽出不凝血。

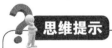
**思维提示**

> 诊断性腹腔穿刺抽出不凝血证实存在内出血,下一步需要明确内出血的病因。

### 五、治疗方案及理由

入抢后予对症升压、补液及输血治疗,治疗过程中再次出现2次晕厥,伴意识丧失,1~2分钟自行恢复。根据胸痛、晕厥、血压降低、内出血等临床资料分析,患者目前病情危重,急请普外科会诊: 建议完善腹盆腔增强CT检查明确出血部位,必要时急诊手术。但现有的影像提示肝脾实质器官包膜完整,实质脏器自发出血可能性不大。再一次仔细询问病史,寻找是否存在可能遗漏的临床信息: 患者近期一直有背部不适,超声心动提示升主动脉及主动脉窦直径均为38mm。目前考虑主动脉相关疾病导致腹腔出血的可能性大。此时患者已反复出现4次晕厥,且血流动力学不稳定,需血管活性药物维持血压,转运途中风险极大,为明确诊断,向患者家属详细交代病情及转运风险,待生命体征相对平稳后首选CTA检查(图41-4)。

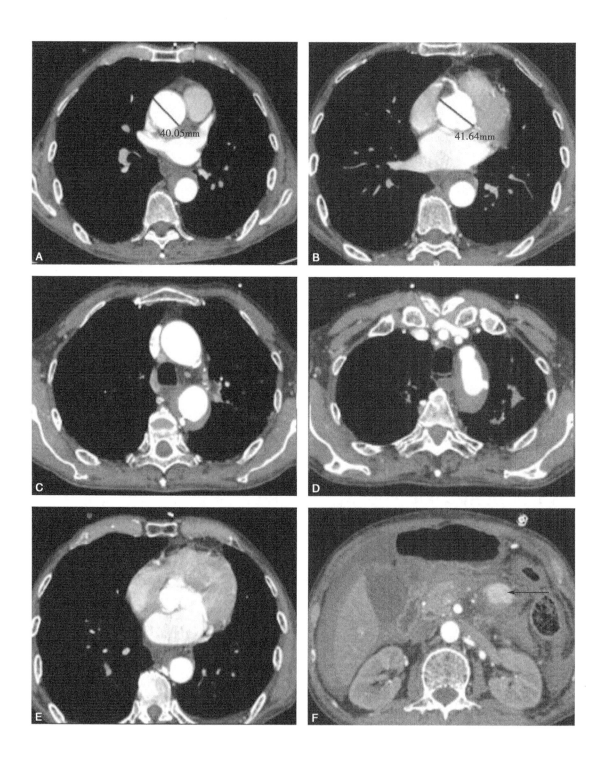

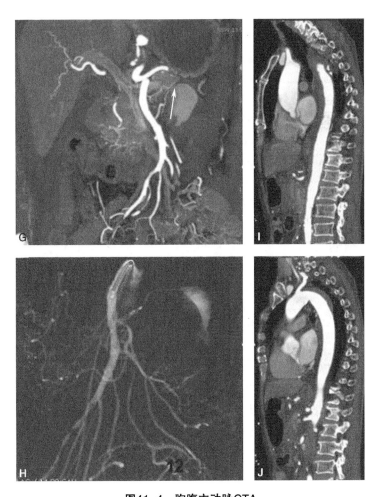

**图41-4　胸腹主动脉CTA**

可见多发主动脉溃疡，A和B显示主动脉及主动脉窦增宽，图片F可见腹腔积液，
F和G箭头所指为造影剂外溢，H为造影证实肠系膜上动脉分支出血

## 六、治疗效果及思维提示

血管外科会诊考虑穿透性粥样硬化性主动脉溃疡破裂，行急诊手术。术中腹主动脉造影（图41-4），可见肠系膜上动脉小分支出血，予胸主动脉及右髂外动脉分别植入，两枚主动脉覆膜支架，予行肠系膜上动脉分支栓塞术。行腹腔积血清除及置管引流术，术中清除大量凝血块，总量共计6000~7000ml，输血4000ml。术后诊断考虑"穿透性粥样硬化性主动脉溃疡，主动脉壁间血肿，肠系膜上动脉分支破裂出血"，术后患者收入ICU病房。术后第二天顺利撤机拔管，于术后第15天好转返家。

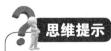

**思维提示**

患者以胸痛起病，最初考虑急性冠脉综合征，但冠脉造影未见冠状动脉狭窄病变，之后出现晕厥更无法用冠脉疾病无法解释，且患者没有外伤史不存在实质脏器破裂出血的可能性。超声心动曾经提示患者主动脉有增宽，且患者存在不典型的背痛症状，D-二聚体增高，考虑血管疾病的可能。经过胸腹主动脉CTA以及术中血管造影最终明确出血原因并证实主动脉疾病的存在。

最终诊断：主动脉穿透性溃疡合并肠系膜上动脉分支破裂出血。

## 七、对本病例的思考

1. 本病以胸痛，晕厥为主要症状，经历了ACS—失血性休克—腹腔出血的诊断过程，最后发现主动脉增宽，通过CTA确诊为主动脉穿透性溃疡合并肠系膜上动脉分支破裂出血，经血管介入和手术治疗，患者转危为安，过程惊心动魄。

2. 主动脉穿透性溃疡（PAU）由Stanson于1986年首先描述，由于主动脉粥样硬化病变处内膜溃疡穿透内膜及中层至外膜，超过90%的病例发生在降主动脉，患者年龄多大于65岁，有高血压和严重的动脉粥样硬化。本例患者在此基础上合并肠系膜上动脉分支破裂出血。文献由于肠系膜上动脉分支出血导致如此大的出血量比较罕见，出血最常见的原因为动脉瘤，但该患者术中造影未见动脉瘤样改变及血管畸形，严重的动脉粥样硬化引起的穿透性溃疡可能是导致动脉破裂出血的直接原因，且在这种血管条件下，介入手术比外科开放手术更有益。

3. 在临床实际中应拓宽思路，透过纷繁复杂的现象分析疾病本质，不拘泥于局部症状、体征，更不应满足于常见疾病的诊断，特别是在遇到难以解释的胸痛患者，应考虑到主动脉综合征的可能性，并尽快完善超声心动图、D二聚体检查进行初步的筛查，以尽快明确诊断，降低病死率。

（张素巧　张国强）

# 病例42　胸痛、呼吸困难伴低血压6小时

患者男性,64岁,于2016-1-7入院。

## 一、主诉

胸痛、呼吸困难伴低血压6小时。

## 二、病史询问

### (一)初步诊断思路及问诊目的

患者老年男性,6小时(2AM)前出现胸痛,为心前区疼痛,并逐渐出现呼吸困难及血压下降。首先考虑呼吸源性的胸痛,问诊中应围绕胸痛、呼吸困难和低血压重点询问患者有无发热、咳嗽咯血等,兼顾心血管方面的临床线索,并询问患者来院之前的诊疗经过、治疗效果。

### (二)问诊主要内容及目的

1. 诱发因素　前驱有无呼吸系统感染,有无制动等;有无劳累和情绪波动等;初步明确是呼吸系统还是循环系统的可能。
2. 胸痛的特点　包括部位、性质和缓解方式等有助于进一步明确导致胸痛的可能病因。
3. 呼吸困难　包括呼吸困难的方式、程度和缓解方式等,寻找呼吸困难的可能病因。
4. 低血压　在排除失血性休克的基础上,寻找导致低血压其他原因,如心源性和梗阻性等。
5. 既往史　有无高血压、糖尿病、高脂血症等心血管疾病的高危因素。

### (三)问诊结果及思维提示

患者6小时前(凌晨2点)无明显诱因患者出现胸痛,并逐渐出现呼吸困难,血压下降,最低至70/40mmHg,就诊于某郊区医院。家属诉大夫告知心电图及心梗三项、头颅CT均无明显异常。其余化验结果不详(家属未带齐资料)。当地医院考虑肺栓塞可能,建议转至上级医院,遂由120送至我院抢救室。高血压3年,未规律用药及监测血压,否认糖尿病、高脂血症病史。

**思维提示**

通过问诊提示患者既往有高血压的病史,本次发病以胸痛、呼吸困难及血压下降,需要考虑危及生命的心肺疾病,比如:急性心肌梗死、肺栓塞等,体格检查应重点围绕心肺检查。

## 三、体格检查

### (一)重点检查内容及目的

患者以胸痛、呼吸困难及血压下降为主要表现,重点检查有心律节律、心脏杂音、颈静脉怒张、双侧呼吸音是否对称、干湿性啰音等。

### (二)体格检查结果及思维提示

T 36.5℃, BP 73/45mmHg, HR 128bpm, RR 28bpm, $SpO_2$ 88%。急性病容,神志淡漠,大汗。颈静脉略曲张,双上肢动脉搏动弱;双肺呼吸音清,未闻及干湿啰音;心律齐,心音低钝遥远,未闻及杂音;腹软,无压痛。双下肢不肿。

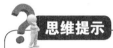

**思维提示**

患者老年男性,存在胸痛、呼吸困难及血压降低,查体发现心音低钝遥远,需要首先考虑心包填塞可能,故应该首先明确是否存在心脏舒张受限所致的血压降低。

## 四、实验室检查和辅助检查

### (一)初步检查内容及目的

1. 血常规　明确有无血红蛋白降低。
2. 动脉血气分析　明确有无呼吸衰竭、乳酸增高。
3. 生化检查　明确患者目前肝肾功能及电解质情况。
4. 凝血　明确有无凝血机制紊乱。
5. 心梗五项　明确有无急性心肌梗死的可能性。
6. 心电图　明确是否存在心律失常及ST-T改变。
7. 床旁胸X片　明确患者心影大小、是否存在胸腔积液、肺炎等。
8. 急诊床旁心脏超声　明确有无心包积液,必要时行穿刺减压。

### (二)检查结果及思维提示

1. 血常规　WBC $18.34 \times 10^9$/L, NE% 75.5%, Hb 163g/L, PLT $169 \times 10^9$/L。
2. 动脉血气分析(无创呼吸机, $FiO_2$ 100%)　pH 7.36, $PCO_2$ 23mmHg, $PO_2$ 395mmHg, $SO_2$ 100%, $HCO_3^-$ 13.0mmol/L, BE-12.4mmol/L, lac 3.4mmol/L。
3. 生化　转氨酶及白蛋白正常, BUN 8.55mmol/L, Scr 133.4μmol/L,钾钠氯正常。
4. 凝血　PT 15.7s, PTA 72%, INR 1.24, Fib 2.60g/L, APTT 47.3s。
5. 心梗五项　CK-MB 9.6ng/ml, MYO 466ng/ml, TnI 0.410ng/ml, BNP 204pg/ml, D-二聚体 3130ng/ml。
6. 心电图　窦性心动过速, SⅠQⅢTⅢ,Ⅲ导ST段抬高0.05~0.1mV(图42-1)。
7. 床旁胸X片(卧位)　心影增大(图42-2)。

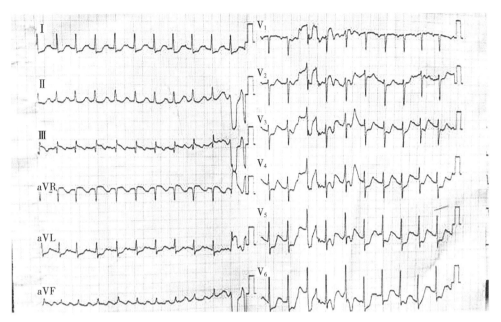

图42-1 入抢心电图

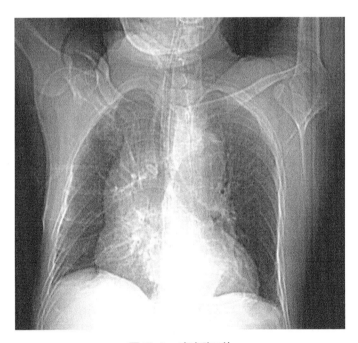

图42-2 床旁胸X片

8. 急诊床旁心脏超声心包大量积液,2~3cm,右室受压。升主动脉增宽,直径45mm。

**思维提示**

　　患者胸痛、呼吸困难及血压下降,尽管外院考虑肺栓塞的可能,而且心电图有SⅠQⅢTⅢ,患者存在D-二聚体的升高,但患者不存在肺栓塞的高危因素,无低氧血症,血气提示代谢性酸中毒,不支持肺栓塞诊断,结合存在心音遥远、颈静脉怒张的体征,急诊床旁心脏超声提示中至大量的心包积液,考虑心包填塞的诊断成立,下一步行心包穿刺减压术。

## 五、治疗方案及效果

　　入抢后予心电血压血氧监护,予吸氧、对症多巴胺升压及支持治疗,最初给予鼻导管吸氧3~10L/min,患者BP 64/48mmHg,HR 118次/分,SpO_2 88%~89%,RR 26/分,10分钟后给予无创呼吸机辅助呼吸,模式NIV,参数PS 10cmH_2O,PEEP 5cmH_2O,FiO_2 100%,患者昏迷,瞳孔2mm,对光反射存在,SPO_2 86%,BP 73/41mmHg,HR 73次/分,20分钟后行气管插管给予有创呼吸支持,模式PSIMV,参数f12次/分,Pc 15cmH_2O,Ps 15cmH_2O,PEEP 5cmH_2O,FiO_2 65%,患者躁动明显,予镇静,并尽快完善了急诊床旁心脏超声明确心包积液的存在,停用多巴胺升压治疗,并立刻请心外科行心包穿刺术,引流血性心包积液200ml,穿刺后血压回升至129/78mmHg,RR 23bpm,HR 103bpm,SPO_2 94%,生命体征稳定。

## 六、明确诊断及思维提示

　　患者目前心包填塞是明确的,但何种原因导致了心包填塞呢? 我们需要进一步查阅资料分析原因。心包积液的来源包括以下途径:①感染性:病毒性、细菌性、结核性心包炎等;②肿瘤性:如肺癌、乳腺癌等阻塞淋巴管及血液回流或直接侵犯血管;③邻近器官疾病主动脉夹层破入心包等;④手术心导管检查或者治疗过程中损伤冠脉窦或者造成穿孔;⑤其他心外伤或者心梗后心脏破裂等。总结分析患者的病例特点:①胸痛、呼吸困难、低血压休克;②Ⅲ导出现ST段升高;③D-二聚体升高;④急诊床旁心脏超声提示升主动脉增宽、心包积液;⑤心包穿刺引流为不凝血,用一元化去解释患者的所有临床表现及体征,我们认为不能除外主动脉相关性疾病的可能性,最终决定在密切监护下转运至CT室,直接完善胸腹主动脉CTA检查,结果提示主动脉夹层(Stanford A型)(图42-3),之后患者安返抢救室。

　　2014年欧洲主动脉疾病指南指出,A型主动脉夹层若未经手术治疗最初48小时的死亡率高达50%,尽管目前外科和麻醉技术的提高,但术前死亡率仍高达25%,神经系统并发症高达18%。明确诊断后立刻请血管外科会诊,告知患者家属患者病情危重,死亡率极高,有急诊手术指征,手术因病变位置需置换主动脉瓣、主动脉根部及主动脉弓,冠状动脉移植。手术风险极大,有大出血、心梗、脑梗风险。术后长期ICU并发症概率极高,预后不良。如拒绝手术治疗,死亡风险极大。家属意识到病情的严重性,且由于经济原因的限制,家属商议后表示拒绝接受手术,并要求转回郊区保守治疗。

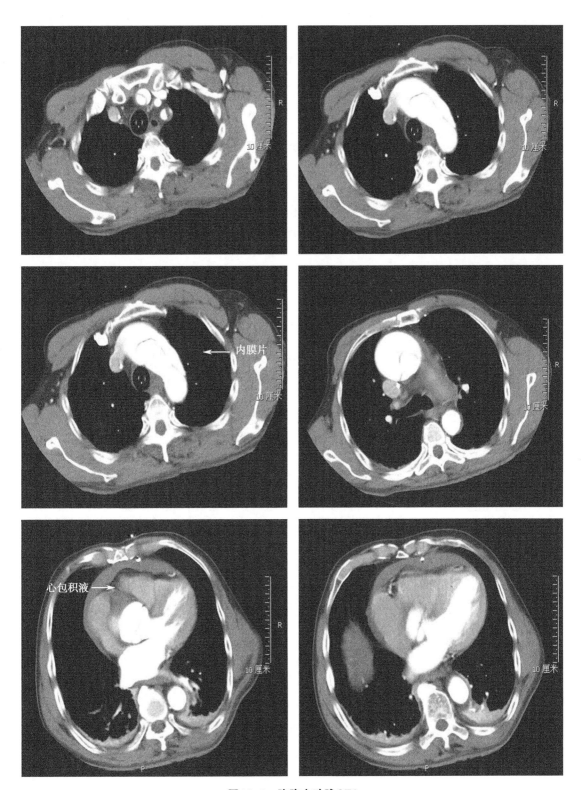

**图42-3 胸腹主动脉CTA**

可见主动脉内膜撕裂,自主动脉根部至主动脉弓,降主动脉尚未见异常患者于入院约8小时后决定在气管插管状态下呼叫120转运,模式: PSIMV,参数: f 8bpm, Pc 15cmH$_2$O, PS 12cmH$_2$O, PEEP 12cmH$_2$O, FiO$_2$ 80%,出院时生命体征: BP 106/64mmHg, RR 18bpm, HR 94bpm, SPO$_2$ 91%。电话随访患者转运回当地医院后,于当晚抢救无效死亡。

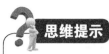
**思维提示**

　　患者以胸痛、呼吸困难及血压降低来诊,入院后临床检查(心音遥远)、胸片和动脉血气,初步排除了外院考虑的肺栓塞可能,并经急诊床旁心脏超声证实心包积液的存在,并尽快解除了心包填塞导致的血压降低又为进一步明确心包积液的来源提供了可能,经过胸腹主动脉CTA最终明确为主动脉夹层破入心包导致的心包填塞。

最终诊断: 主动脉夹层( Stanford A型 )。

## 七、对本病例的思考

　　1. 本病例以胸痛症状、呼吸困难和低血压为主要表现,外院怀疑肺栓塞可能,但经过入院后的查体以及化验检查结果在初步排除了肺栓塞的诊断基础上,以心包填塞为突破口,进一步寻根问底迅速明确了主动脉夹层的存在。

　　2. 主动脉夹层( aortic dissection, AD )始于主动脉内膜撕裂,血流穿透病变中层,主动脉壁分离层之间被血流充盈成为假腔,是一种危及生命的严重的大动脉疾病。其最常见的危险因素是高血压,65%~75%的患者存在高血压,而且多数都是控制不佳的。本例患者也是此种情况。主动脉夹层在发病和扩展过程中,主要表现为缺血与出血两种表现,缺血是指相关脏器的供血不足,若夹层破裂穿透入胸腔或者腹腔则表现出血症状,其他包括夹层血肿压迫引起的症状。本例患者为主动脉夹层破入心包造成的出血,表现为心包填塞引起的周围动脉阻塞征象:胸痛、呼吸困难及血压下降。

　　3. 通过本例患者,我们认识到应尽早控制血压水平防止AD的发生,出现相关症状时做到早期诊断是降低死亡率的最好办法。对于早期诊断急诊床旁B超显示了其极大的优越性,应在临床中极力推广。作为急诊医师,更应该胆大心细,怀疑血管疾病时应直接进行CTA确诊性检查手段,为患者的救治争取时机。

（张素巧　张国强）

# 病例43 发热、胸痛伴呼吸困难1天

患者男性,35岁,于2013-7-25入院。

## 一、主诉

发热、胸痛伴呼吸困难1天。

## 二、病史询问

### (一)初步诊断思路及问诊目的

患者青年男性,1天内出现胸痛、高热、呼吸困难,按照常见病优先考虑的原则,胸痛伴呼吸困难、发热首先考虑肺部感染性疾病,问诊中应重点询问患者胸痛的诱因、部位、性质,吸气性呼吸困难还是呼气性呼吸困难,有无咳嗽咳痰,发热的时间以及相关的伴随症状,是否经过抗感染治疗、诊疗经过以及治疗效果。

### (二)问诊主要内容及目的

1. 诱因 发病有无诱因,体力劳动、情绪激动(如愤怒、焦急、过度兴奋等)、饱食、寒冷等呼吸道感染的诱发因素。

2. 胸痛性质 包括疼痛部位、性质和放射部位等,明确胸痛是否为胸膜样疼痛,并与心绞痛加以鉴别。

3. 呼吸困难 明确呼吸困难的类型,呼气相或混合相呼吸困难需要考虑肺实质或者肺间质疾病以及胸腔积液、肺不张可能。

### (三)问诊结果及思维提示

1天前无明显诱因突发左侧胸部锐性疼痛,呼吸时明显加重,伴有混合性呼吸困难,伴寒战、发热,体温最高39℃,伴咳嗽,咳少量白色泡沫样痰,不伴有恶心呕吐、腹痛腹泻,无咯血,不伴有晕厥,无大小便失禁,为进一步诊治来我院急诊。

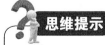

**思维提示**

通过问诊提示患者既往无基础病史,本次发病以胸痛伴高热、呼吸困难为主要临床表现,首先考虑呼吸系统感染性疾病可能性大,需尽快明确患者生命体征以及是否存在呼吸衰竭,体格检查应重点进行仔细的肺部查体。

## 三、体格检查

### (一)重点检查内容及目的

患者胸痛伴呼吸困难及发热,重点关注血压、心率及血氧饱和度,检查呼吸节律,肺部叩诊是否正常,双侧呼吸音是否对称、有无干湿性啰音等。

### (二)体格检查结果及思维提示

体温39.5℃,脉搏140次/min,血压85/65mmHg, RR 45次/分, SpO$_2$ 85%(未吸氧)。急性痛苦面容,张口呼吸,口唇发绀,周身皮肤可见花斑,左侧呼吸动度减弱,触觉语颤增强,叩诊浊音,右侧叩诊清音,左肺呼吸音减弱,可闻及少量湿啰音,右肺呼吸音清。腹软,上腹轻压痛,无反跳痛,移动性浊音(-)。双下肢无水肿。

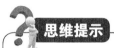

**思维提示**

患者青年男性,存在血压降低、心率增快等休克表现,存在低氧血症首先收入急诊抢救室进行心电血压血氧监护,随时准备气管插管等抢救措施,结合查体发现肺部多种异常体征,应尽快完善动脉血气分析及床旁胸X片,明确是否存在肺部实变及胸腔积液。

## 四、实验室检查和辅助检查

### (一)初步检查内容及目的

1. 血常规、PCT及CRP 明确是否存在感染征象。
2. 动脉血气分析 明确为Ⅰ型或者Ⅱ型呼吸衰竭以及低氧的程度。
3. 生化检查 明确患者目前肝肾功能及电解质情况。
4. 心梗五项 进一步排除心衰所致的呼吸困难。
5. 床旁胸X片 明确患者的心影大小、是否存在胸腔积液、肺炎等。

### (二)检查结果及思维提示

1. 血常规 WBC $35 \times 10^9$/L↑,中性百分比91.7%↑, HGB 84g/L, PLT $490 \times 10^9$/L。
2. 动脉血气分析 pH 7.47, PCO$_2$ 24mmHg, PO$_2$ 58mmHg, SO$_2$ 92%, HCO$_3^-$ 17.2mmol/L, BE -5.3mmol/L, lac 7mmol/L。
3. 生化 肝肾功能及电解质基本正常, TP 70g/L, Alb 20g/L↓。
4. 心梗五项 未见异常。
5. 床旁胸X片示 左侧大量胸腔积液,纵隔及气管右移(图43-1)。

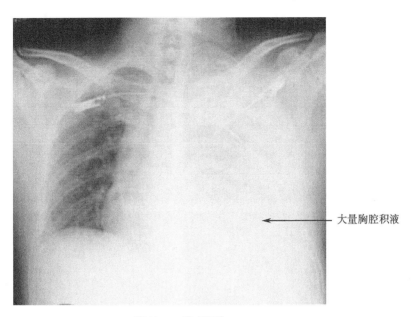

大量胸腔积液

图43-1　胸部X片

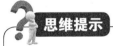 **思维提示**

　　化验结果提示感染,胸片提示左侧大量胸腔积液,首先考虑脓胸导致脓毒症休克诊断,下一步应尽快行抗感染及液体复苏治疗,并尽快行胸腔穿刺引流减压治疗。

## 五、治疗方案及理由

　　入抢后予锁骨下静脉穿刺置管术,测CVP 5cmH₂O,行液体复苏及抗感染及对症支持治疗,经过充分的液体复苏及去甲肾上腺素升压治疗,患者入院1小时血压升至90/60mmHg,复测CVP 8.5cmH₂O,予床旁行B超胸水定位并穿刺抽液以明确胸水性质。经过6小时的液体复苏,患者补液量7164ml,尿量600ml,心电监测示T 37.6℃, HR 114bmp, RR 24bmp, BP 106/65mmHg,转运患者行胸腹部CT检查(图43-2)。

　　次日胸水化验回报:胸水常规示黎氏试验(＋),比重1.026,细胞总数大量,有核细胞数48000/mm³,单核10%,多核90%;胸水生化示TP 6g/L,糖0.26mmol/L,氯化物114mmol/L, ADA 21U/L, LDH 3164U/L;胸水细胞学示见大量退化坏死的粒细胞和碎片,并可见大量细菌。3天后送检的胸水细菌培养结果回报为大肠埃希菌。结合上述结果考虑胸水性质为渗出液,首先考虑脓胸诊断。众所周知,大肠埃希菌为腹腔、肠道疾病的常见菌群,何以胸腔疾病会出现腹腔常见菌群呢? 然而对于一个既往体健的青年男性,为何会出现脓胸呢? 是否还存在未被发现的潜在疾病,有待于进一步观察。

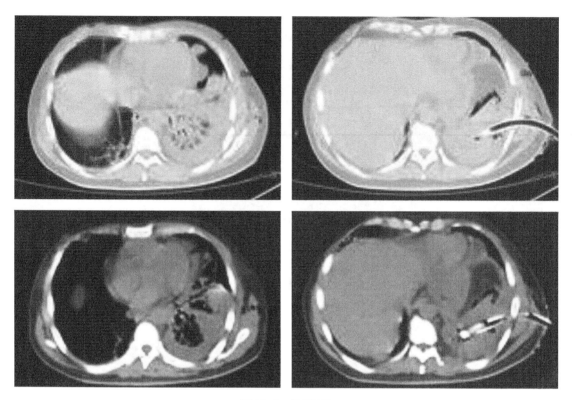

图43-2 胸部CT

## 六、治疗效果及思维提示

经过抗感染治疗,患者体温逐渐下降,白细胞、中性粒百分比、PCT及CRP水平逐渐下降。前3天引流脓性胸腔积液共1500ml,之后每日引流液量少,于第6天拔出引流管,并复查胸部CT(图43-3B),左侧胸腔积液较入院当日增多,请外科会诊,考虑引流效果不佳的脓胸行手术治疗为首要的选择,故于8月3日行全麻下左侧脓胸廓清,胸膜活检术。壁层胸膜活检一块送病理,结果回报胸膜炎性肉芽组织,术后复查胸CT(图43-3C)示左侧胸腔积液较术前明显减少,胸痛、胸闷症状逐渐消失。

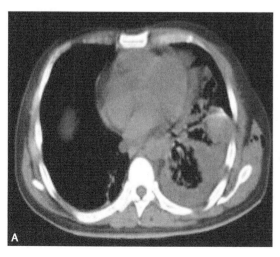

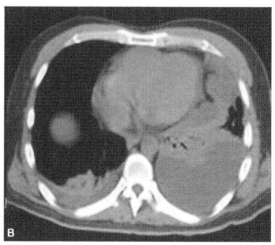

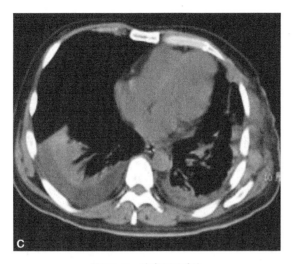

**图43-3 胸部CT对比**

A. 入院1天; B. 入院6天; C. 入院15天,术后

**思维提示**

　　患者青年男性,结合患者胸痛、呼吸困难及发热的临床表现,以及影像学提示大量胸腔积液,胸水穿刺提示感染性胸水,且胸水培养出细菌,以上证据均提示脓胸诊断。对于一个既往体健的青年男性胸水培养为大肠埃希菌,翻阅了文献发现若为此种情况患者多半存在腹部疾病的基础,比如肿瘤、腹腔炎症或者曾经行胸腔或者腹腔手术造成胸腹腔瘘道形成,对于本例患者目前还未发现其腹部有何基础情况,尚需继续观察病情变化。

## 七、病情变化

　　术后两周患者开始出现腹胀、腹痛等腹部症状,呈阵发性绞痛,伴肛门停止排气、排便,体温再次升高,最高达39℃,血常规提示: WBC $26 \times 10^9$/L, NEUT% 93.9%,腹部立位X线平方(图43-4)示腹腔内多发气液平面,诊为急性肠梗阻;腹部CT(图43-5A)示局部肠壁增厚,肠腔狭窄,近端肠管明显扩张,降结肠占位不除外。此时再次对比患者入院时腹部CT(图43-5B)发现患者入院时已有占位表现,此时体积较前增大,只因患者当时腹部症状不明显,脓胸转移了所有的注意力从而忽视了这个征象。

　　进一步完善肠镜检查,提示结肠距肛门30cm处见直径约2.5cm息肉样隆起病变,表面分叶,活检病理报绒毛管状腺瘤伴重度非典型增生,进镜60cm至结肠脾曲时因肠道准备欠满意,无法继续进镜观察。

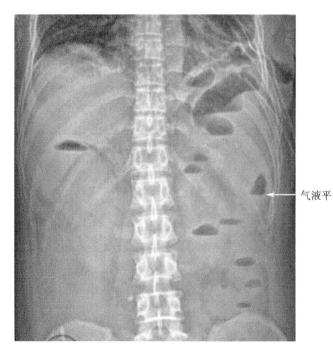

气液平

图43-4 立位腹平片

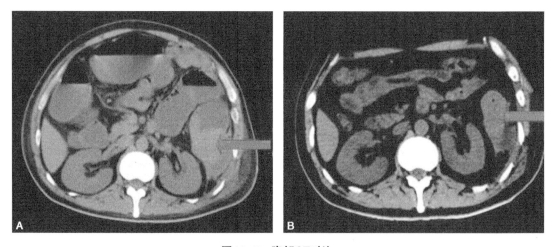

图43-5 腹部CT对比

A. 术后2周; B. 入院1天。箭头所指为肠道占位

## 八、进一步治疗及疗效

经过禁食水、胃肠减压、胃管间断灌注石蜡油、灌肠、抗感染及营养支持等保守方法,患者腹胀症状仍呈进行性加重,无排气、排便,进一步请外科会诊,于8月25日行全麻下开腹探查术,术中见结肠脾曲环周菜花样肿物,大小8cm×6cm,肿物侵透结肠壁达浆膜外,侵犯左侧膈肌及壁腹膜,并与膈肌紧密固定,梗阻肠壁水肿明显,未见肠管坏死及穿孔征象,考虑结肠脾曲癌可能性较大,行姑息性左半结肠切除(图43-6,见文末彩插),左侧膈肌及壁腹膜部分切除,横结肠造瘘术,术中减压肠内容物量约5000ml,左侧膈下及盆腔共放置三根引流管,手术过程顺利。术后病理: 结肠脾曲中-低分化腺癌,累及肠管全周,侵透肌层。

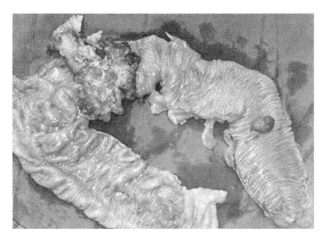

图43-6　结肠切除标本,结肠脾曲环周菜花样肿物

术后患者横结肠造瘘口排气、排便通畅,体温及白细胞逐渐降至正常,术后3天即恢复半流质饮食,3周后拔除全部胸、腹腔引流管,顺利出院。

**思维提示**

　　既往健康的青年男性无明显诱因出现脓胸,并且胸水培养的细菌是腹腔感染的常见细菌,应进一步关注患者的腹部影像学检查寻找可能存在的病因。该患者出现腹部肠梗阻症状后通过对比腹部CT并完善肠镜检查最终明确结肠癌诊断。

最终诊断: 结肠癌,脓胸脓毒性休克。

## 九、对本病例的思考

1. 回顾整个治疗过程,本例患者初步诊断为脓胸,但出现脓胸的原因很难解释。胸水培养结果为大肠埃希菌,这个结果一直困扰着我们直至患者出现肠梗阻的表现并最终发现位于脾曲的结肠肿瘤才得以释然。

2. 值得我们反思的是,我们只考虑到了患者既往体健,没有明显的腹痛、腹胀、便血以及其他胃肠道症状,注意力全都集中在出现迅速而且表现严重的脓胸之上了,从而忽视了腹部的影像学表现,且患者入院时血常规提示患者有贫血的表现,我们并没有进一步去深究其贫血的原因,现在看来,不明原因的贫血也是肿瘤的一种表现。

3. 由于结肠肿瘤导致的脓胸临床上相对罕见。对于以脓胸为首发表现者更难以想到肠道肿瘤的可能性。这个病例提醒对于不能解释的脓胸应该关注病原体,如果出现肠道常见的病原菌应该想到腹腔疾病的可能,尤其不能忽视腹部的影像学检查。在临床工作中,应对患者的病例资料进行仔细分析总结,尤其对于不能解释的现象,要想仔细追查,不要因为先入为主的印象蒙蔽双眼,延误诊断。

（张素巧　练 睿　张国强）

# 病例44 心悸、晕厥1天

患者,女性,75岁,于2013年6月16日入院。

## 一、主诉

心悸、晕厥1天。

## 二、病史询问

### (一)初步诊断思路和问诊目的

老年女性,出现心悸,晕厥,首先考虑心源性晕厥,重点围绕这方面问诊。其次肺栓塞,急性脑血管病,消化道出血,血管迷走性晕厥等都要考虑,问诊也要兼顾。通过问诊筛查出急诊常见的致命的疾病。

### (二)问诊主要内容

1. 诱发因素　询问发病时有无诱发因素,如剧烈运动,情绪激动,体位改变。
2. 发病情况　心悸发作次数,心悸时心率情况,缓慢还是快速,能否自行缓解,是否为突发突止。晕厥发作次数,晕厥时意识尚失时间。
3. 伴随症状　心悸时有无胸痛,判断有无心肌缺血;有无呼吸困难,判断有无心衰或肺栓塞。晕厥时有无抽搐,二便失禁,舌咬伤等,判断是阿斯发作或脑血管病,有无头痛头晕,肢体运动异常,判断有无脑血管病。有无黑便呕血,判断有无消化道出血。
4. 诊疗经过　在外院做过何种检查,如何治疗,效果如何。
5. 既往　是否有类似情况发生,发作时心率情况。是否有冠心病陈旧心肌梗死,是否有心肌病心肌病,瓣膜性心脏病等。

### (三)问诊结果及思维提示

患者发病时无明显诱因,心悸发作时无胸痛、胸闷,无明显呼吸困难,无头痛头晕,当时自己心率情况不清楚。发作晕厥一次,持续时间不详,无摔伤,无抽搐,无二便失禁,意识恢复后出现头晕,视物旋转,恶心,呕吐2次,为胃内容物,无呕血及咖啡样物,无头痛。在当地医院就诊,查动脉血气: pH 7.42, $PCO_2$ 36.3mmHg, $PO_2$ 57mmHg, $SO_2$ 90%。头颅CT: 右侧基底节区及放射冠区腔隙灶,未予特殊治疗转至本院急诊。既往: 冠心病30余年,无心肌梗死病史,平时口服阿司匹林100mg每日一次。高血压10余年,规律服用降压药,血压在130/80mmHg左右。发现血糖高1年,未予药物治疗。无类似病情发作。

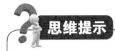

**思维提示**

患者首次发作心悸，晕厥，有头晕和恶心呕吐，有冠心病和高血压史，但是无心肌梗死病史，无心动过速和心动过缓病史，首先考虑心源性晕厥和脑源性晕厥。诊治经过中外院头颅CT见腔隙梗死灶，不能除外TIA。外院血气提示低氧血症，要考虑肺栓塞可能。

## 三、体格检查

### (一)重点查体内容及目的

主要围绕心脏查体和神经系统查体。心脏有无扩大，心率及心律情况，有无杂音，心音强弱。四肢肌力、肌张力及生理和病理反射情况。

### (二)查体结果及思维提示

体温36.3℃，脉搏110次/分，呼吸21次/分，血压117/81mmHg，颈软，无强直。双肺呼吸音清，未闻及干湿啰音，无胸膜摩擦音。心界无扩大，心率110次/分，律齐，P2亢进，各瓣膜听诊区未闻及杂音。腹软，无压痛，肝脾未触及，肠鸣音正常。双下肢对称，无水肿，无静脉曲张。四肢肌力、肌张力未见异常，生理反射正常，病理反射未引出。

**思维提示**

心脏无扩大，无杂音，只是心率较快，未见心律失常，心源性晕厥可能性不大；尽管神经系统查体未见异常，但脑源性晕厥不能完全除外；心率快伴有P2亢进，难以解释，因警惕肺栓塞。

## 四、实验室及辅助检查

### (一)初步检查内容及目的

1. 血常规，肝肾功能，心肌标记物，BNP，D-二聚体，动脉血气　寻找有无心肌损伤，有无低氧血症及过度通气。有无血栓疾病，有无贫血。

2. 心电图　寻找心律失常，及心肌缺血。

3. 超声心动图　了解心功能不全情况，检查有无节段性室壁运动异常，有无室壁瘤。有无心肌病，瓣膜病。有无右心扩大，肺动脉高压。

4. 头颅CT　寻找颅内病变。

5. 肺动脉CTA　寻找肺栓塞。

### （二）检查结果及思维提示

1. 血常规　WBC $11.75 \times 10^9$/L，中性粒细胞百分比85%，Hb127g/L，PLT $143 \times 10^9$/L。

2. 肝功能　ALT 25IU/L，AST 17IU/L，TBIL 3.28μmol/L，DBIL 0.9μmol/L，ALB 35g/L。

3. 肾功能　BUN 6.82mmol/L，Cr 93.1μmol/L，血糖10.06mmol/L，$K^+$ 3.6mmol/L，$Na^+$ 137mmol/L，$Cl^-$ 101mmol/L，$Ca^{2+}$ 2.42mmol/L，CHO 7.40mmol/L，TG 1.45mmol/L，LDL-C 5.89mmol/L。

4. 动脉血气（鼻导管吸氧5L/分）　pH 7.45，$PCO_2$ 38mmHg，$PO_2$ 79mmHg，$SO_2$ 96%。

5. 五合一　CK-MB 2.5ng/ml，MYO 106ng/ml，TNI 0.71ng/ml，BNP 329pg/ml，D-二聚体 > 5000ng/ml。

6. 凝血　PTA 101%，Fib 2.86g/L，APTT 34.4s，D-二聚体 > 20mg/L。

7. 心电图　窦性心律，不完全右束支阻滞，心率110次，S I Q Ⅲ T Ⅲ，$V_{1-6}$T波倒置0.1~0.3mV（图44-1）。

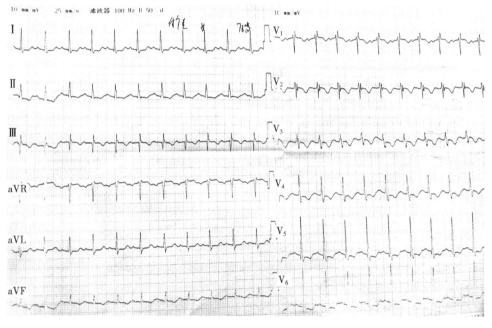

图44-1　心电图

8. 双下肢深静脉超声　右侧小腿肌间静脉血流缓慢考虑血栓。

9. 超声心动图　RA 48mm，RV 28mm，LA 30mm，LV 38mm，主肺动脉28mm，PAP 31mmHg。

10. 肺动脉CTA　双肺动脉肺栓塞（图44-2）。

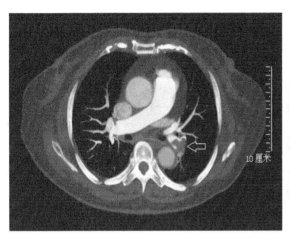 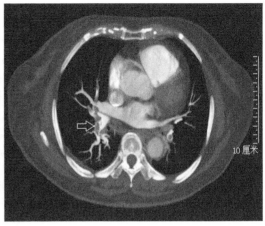

图44-2　溶栓前肺动脉CTA

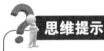 思维提示

　　患者Hb正常,可除外消化道出血。电解质正常,除外电解质紊乱引起的心律失常引起的晕厥。患者TNI升高,心电图有T波改变,考虑存在心肌缺血,是否心肌缺血引起的晕厥。外院血气有低氧血症,来本院给予吸氧后低氧血症有所改善,但是患者D-二聚体明显升高,心电图改变也是右心负荷过重表现,提示肺栓塞可能。患者下肢深静脉超声示右侧小腿肌间静脉血栓可能,超声心动图显示右心扩大,主肺动脉扩张,左心正常,更加提示肺栓塞。肺动脉CTA确诊为肺栓塞。

## 五、治疗方案及理由

　　患者诊断为急性肺栓塞,血压正常,属于非高危,sPESI评分为1分,TNI升高,超声心动图示右心扩大,结合BNP升高,考虑存在右心功能不全,因此患者属于中高危患者,同时没有溶栓禁忌证,给予rtpa100mg溶栓治疗,之后低分子肝素抗凝,逐渐过渡到华法林抗凝。

## 六、治疗效果及思维提示

　　溶栓后心悸,头晕症状明显缓解,未再发生晕厥,心率降至81次/分,血压143/80mmHg,动脉血气(鼻导管吸氧3L/分): pH 7.44, $PCO_2$ 36mmHg, $PO_2$ 123mmHg, $SO_2$ 97.3%。8天后复查肺动脉CTA(图44-3)栓子明显减少。

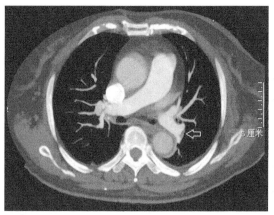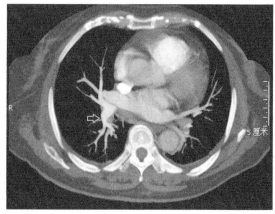

图44-3　溶栓后8天肺动脉CTA

**思维提示**

　　患者心悸，头晕，晕厥，首先考虑心源性晕厥和脑源性晕厥，但患者存在低氧血症，D-二聚体升高，心电图表现提示肺栓塞，通过肺动脉CTA确诊肺栓塞。危险分层为中高危，给予溶栓治疗后，症状明显好转，氧合改善，复查CTA明显好转。

最终诊断：急性肺栓塞。

## 七、对本病例的思考

　　1. 本病例为老年，女性，以"心悸、晕厥"来诊，无明显胸痛和呼吸困难。在经历了心源性和神经源性晕厥鉴别诊断后，通过D-二聚体和心电图等蛛丝马迹，经CTA确诊为双肺动脉肺栓塞。

　　2. 肺栓塞常见的临床表现为胸痛，咯血和呼吸困难，常伴有顽固性低氧。但老年人临床表现不典型，可以以晕厥为首发症状，缺氧也可为一过性，所以不能用心源性和脑源性晕厥解释时要考虑到肺栓塞可能；一过性低氧血症，也不能完全除外肺栓塞。

（支力大　顾承东）

# 病例45  嗜睡20天,神志不清1天

患者,女性,60岁,于2016年3月15日入院。

## 一、主诉

嗜睡20天,神志不清1天。

## 二、病史询问

### (一)初步诊断思路和问诊目的

患者以意识障碍来诊,首先考虑中枢神经系统病变,围绕脑血管病和中枢感染方面问诊。其次内科方面的代谢性脑病,如肺性脑病,肝性脑病,尿毒症脑病,与血糖相关的意识异常,电解质紊乱(低钠,高钙等)引起的意识障碍等,药物过量也要考虑。通过问诊鉴别相关可能疾病。

### (二)问诊主要内容

1. 诱发因素  询问发病时有无诱发因素,如精神刺激,感染等。
2. 发病情况  突然发病,缓慢起病。
3. 伴随症状  头痛,恶心呕吐,肢体活动异常,提示脑血管疾病; 发热,提示存在感染; 咳嗽咳痰喘息,寻找肺性脑病证据; 抽搐,提示中枢神经系统病变。
4. 诊疗经过  在外院做过何种检查,如何治疗,效果如何。
5. 既往  有无肺病、肝病、糖尿病、慢性肾功能不全、甲状腺疾病,是否服用影响意识的药物。

### (三)问诊结果及思维提示

患者20天前无明显诱因出现嗜睡,食欲减退,二便不能自主控制,乏力,无发热,无头痛,无恶心呕吐,无咳嗽咳痰,无腹痛腹泻,未予诊治。1天前出现神志不清,无呕吐,无抽搐,来本院急诊。既往:发现甲状腺肿大20年,无甲亢症状,未予诊治。类风湿关节炎12年,曾口服雷公藤,甲氨蝶呤及中药治疗,症状反复发作,已出现手指畸形。近一个月停用上述药物。6年前行左股骨头置换术。无高血压,糖尿病病史,无慢阻肺,无肝硬化,无服用镇静药病史。

**思维提示**

患者意识障碍缓慢起病,逐渐加重,无发热,不支持中枢神经系统感染。脑血管病不能除外。患者食欲减退,进食少,是否有低血糖。患者甲状腺肿大,可能存在甲亢或甲减。无慢阻肺,无肝硬化,无服用镇静药病史,这些方面引起的代谢性脑病可能性不大。

## 三、体格检查

### (一)重点查体内容及目的

主要围绕甲状腺,心肺,腹部查体和神经系统查体。有无桶状胸,有无哮鸣音和湿啰音,心脏有无扩大,心率及心律情况,有无杂音。四肢肌力、肌张力及生理和病理反射情况。

### (二)查体结果及思维提示

体温37.0℃,脉搏80次/分,呼吸20次/分,血压120/80mmHg,皮肤无黄染,无肝掌和蜘蛛痣。巩膜无黄染,球结膜无水肿,双侧瞳孔等大等圆,对光反射存在。颈软,无强直。甲状腺Ⅰ度肿大。无桶状胸,双肺呼吸音清,未闻及干湿啰音,无胸膜摩擦音。心界无扩大,心率80次/分,律齐,无P2亢进,各瓣膜听诊区未闻及杂音。腹软,无压痛,肝脾未触及,肠鸣音正常。双下肢无水肿,无静脉曲张。四肢肌力减退、肌张力无增高,膝腱反射减弱,Babinski反射未引出。

**思维提示**

神经系统查体没有定位体征,不支持脑血管病。无黄染,无肝掌和蜘蛛痣,无脾大,不支持肝性脑病。有无桶状胸,无哮鸣音和湿啰音,不支持肺性脑病。甲状腺肿大,是否有甲状腺相关的意识障碍,甲亢危象不支持,是否有甲减黏液水肿性昏迷。

## 四、实验室及辅助检查

### (一)初步检查内容及目的

1. 血常规,肝肾功能,电解质,血糖,血氨,甲状腺功能,心肌标记物,动脉血气,血糖,肝肾功能 明确患者一般机体功能状态的基础上明确有无可能是电解质紊乱(如低钠血症等)导致的意识障碍;有无低氧血症或二氧化碳潴留,导致的意识障碍;以及有无代谢性因素如血氨,血糖以及甲状腺功能等异常导致的意识障碍。同时对患者的病情也可以进行初步的分析判断。

2. 心电图 提示心脏有无异常电生理变化。

3. 甲状腺及甲状旁腺超声 明确甲状腺形态,并对结节可有提示。

4. 头颅CT 寻找颅内病变。

5. 胸腹部CT 评估患者的肺部和腹部的影像,有无特殊占位等病变提示。

6. 甲状旁腺断层显像 患者既往甲状腺功能异常明确,进一步评价甲状腺形态有无明显异常。

### (二)检查结果及思维提示

1. 血常规 WBC $8.26 \times 10^9$/L,中性粒细胞百分比79.7%, Hb 122g/L, PLT $431 \times 10^9$/L。

2. 肝功能 ALT 61IU/L, AST 72IU/L, TBIL 10.28μmol/L, DBIL 6.85μmol/L, TP 84g/L, ALB 39g/L, GGT 333IU/L, ALP 165IU/L。

3. 肾功能 BUN 18.3mmol/L, Cr 138.8μmol/L,血糖5.62mmol/L, $K^+$ 3.6mmol/L, $Na^+$ 137mmol/L, $Cl^-$ 100mmol/L, $Ca^{2+}$ 4.66mmol/L, IP 1.21mmol/L, CHO 5.10mmol/L, TG 1.63mmol/L。

4. 动脉血气 pH 7.43, $PCO_2$ 50mmHg, $PO_2$ 221mmHg, $SO_2$ 100%,乳酸0.8mmol/L。

5. 生化 CK-MB 2.3/ml, MYO 754ng/ml, TNI 0.02ng/ml, BNP 180pg/ml, D-二聚体2250ng/ml。

6. 凝血 PTA 110%, Fib 5.47g/L, APTT < 20s。

7. ESR 103mm/h。

8. iPTH 983.7pg/ml。

9. 甲状腺功能 $FT_4$ 1.24ng/ml, $FT_3$ 2.62pg/ml, $TT_3$ 0.824ng/ml, $TT_4$ 6.94μg/ml, TSH 0.069μIU/ml。

10. 心电图 窦性心律,Ⅲ, AVF导联ST段下斜压低0.1mV, T波倒置,呈鱼钩样。$V_{1-6}$T波低平或双向。

11. 颈部超声 甲状腺增大,多发实性、囊实性结节。甲状腺左叶后方较长范围条状结节回声。

12. 头颅CT 双侧基底节区腔隙脑梗死,脑萎缩。

13. 胸腹部CT 双侧胸膜增厚,甲状腺双叶增大伴多发结节,左侧腋窝多发肿大淋巴结,脂肪肝。

14. 甲状旁腺断层显像 位于甲状腺左叶中下极后方的甲状旁腺功能亢进。甲状腺弥漫性肿大伴多发结节,MIBI显像阴性,考虑良性病变可能(图45-1)。

**思维提示**

实验室检查发现血钙明显升高,其他化验结果无明显异常,考虑高钙引起的意识障碍。患者无大量补钙和维生素D史,所以高钙是原发性甲旁亢引起,还是继发于恶性肿瘤。查iPTH明显升高,考虑原发性甲旁亢,肿瘤引起的高钙血症,iPTH是减低的。B超发现甲状腺左叶后方较长范围条状结节回声。甲状旁腺断层显像明确诊断。

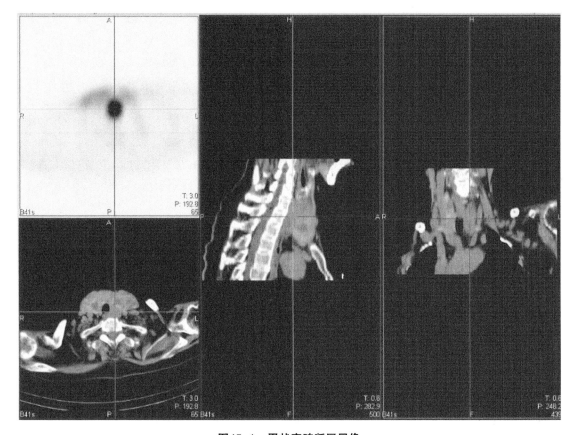

图45-1　甲状旁腺断层显像

## 五、治疗方案及理由

患者血钙明显升高,随时有生命危险,立即给予水化,静脉输液3000ml,呋塞米40mg每日一次静脉注射利尿治疗,同时给予鲑鱼降钙素300IU静滴,每日一次。帕米二膦酸钠30mg静脉滴注一次。

## 六、治疗效果及思维提示

经药物治疗后血钙由4.66mmol/L降至3.63mmol/L,之后逐渐降至3.09mmol/L、2.71mmol/L,患者神志逐渐好转,能够认识家人,能够说话表达要求,面部表情逐渐丰富。经补液利尿治疗后,血肌酐由138.8μmol/L降至99.8μmol/L,定位明确甲旁亢后转外科手术治疗。

### 思维提示

严重高钙血症必须马上给予药物治疗,如果疗效不好,要行血液透析治疗。原发性甲旁亢明确诊断后,应考虑手术治疗。

最终诊断：原发性甲旁亢，高钙危象。

## 七、对本病例的思考

患者老年女性，以"意识障碍"来诊，缓慢起病，逐渐加重，考虑中枢神经系统病变，头颅CT除外急性脑血管病。没有发热不支持中枢神经系统感染。血糖、动脉血气、肝肾功能检查分别除外了低血糖和高血糖、二氧化碳潴留、肝性脑病和尿毒症引起的意识障碍。血钙明显升高，考虑意识障碍由高钙血症引起。但是高钙血症什么原因引起的？最常见的高钙血症原因是恶性肿瘤和原发性甲旁亢。引起高钙血症的恶性肿瘤包括肺癌、肾癌等，本患者胸腹CT检查未见明显肿瘤表现。是否有恶性肿瘤骨转移需进一步检查。查血iPTH有助于鉴别诊断，本患者iPTH明显升高，考虑原发性甲旁亢引起，因为恶性肿瘤引起的高钙血症血iPTH应减低。诊断为原发性甲旁亢后要定位诊断，检查方法包括颈部超声、甲状旁腺断层显像和颈胸部CT。本患者颈部超声发现增大的甲状旁腺，甲状旁腺断层显像确定了功能亢进的甲状旁腺的位置。原发性甲旁亢明确诊断后，应考虑手术治疗。

**（顾承东）**

# 病例46 发现意识丧失4小时

患者男性,57岁,2012年11月1日入院。

## 一、主诉

发现意识丧失4小时。

## 二、病史询问

### (一)初步诊断思路及问诊目的

患者中年男性,急性意识障碍,按照意识障碍的危重病、常见病进行鉴别诊断:急性脑卒中,中枢系统感染,内分泌系统疾病如高血糖危象等,系统性疾病如肝性脑病、尿毒症、慢性阻塞性肺疾病、酸碱失衡水电解质紊乱等,药物过量(如镇静安眠药物),理化因素如中毒(有机磷、一氧化碳)、中暑等,并据此来选择问诊要点,同时注意询问发病以来的治疗经过及效果。

### (二)问诊主要内容及目的

1. 发病时间 急性起病还是慢性起病,是否夜间发作。
2. 诱发因素 精神刺激可诱发服毒等自杀行为、癔症等。颅脑外伤可致昏迷。饮酒可引起酒精中毒,诱发糖代谢紊乱如低血糖、糖尿病酮症酸中毒等。进食减少可引起酸碱失衡水电解质紊乱、低血糖等。
3. 症状及伴随症状 发热提示中枢系统感染,甲亢危象等。头痛、喷射性呕吐等提示颅内高压。双眼凝视提示癫痫,癫痫大发作常伴有意识障碍、大小便失禁和舌咬伤,区别于癔症。另需注意有无抽搐、胡言乱语、大汗等表现。
4. 既往病史 如脑卒中、肝硬化、尿毒症、甲状腺疾病、癫痫、精神疾病等;药物使用情况如降糖药物、镇静类药物等。
5. 个人史 职业,毒物接触情况、酗酒、药物滥用等。注意所处环境是否具有特殊疾病发生或者中毒等可能。

### (三)问诊结果及思维提示

患者意识障碍,不能配合,家属代为叙述病史:患者入院前4小时在床上被家属发现意识丧失,呼之不应,口吐白沫,大便失禁,无明显抽搐,无发热,无大汗;未受外伤,未饮酒,发病前无明显前驱症状,无异常情绪波动,现场无明显药物容器;外院查指尖血糖6.8mmol/L,头颅CT未见明显出血等异常;既往"冠状动脉粥样硬化性心脏病",否认肝肾病史,否认毒物接触及药物滥用史。

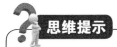

**思维提示**

通过问诊发现,患者中年男性,急性起病,无明显诱因出现意识障碍,外周血糖正常,头颅CT未报出血;但患者意识障碍,不能配合,问诊所获资料有限。

## 三、体格检查

### (一)重点检查内容及目的

对于此类暂无明显诊断倾向性的患者,基本的生命体征检查必不可少,血压、心率、呼吸、体温可反映患者基本状况;休克患者伴有血压降低,心率减慢,脑卒中患者可伴有高血压;发热可以提示感染、中暑、甲亢危象等,低体温可提示甲状腺功能减退、冻伤等。深大呼吸可能提示代谢性酸中毒如糖尿病酮症酸中毒;潮式呼吸提示大脑半球广泛损害。

注意评估患者意识障碍程度。同时,根据前述昏迷的诊断思路,有一些体格检查需要重点关注。

如观察患者皮肤颜色,尿毒症患者可有明显色素沉积;肝硬化患者可有皮肤黄染,肝掌、蜘蛛痣等。口唇发绀提示缺氧,樱桃红色提示一氧化碳、氰化物中毒。皮肤黏膜苍白提示休克、贫血。皮肤潮湿多汗提示有机磷中毒,也可见于低血糖、甲亢危象等。

是否有异味:烂苹果味提示糖尿病酮症酸中毒;氨味提示尿毒症;肝臭味提示肝性脑病;苦杏仁味提示氰化物中毒;大蒜味提示有机磷中毒;酒精味提示酒精中毒。

神经系统查体是在昏迷患者的诊断中占据重要位置。脑膜刺激征如颈强直征阳性提示脑膜炎、蛛网膜下腔出血。眼征:一侧瞳孔散大固定,提示动眼神经受损,可能有沟回疝;双侧瞳孔散大,提示中脑受损、阿托品中毒等;双侧瞳孔缩小,提示有机磷中毒、吗啡中毒、脑桥压迫等;眼底是否有出血、视盘水肿等。还可通过用力压眶上缘或胸骨,评估疼痛反应。病理征提示锥体束损伤。注意排除闭锁综合征等其他情况。

另外注意有无外伤表现,如眶周瘀斑、脑脊液鼻漏或耳漏等。

部分体格检查如视诊、气味等可以在问诊时即刻进行,有助于综合、快速判断病情。

### (二)体格检查结果及思维提示

血压88/50mmHg,心率90次/分,体温36.5℃,呼吸频率20次/分。昏迷状态,无明显呼吸异味,皮肤稍湿润,肤色正常,无明显外伤表现,双侧瞳孔直径1mm,光反射未引出,颈强直征阴性,双侧病理征未引出,压眶无反应,双肺底少许湿啰音。

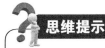

**思维提示**

体格检查发现血压偏低,双侧瞳孔缩小,肺底少许湿啰音。神经系统定位体征不明显,结合外院头颅CT结果,考虑脑出血可能性较小。应充分利用现有医疗资源,心电图、动脉血气分析等即刻可行的辅助检查,应该在接诊时立即进行。双侧瞳孔缩小,不排除中毒,故毒物分析亦应尽快送检。

## 四、实验室检查及辅助检查

### (一)初步检查内容及目的

1. 一般检查　血常规提示有无感染、贫血征象,生化功能提示有无脏器损害,复查头颅影像学检查提示有无病灶,动脉血气分析提示有无酸碱紊乱电解质失衡。心肌损伤标记物、D-二聚体等实验室检查。心电图,胸片,腹部B超等常规检查。注意充分利用现有医疗资源,心电图、动脉血气分析等即刻可行的辅助检查,应该在接诊时立即进行。

2. 特殊检查　血毒物分析排查中毒。

### (二)检查结果及思维提示

1. 心电图　Ⅱ、Ⅲ、aVF导联T波倒置,V1~V3导联T波高尖; 后Ⅱ、Ⅲ、aVF导联ST段抬高3~5mV,胸前导联ST段压低3~5mV,呈动态演变(图46-1)。

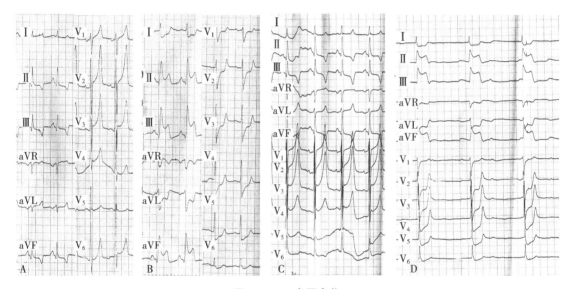

图46-1　心电图变化

A. 入院时Ⅱ、Ⅲ、aVF导联T波倒置,V₁~V₃导联T波高尖; B. 入院后逐渐出现Ⅱ、Ⅲ、aVF导联ST波抬高; C. 冠状动脉内局部使用硝酸甘油后Ⅱ、Ⅲ、aVF导联ST段回落; D. 终末期患者再次出现Ⅱ、Ⅲ、aVF导联ST段抬高,合并Ⅲ度房室传导阻滞

2. 血常规　白细胞27.9×10⁹/L,中性粒细胞21.96×10⁹/L,红细胞5.38×10¹²/L,血红蛋白185g/L,红细胞压积52.31%,血小板278×10⁹/L。

3. 生化　谷氨酸丙氨酸氨基转移酶34U/L,肌酸激酶453U/L,血清肌酐147.6μmol/L,胆碱酯酶46U/L,钾离子5.7mmol/L,钠离子133mmol/L,氯离子96mmol/L。

4. 心梗五项　肌酸激酶同工酶1.8ng/ml,肌红蛋白80ng/ml,肌钙蛋白Ⅰ<0.05ng/ml,心房利钠肽48.6pg/ml,D-二聚体2290ng/ml。

5. 凝血功能　凝血酶原时间13.6s,凝血酶原活动度91%,活化部分凝血活酶时间35.5s。

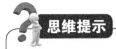

**思维提示**

实验室检查及辅助检查发现明显心电图ST-T抬高,且有典型的动态变化,下壁心肌梗死常可伴有房室传导阻滞,引起心源性晕厥,故急性ST段抬高性心肌梗死不能除外,但仍难以完全解释该患者所有临床表现。鉴于急性心肌梗死的危险性,建议现行冠状动脉造影,同时完善其他检查。

## 五、治疗方案及理由

初步诊断为昏迷原因待查,急性ST段抬高性心肌梗死。予鼻饲阿司匹林300mg、波利维300mg,多巴胺升血压,林格液补液,稳定患者生命体征。

## 六、进一步检查结果及治疗效果

急诊冠状动脉造影:左前降支、左回旋支弥漫性狭窄,右冠状动脉全程狭窄,考虑冠状动脉痉挛,经导管予冠脉硝酸甘油200μg,再次造影,右冠状动脉痉挛解除,左前降支及左回旋支痉挛解除,同时心电图示Ⅱ、Ⅲ、aVF导联ST段回落(图46-1,图46-2)。造影同时显示右侧髂动脉痉挛(手术经右股动脉入路),再次予硝酸甘油200μg局部给药,髂动脉痉挛解除(图46-3)。入院约4小时后毒物分析报告有机磷(DDV)中毒,浓度 >4000ng/ml,结合患者瞳孔缩小,肺部湿啰音,考虑急性有机磷中毒诊断。立即予洗胃至胃液清亮,阿托品化10mg/10分钟,氯解磷定4ml/q8h,急诊血液灌流。但效果不佳,患者心率降至52~42次/分,血压再次下降到60/27mmHg,后心电图示Ⅲ度房室传导阻滞,拟行临时起搏器,但在准备过程中患者死亡。

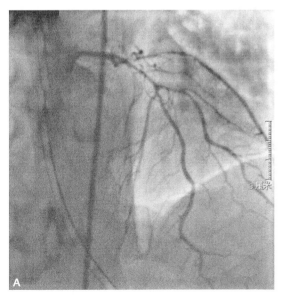

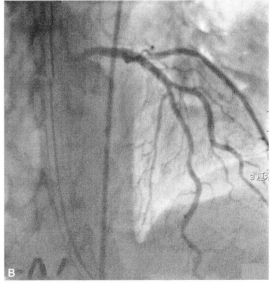

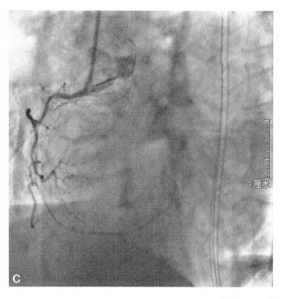
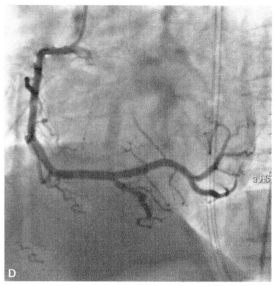

**图46-2　冠状动脉造影**

A. 左冠状动脉痉挛; B. 局部使用硝酸甘油后做冠状动脉血管痉挛解除; C. 右冠状动脉痉挛(较左冠状动脉更为严重);
D. 局部使用硝酸甘油后右冠状动脉血管痉挛解除

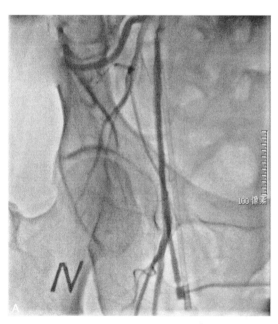
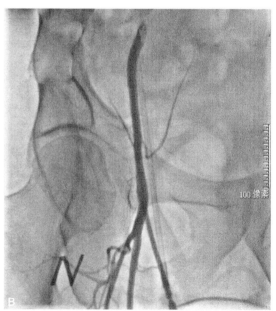

**图46-3　右髂动脉造影**

A. 右侧髂动脉血管痉挛; B. 局部使用硝酸甘油后右髂动脉血管痉挛解除

最终诊断: 有机磷中毒。

## 七、对本病例的思考

1. 回顾诊治过程, 我们未能获得该患者的有机磷接触史, 未闻及明显的大蒜臭味, 仅在查体时发现患者瞳孔缩小，皮肤稍有出汗，肺底少许湿啰音。而患者心电图呈动态变化的ST段抬高使得我们初步诊断其为急性ST段抬高性心肌梗死，最终通过毒物检测明确了有机磷中毒的诊断。而冠状动脉造影发现了冠状动脉痉挛这一现象。

2. 有机磷中毒对心脏的影响较复杂，有较多报道发现有机磷中毒可引起心电图ST-T改变，但并无特异性，有机磷中毒对心脏产生影响的具体机制尚未明确。本病例发现有机磷中毒可以引起严重的冠状动脉痉挛，导致ST段抬高，有助于我们进一步理解有机磷中毒对心脏的影响。通常认为，有机磷中毒对心脏的影响包括毒物对心肌的直接毒性、交感神经和副交感神经的过度激活、低氧、酸中毒等。该患者除了冠状动脉痉挛之外，我们还发现合并右侧髂动脉痉挛（手术经右股动脉入路），亦可被硝酸甘油所中止。由此我们可以推测有机磷中毒可以引起全身广泛的动脉痉挛。其可能的机制如下：有机磷中毒时副交感神经张力升高可激动大血管的α受体，从而引起血管收缩。

**（陶永康　顾承东）**

# 病例47　间断恶心、呕吐、黑便1周

患者男性,77岁,于2016年5月8日入院。

## 一、主诉

间断恶心、呕吐、黑便1周。

## 二、病史询问

### (一)初步诊断思路及问诊目的

问诊中应围绕主诉,重点询问恶心呕吐黑便的起因,主要特点、伴随症状;有鉴别意义的阴性症状;是否经过治疗、治疗经过、用药效果。围绕着主诉继续询问如下:呕吐物性状及量,呕吐次数,有无缓解。黑便的诱因、性状及量、伴随症状,有无缓解及方式。

### (二)问诊主要内容目的

1. 诱发因素　发病前有无导致消化道出血的诱因,如饮食不当,服用阿司匹林等。
2. 伴随症状　有无呕血有助于判断出血部位;有无心慌、乏力和晕厥等,判断出血量和评估病情。
3. 既往史　有无肝病和溃疡病史;有无反酸、饥饿痛和夜间痛等病史,为病因诊断提供线索。
4. 个人史　职业生活规律,也能为病因诊断提供帮助。

### (三)问诊结果及思维提示

患者1周前无明显诱因出现恶心、呕吐,呕吐胃内容物,伴反酸、烧心,伴黑便,黑便平均2~3次/天,每次量约200~300ml,无明显腹痛,无胸闷、憋气,无心悸等不适。就诊于当地医院,予抑酸、补液、输血等对症支持治疗。3天前,患者于行胃镜前出现一过性意识不清,呼之不应,考虑失血性休克,予抗休克治疗后好转。

2016年5月8日入抢救室,完善相关检查,予补液、抑酸、止血、输注悬浮红细胞及血浆等对症治疗。5月10日心梗五项回报cTNI 1.93ng/ml,ECG示ST-T动态改变,考虑急性非ST段抬高型心肌梗死,心内科会诊后建议予调脂、扩冠治疗,后动态监测心肌酶,cTNI下降。5月11日出现言语欠清,无头晕、头痛、肢体活动不利、麻木等,后症状减轻,请神经内科会诊后考虑患者言语欠清待查,脑缺血发作? 脑梗死? 建议予他汀类调脂。5月11日晚收入留观室进一步诊治。

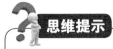

**思维提示**

通过问诊提示患者以恶心、呕吐、黑便这些上消化道出血表现为首发症状,注意区分消化道出血部位,有黑便者多为上消化道出血。体格检查应重点围绕消化系统查体。

### 三、体格检查

#### (一)重点检查内容及目的

患者有恶心、呕吐、黑便,应重点检查腹部,包括腹部外形、有无皮下出血、肠鸣音、腹部叩诊音、移动性浊音、肝脾叩痛、触诊有无压痛及反跳痛、有无包块、肝脾触诊。

此外,尚应注意生命体征及一般状态,包括体温、血压、心率、呼吸频率、有无恶病质、有无贫血貌、有无肢端湿冷等休克征象。

#### (二)体格检查结果及思维提示

T 36.7℃,BP 110/74mmHg,HR 78次/分,RR 20次/分。

发育正常,体型消瘦,查体合作。贫血貌,全身浅表淋巴结未触及肿大,双肺呼吸音粗,未及干湿啰音,心律齐,各瓣膜区未闻及病理性杂音,腹平坦,未见皮下出血点、淤斑,肠鸣音3次/分,叩诊鼓音,移动性浊音阴性,腹软,无压痛及反跳痛,无肌紧张,双下肢不肿。

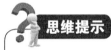

**思维提示**

消化系统暂时无阳性体征发现,但是发现患者消瘦有无意义?

### 四、实验室检查及辅助检查

#### (一)初步检查内容及目的

1. 一般检查  血常规提示有无感染、贫血征象,便常规提示有无潜血,生化功能提示有无脏器损害,凝血功能提示有无凝血异常。

2. 特殊检查  胃肠镜检查对消化道出血的诊断及鉴别诊断有重要意义。

#### (二)检查结果及思维提示

(1)血常规:白细胞计数$10.47 \times 10^9$/L,中性粒细胞百分比89.2%,血红蛋白51g/L,血小板计数$247 \times 10^9$/L。

(2)便常规:棕褐色糊样便,潜血(+)。

(3)生化功能检查:白蛋白23g/L,尿素10.57mmol/L,血钙1.54mmol/L,糖7.95mmol/L,余未

见明显异常。

（4）心梗五项：cTNI 1.93ng/ml，ECG示ST-T动态改变。

（5）超声心动图：CABG术后，二尖瓣反流（少量），三尖瓣反流（少量）。

（6）胸部CT平扫：①双肺磨玻璃影，炎症病变可能。②双侧胸腔积液，与本院老片相比较前略有吸收。双肺下叶膨胀不全。

（7）头颅CT平扫：双侧基底节区、放射冠少许腔梗灶。

（8）胃镜检查：反流性食管炎（LA-B），胃及十二指肠黏膜皱襞异常肥厚，HP(-)。病理示胃窦黏膜轻度慢性炎，其中一块为炎性渗出物、坏死及炎性肉芽组织增生，病变符合溃疡（图47-1，见文末彩插）。

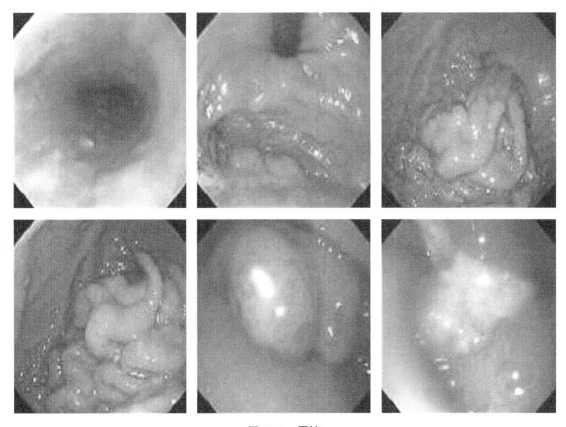

图47-1 胃镜

（9）肠镜检查：所见结肠直肠无明显异常。

（10）腹盆平扫增强CT：①胃及十二指肠黏膜皱襞异常肥厚；巨大胃黏膜肥厚症可能，幽门处肿块，十二指肠腔内可疑套叠形成，请结合临床。②肝内外胆管扩张。③动脉粥样硬化（图47-2）。

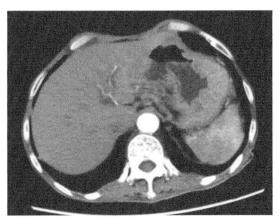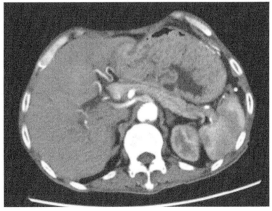

图47-2 腹盆增强CT

 **思维提示**

　　患者消化道出血定位于上消化道,存在幽门占位,病理提示符合溃疡,同时存在胃及十二指肠黏膜皱襞异常肥厚;巨大胃黏膜肥厚症可能。患者以消化道出血为主要表现,亦存在明显的低蛋白血症,影像学检查提示胃黏膜皱襞异常肥厚,符合胃黏膜巨大肥厚症的特征。

## 五、治疗方案及理由

　　患者目前症状、体征及化验、检查考虑急性上消化道出血、胃溃疡、胃黏膜巨大肥厚症、贫血、低蛋白血症,继发急性非ST段抬高型心肌梗死、腔隙性脑梗死,故予以下治疗措施:泮托拉唑静点抑酸、输血、补充白蛋白、补液、口服他汀类调脂、长春西丁静点改善脑循环等治疗。考虑患者为出血急性期,未应用抗凝、抗血小板治疗。

## 六、治疗效果及思维提示

　　患者经上述治疗,症状好转,生命体征平稳,未再出现黑便,复查便常规潜血转阴。完善冠状动脉CTA提示桥血管通畅,经心内科会诊评估冠脉及心功能情况后转入普外科拟行手术治疗。

 **思维提示**

　　胃黏膜巨大肥厚症的治疗包括非手术治疗和手术治疗,非手术治疗主要为对症、支持治疗,补充白蛋白,应用抑酸剂、抗胆碱能药物,亦可考虑抗HP治疗;手术治疗多选用胃大部切除术或全胃切除。

最终诊断：胃黏膜巨大肥厚症急性非ST段抬高型心肌梗死腔隙性脑梗死。

## 七、对本病例的思考

1. 胃黏膜巨大肥厚症　又称Menetrier病，临床表现常见上腹疼痛、饱胀不适、食欲缺乏、恶心、呕吐、嗳气、反酸，可有急性幽门梗阻症状，黑便或呕血，部分患者有乏力、消瘦、贫血或低蛋白血症；发病年龄以40~60岁多见，男性发病多于女性，亦可见于儿童。其发病机制尚不明确，可能与幽门螺杆菌关系密切，亦有研究发现其与胃黏膜上皮的生长调控异常、EGFR过度活化有关。病理表现可分为弥漫型、局限型：弥漫型好发于胃底、胃体及胃大弯，胃窦部少见；局限型病变部位与正常黏膜之间界限清楚，多局限于黏膜层，肌层及浆膜层一般不受累。病理检查可见肥大的胃黏膜存在小凹层厚度明显增加、腺体层厚度明显减少，主细胞、壁细胞数目减少，表面黏液细胞数目明显增加，免疫组化染色可见EGFR过表达等征象。由于壁细胞数目减少，胃酸分泌减少，导致胃液pH升高。

2. 本例患者曾有一次上消化道出血病史，曾就诊于某三甲医院，未查明病因，本次再次发生急性上消化道出血，有抗血小板药物长期应用史，抗血小板药物及NSAIDs应用为上消化道出血的常见诱因之一。胃镜检查提示幽门占位，未见活动性出血，占位病理检查符合溃疡改变，那么其出血部位是否为幽门溃疡？抑或为胃底、胃体、胃大弯处肥厚的胃黏膜出血？腹盆CT提示胃及十二指肠黏膜皱襞异常肥大，但并无肥大的胃黏膜病理，其明确诊断尚依赖于外科手术切除标本后送病理检查，若肥大的胃黏膜存在小凹层厚度明显增加、腺体层厚度明显减少，主细胞、壁细胞数目减少，表面黏液细胞数目明显增加，免疫组化染色可见EGFR过表达等征象，则可明确诊断为胃黏膜巨大肥厚症。

（支力大　张洪波）

# 病例48 发热伴呼吸困难4天,加重1天

患者男性,48岁,于2016-5-25入院。

## 一、主诉

发热伴呼吸困难4天,加重1天。

## 二、病史询问

### (一)初步诊断思路及问诊目的

患者中年男性,4天前开始出现发热、呼吸困难、伴咳嗽、咳黄白痰,外院应用抗生素及退热药物后无明显缓解,近1日呼吸困难加重。按照常见病优先考虑的原则,发热、咳嗽、呼吸困难首先考虑为肺部感染,问诊中应围绕主诉,重点询问发病的起因或者诱因,主要症状及特点、伴随症状;有鉴别意义的阴性症状;是否经过治疗、治疗经过和既往史等。

### (二)问诊主要内容目的

1. 起病方式,发病有无诱因,有无受凉、疲劳等诱因,有无相似病史接触史、有无近期外地旅游居住史、家禽家畜接触史等,热型。发热前有无畏寒、寒战,有无药物治疗、治疗后退热效果如何等。

2. 有无咳嗽、咳痰、流涕、咽痛、胸痛、皮疹、肌肉关节痛等伴随症状,寻找呼吸系统感染的证据。

3. 呼吸困难发生诱因、持续时间、加重缓解因素,呼吸困难进展情况等,了解呼吸困难的原因和程度。

4. 既往有无高血压、糖尿病、慢性咳嗽咳痰、哮喘等慢性基础病史,有无吸烟饮酒史、有无药物食物过敏史。

### (三)问诊结果及思维提示

患者4天前饮生水后出现发热,自测体温39℃,伴寒战、伴咳嗽咳黄白痰,量多且较易咳出。伴轻度呼吸困难,活动后加重,休息后缓解。应用退热药物治疗后体温略下降,后再次升至39℃。无肌肉关节痛、无头晕头痛、无意识障碍、无恶心呕吐、无皮疹、无腹痛腹泻等,就诊于怀柔区中医院,血气检查结果: pH 7.447, $PCO_2$ 22.4mmHg, $PO_2$ 56.7mmHg, $Na^+$ 120mmol/L, $K^+$ 3.85mmol/L, $HCO_3^-$ 18.2mmol/L, BE-8.6mmol/L。血象WBC $7.1 \times 10^9$/L, NEUT 89.4%, CRP 160ml,胸部CT双肺多发渗出、实变影。予头孢西丁钠、阿奇霉素抗感染治疗。住院期间体温控制欠佳,最高体温达40℃。后将抗生素改为莫西沙星,今日患者呼吸困难加重,遂转来我院

抢救室。于抢救室心电监护示血氧下降至78%,连接无创呼吸机辅助呼吸,结合外院相关检查考虑为社区获得性肺炎,予其莫西沙星抗感染。患者自发病以来神清,精神可,饮食睡眠及大小便未见明显异常。

既往史: 体健、近两日外院就诊期间多次测量血糖>11.1mmol/L, HbA1c 11.7%, 少量吸烟饮酒史。否认其他病史及过敏史。

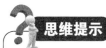

**思维提示**

表现为稽留热,呼吸困难,血象中性粒细胞百分比升高,双肺多发渗出影,血气结果提示Ⅰ型呼吸衰竭,抗生素治疗效果不佳,综上所述,除考虑肺部特殊感染外,还需除外免疫系统。

## 三、体格检查

### (一)重点检查内容及目的

患者有发热、呼吸困难、血气提示Ⅰ型呼吸衰竭,查体应以肺部体征为主,另需注意免疫系统等相关体征。

### (二)体格检查结果及思维提示

T 37.0℃(腋温), BP 122/74mmHg, HR 96次/分, R 31次/分。无创呼吸机辅助呼吸。呼吸机模式: NIV,条件: $FIO_2$ 50%, PEEP $5cmH_2O$。患者神志清楚,全身未见皮疹,浅表淋巴结不大,双侧瞳孔等大等圆,颈软,双肺呼吸音粗,双下肺可闻及湿啰音。心率99次/分。律齐,无杂音。腹软,无压痛反跳痛。肝脾未触及,双下肢不肿,病理征阴性。四肢肌力正常。

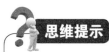

**思维提示**

免疫相关查体未见明显异常。呼吸系统肺部听诊双肺可闻及湿啰音,肺部感染?病原菌?

## 四、实验室检查及辅助检查

### (一)初步检查内容及目的

1. 一般检查 血常规提示有无感染征象,生化功能提示有无脏器损害及电解质紊乱,血气明确呼吸衰竭类型,胸部影像学明确肺部病变程度。

2. 特殊检查 病原学检测对诊断、鉴别诊断及治疗有重要意义。

### (二)检查结果及思维提示

1. 入抢救室未吸氧血气 pH 7.43, $PCO_2$ 25mmHg, $PO_2$ 35mmHg, $Na^+$ 133mmol/L, $K^+$ 3.1mmol/L,

Lac 1.0mmol/L, HCO$_3^-$ 16.6mmol/L, BE −7.7mmol/L, Glu 12.4mmol/L。

2. 血象　WBC 9.14×10$^9$/L, NEUT% 91.3%, HGB 132g/L, RBC 4.23×10$^{12}$/L, PLT 196×10$^9$/L。

3. PCT　3.9ng/ml。

4. 血生化　ALT 17IU/L, AST 39IU/L, TBIL 5.00μmol/L, DBIL 3.61μmol/L, ALB 33g/L, Cr 44.1μmol/L, Na$^+$ 135mmol/l, Cl$^-$ 105 mmol/L, IP 0.53mmol/L, K$^+$ 3.1mmol/L。

5. 尿常规　白细胞(高倍视野)1.4/HPF,红细胞(高倍视野)6.4/HPF,上皮细胞(高倍视野)4.1/HPF,管型(低倍视野)1.2/LPF,细菌5.3μL,尿蛋白0.7g/L,尿糖28mmol/L,尿酮体6mmol/L,血20/μl。

6. 呼吸道九联　阴性。

7. 外院胸部CT(图48-1)。

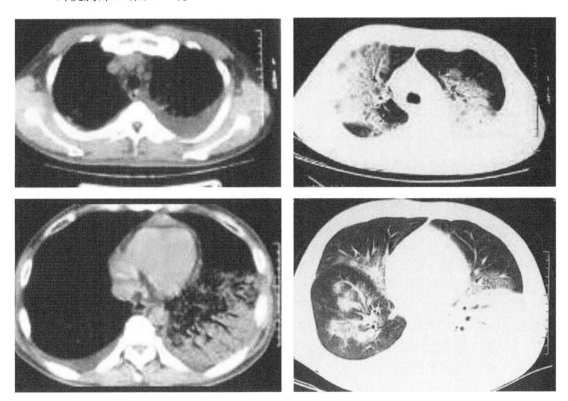

图48-1　胸部CT

**思维提示**

　　患者中年男性,血糖、尿糖阳性,血气Ⅰ型呼吸衰竭,血象中性粒细胞百分比升高,PCT升高,低钠低磷,肺部影像学可见双肺多发渗出、实变影,非典型致病菌导致肺部感染? 病毒感染?

## 五、治疗方案及理由

1. 予无创呼吸机辅助通气,入ICU后患者呼吸频率仍持续偏快,给予气管插管,呼吸机辅助呼吸。

2. 抗生素　因考虑为社区获得性肺炎，病原菌为非典型致病菌及病毒感染可能，故予头孢曲松2g Qd联合莫西沙星0.4g Qd以及奥司他韦75mg Bid抗感染治疗。

3. 予化痰、扩张气道、降糖消酮等治疗。

## 六、其余检验结果及调整治疗方案

1. 入院第二天患者出现一过性AST升高（61U/L）。

2. 入院第三天行气管镜检查并送肺泡灌洗查病原学，涂片提示革兰阴性杆菌大量，革兰阳性杆菌少量，革兰阳性球菌成对、成堆、成链。余病毒、PCP核酸检测阴性。抗生素改为泰能0.5g q6h+莫西沙星0.4g qd。

3. 入院第七天肺泡灌洗液核酸检测回报军团菌核酸阳性，培养回报未见革兰阴性杆菌。停用泰能，予莫西沙星抗感染治疗。

**思维提示**

患者以发热、咳嗽、咳痰为主要表现，症状、影像学重、血象升高，考虑为肺部感染，头孢菌素抗感染效果不明显，结合患者低钠和肝功能障碍，病原菌方面需考虑到非典型致病菌军团菌可能。肺泡灌洗液相关检查结果证实为军团菌肺炎。

## 七、治疗效果

患者于入院第七天拔除气管插管，白细胞由入院第一天9.1×10⁹/L降至7.98×10⁹/L，中性粒细胞百分比由91.3%降至80.5%，PCT由3.9ng/ml降至0.31ng/ml、体温由最高39.3℃逐渐降至正常，入院第九天由监护室转至普通病房，入院第20天好转返家。

最终诊断：军团菌肺炎。

## 八、对本病历的思考

军团菌为社区获得性肺炎常见病原菌，家庭供水系统中可能有军团菌定植。本例患者中年男性，春季发病，除发病前饮用生水外无其他诱因，表现为稽留热、呼吸困难、血气Ⅰ型呼吸衰竭，血象中性粒细胞百分比升高，PCT升高，考虑社区获得性肺炎，予头孢类抗生素治疗效果不佳，转到我院之后注意到患者存在低钠血症、肺部影像学可见双肺多发渗出、实变影，这就需要在病原菌方面多想一想，尽量寻找证据，虽然外院已经加用阿奇霉素类抗生素，但是疗程短，效果也不佳。我院入院时已经考虑到军团菌的可能，予以莫西沙星治疗，同时积极进行病原学检查，经支气管镜肺泡灌洗检查明确病原学，并针对性治疗。军团菌肺炎首选抗生素为大环内酯类或者氟喹诺酮类，四环素和利福平等也有效。对于免疫正常患者，整个治疗疗程10~14天。对于免疫缺陷的患者和晚期病例应延长至三周。

（李国楠　张洪波）

# 病例49 脸变圆红5年,水肿3年,胸部变形、身形变矮1年,皮肤溃疡4个月,加重伴喘憋3天

患者,女性,48岁,于2014年4月3日入院。

## 一、主诉

脸变圆红5年,水肿3年,胸部变形、身形变矮1年,皮肤溃疡4个月,加重伴喘憋3天。

## 二、病史询问

### (一)初步诊断思路及问诊目的

患者中年女性,病程长、主诉症状多,以一元论为中心分析,按常见病优先考虑的原则,首先考虑自身免疫系统疾病、血液系统疾病和肿瘤性疾病等。问诊中应围绕主诉,重点询问发病的起因或者诱因,主要症状及特点、伴随症状;有鉴别意义的阴性症状,是否经过治疗、治疗经过和疗效等,以此寻求诊断依据。

### (二)问诊主要内容及目的

1. 胸部变形、身形变矮的症状特点,有无重要阴性伴随症状;水肿位置、特点,有无缓解等;喘憋加重因素,程度,有无缓解,有无重要阴性伴随症状。
2. 自身免疫性疾病 有无发热、关节痛、畏光、脱发等。
3. 血液系统 有无感染、出血倾向和淋巴结肿大等。
4. 肿瘤 包括饮食和体重变化以及肿瘤压迫症状等。

### (三)问诊结果及思维提示

患者5年前脸变圆红,伴脱发,情绪改变,不伴多汗,不伴多饮。3年前渐起面部水肿,四肢消瘦,不伴多饮多尿,伴体重下降(数十公斤),于当地医院就诊,考虑"甲减",具体不详,给予优甲乐口服(75μg QD),1周前自行停药。1年前无诱因出现胸部骨骼变形,身高变矮,不伴骨痛,不伴关节痛,渐起无法行走。4月前出现皮肤溃疡,以双下肢为主,不伴发热,不伴关节痛,不伴关节红肿,于当地医院使用头孢类抗生素后好转。3天前患者出现喘憋,不伴咳嗽,无发热及尿少,于院外检查胸腹头颅CT不除外肿瘤可能,为求进一步治疗收入抢救室。其丈夫曾患有布鲁氏菌病,已治愈。

**思维提示**

通过问诊提示患者症状多发,累及多个系统和器官,以身形改变、水肿、加重伴喘憋为主。提示多系统器官损害存在。体格检查应重点围绕多系统损害系统查体。

## 三、体格检查

### (一)重点检查内容及目的

患者有身形改变、水肿、皮肤溃疡、喘憋,应重点检查皮肤骨骼系统、呼吸系统和内分泌系统等有无特征性体征。

### (二)体格检查结果及思维提示

T 36.8℃（腋温）,脉搏96次/分,呼吸24次/分,血压,150/78mmHg,SpO$_2$ 89%,神志清楚,对答切题,精神弱,平车推入抢救室。浅表淋巴结未触及,颈无抵抗,满月脸,面色潮红,未见颈后脂肪垫,颈部及乳头皮肤色素沉着,鸡胸,水牛背,未见紫纹,全身皮肤干燥粗糙可见脱屑,左下肢皮肤可见多处溃疡,可见色素沉着。甲状腺未触及肿大,双肺呼吸音稍粗,双肺底可闻及少许湿啰音。心音有力,心律齐,心界无扩大,各瓣膜区未闻及病理性杂音。全腹平软,右中上腹深压痛,无反跳痛及肌紧张,Murphy征阴性,肝脾未触及,全腹叩诊呈鼓音,肠鸣音3~5次/分,双下肢水肿;双上肢肌力4级,双下肢肌力3级,肌张力不高。生理反射正常,双侧病理征未引出。

**思维提示**

体征以皮肤骨骼、神经系统和内分泌系统为主,出现鸡胸;皮肤溃疡和色素沉着;四肢肌力减弱;满月脸、水牛背等CUSHING综合征的特异性体征,除考虑多系统疾患外,还应排除POEMS综合征。POEMS综合征是浆细胞瘤或浆细胞增生所致多系统损害的一种综合征。临床表现为多发性神经病变(polyneuropathy, P)、脏器肿大(organmegaly, O)、内分泌病(endocrinopatly, E)、M-蛋白(M-protein, M)和皮肤改变(Skin change, S)等。目前诊断根据国内1998年诊断标准:①慢性进行性周围神经病;②M-蛋白血症;③皮肤改变;④全身性水肿,胸水,腹水;⑤内分泌功能紊乱;⑥脏器肿大,肝脾为多见;⑦视盘水肿、低热、多汗等。只要具备前2项,再加其他5项中的一项,即可诊断为POEMS综合征,其中M蛋白血症是POEMS综合征诊断的关键一条。

## 四、实验室检查及辅助检查

### (一)初步检查内容及目的

1. 一般检查 血常规提示有无感染征象,生化功能提示有无脏器损害。
2. 肿瘤标志物和免疫指标 为相关系统疾病寻找线索和证据。
3. 血清免疫蛋白电泳 明确是否存在M蛋白血症。
4. 特殊检查 头胸腹CT有助于了解系统有无病变和部位。

### (二)检查结果及思维提示

1. 血常规 WBC 11.44×10$^9$/L,中性粒细胞百分比90.5%,血红蛋白125g/L,血小板计数239×10$^9$/L。

2. 生化功能检查 除ALB 27g/L, LDH 406IU/L, Glu 3.62mmol/L, TG 2.16mmol/L, $K^+$ 2.3mmol/L, 肝酶、肾功、$Ca^{2+}$、IP正常。

3. 血肿瘤标记物 AFP(−), CEA(−), CA−153(−), CA125 115.90U/ml, CA−199 64.84U/ml, NSE 25ng/ml, ProGRP 53.99pg/ml, CYFRA21−1 3.5ng/ml、SCC 1.5μg/L, TPA 1.4μg/L(血肺癌组合)。

4. 血清免疫学指标 ANCA(−), 抗ds−DNA(−), ANA(−), 抗ENA(−), 抗Jo−1(−), 抗中性粒抗体(−), 抗Sm(−), 抗SSA(−), 抗Ro52(−), 抗SSB(−), Sc1−70(−), CENP−B(−), AMA−M2(−), PM−Sc1(−), 抗组蛋白抗体(−), PCNA(−), Rib P(−)。

5. 血清免疫蛋白电泳 未发现M蛋白,免疫鉴定阴性。

6. 胸部CT 左肺上叶纵隔旁软组织肿块,肿瘤性病变可能;双肺多发淡片影;右侧胸膜肥厚(图49−1)。

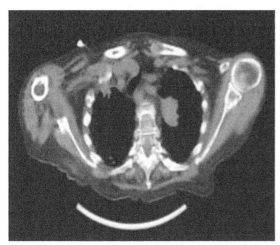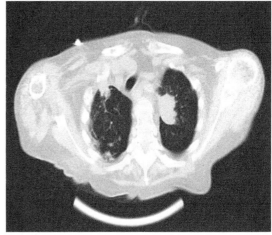

**图49−1 胸部CT**

7. 腹部CT 胆囊结石。双肾小结石。左侧肾上腺结节影,不排除肾上腺转移可能(图49−2)。

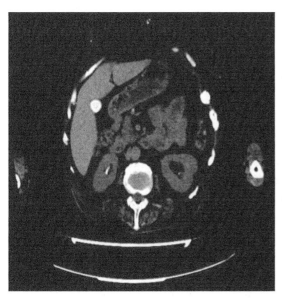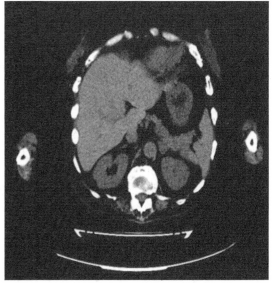

**图49−2 腹部CT**

8. 头颅影CT检查 提示脑干右前方鞍旁软组织肿块伴周围骨质破坏,考虑肿瘤性病变(图49-3)。

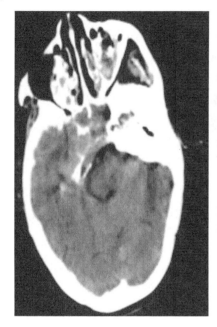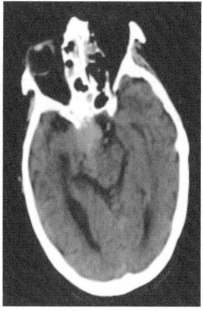

图49-3 头颅CT

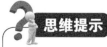 **思维提示**

免疫指标未见异常和蛋白电泳未见M蛋白血症基本排除了自身免疫系统疾病和POEMS综合征。影像检查提示患者纵隔旁,肾上腺和蝶鞍存在多系统损害和占位。

## 五、治疗方案及理由

患者目前的症状体征和实验室检查不能除外自身免疫性疾病、内分泌疾病、血液系统疾病和肿瘤性疾病,入院后予消肿、头孢比肟抗感染,消肿平喘、纠正电解质紊乱、维护内环境稳定及对症支持等综合治疗。

## 六、治疗效果及思维提示

患者原发病诊断不明确,治疗效果不显著,喘憋症状有所缓解。仍需进一步完善检查明确诊断。进一步询问病史,安排肿瘤标志物、免疫系统和内分泌指标等检查。

**思维提示**

患者的症状和体征均提示多系统损害,多系统占位,以内分泌腺体为甚。诊断不明确,可能是肺部肿瘤的远处多发转移,但以内分泌腺为主难以解释,应考虑与内分泌系统相关疾病可能。针对内分泌系统完善相关检查。

## 七、再问病史及实验室检查结果

1. 追问病史患者兄弟有一人有身形变矮的历史。

2. 内分泌实验室检查结果:

（1）甲功五项: $FT_4$ 0.633ng/dl, $FT_3$ 0.82pg/ml, $T_3$ 0.224ng/ml, $T_4$ 2.26μg/ml, TSH 0.096μIU/ml;

（2）甲状旁腺功能: i-PTH 150.7pg/ml,血ca正常,IP正常,尿钙7.72mmol/24h,尿磷5.56mmol/24h;

（3）血清皮质醇: 42.71μg/dl;

（4）尿游离皮质醇（24小时）: 506.61μg/24h;

（5）尿游离皮质醇（24小时）: 460.35μg/24h;

（6）尿游离皮质醇（24小时）: 319.88μg/24h,小剂量地塞米松小剂量抑制试验(未抑制);

（7）血ACTH:（8AM）30.09pg/ml,（任意时刻）30.18pg/ml;

（8）激素六项: 雌二醇（E2）158.910pmol/L,孕酮（PRO）6.810nmol/L,睾酮（TESTO）0.937nmol/L,卵泡刺激素（FSH）0.22mIU/ml,促黄体生成激素（LH）0.22mIU/ml,催乳素（PRL）201.3mIU/ml。

3. 补充影像检查

（1）甲状旁腺B超: 甲状腺左叶后方多发实性占位,与甲状腺分界不清,考虑甲状旁腺占位可能性大; 进一步查甲状旁腺ECT断层显像提示甲状腺左叶下极下方低密度结节,轻度MIBI摄取,可疑增生的甲状旁腺;

（2）垂体MRI: 鞍区占位,为垂体瘤可能性大。

## 八、调整治疗方案及疗效

该患者内分泌系统多个腺体存在异常和病变,患者症状体征和血清学检查提示明显的库欣综合征表现,小剂量地塞米松小剂量抑制试验结果提示未抑制,说明存在皮质醇增多症者(肿瘤,增生),可能是肿瘤引起的异位ACTH吗? 来源哪里; 来自患者的肺部占位? 垂体占位? 肾上腺结节? 但不能解释患者的甲状腺和甲状旁腺病变。结合患者多个内分泌腺体肿瘤存在,特别存在甲状旁腺增生和垂体腺瘤的可能性,最终考虑诊断多发内分泌腺瘤病1（MEN1）。经急诊治疗后,患者水肿喘憋有所改善,后患者因个人经济原因返家。

最终诊断: 内分泌腺瘤病1（MEN1）。

## 九、对本病例的思考

1. 本病例主要以多系统多器官受累,经历了免疫系统和POEMS综合征的排查,最终聚焦于内分泌多个腺体的占位和功能障碍,一元化确诊为内分泌腺瘤病。

2. 多发性内分泌腺瘤病（multiple endocrine neoplasia, MEN）为一组遗传性多种内分泌组织发生肿瘤综合征的总称,有2个或2个以上的内分泌腺体病变。基因缺陷所致罕见的遗传性疾病，为常染色体显性遗传，具有家族聚集性。肿瘤可为良性或恶性，可为具功能性（分泌活性激素或无功能性）。MENMEN可分为两种类型：MEN-1及MEN-2。MEN-1又名Wermer综合征。其患病率约（2~20）/10万。多数在中年以后发病。典型的MEN-1包括甲状旁腺、肠胰和垂体前叶细胞的增生或肿瘤，其诊断标准为患有上述三种内分泌肿瘤中的两种即可诊断。以MEN-1特殊类型为例的家系又表现出家族内的高度一致性（本例患者直系亲属有类似疾病）。

对于MEN-1以及MEN-2所包含的各种内分泌腺体的增生和肿瘤，大都予以手术切除，有些则需要药物治疗或者配合放疗。因此术前全面的筛查以发现所有可能存在的病变十分重要。

3. 临床实践工作中，应拓宽思路，透过纷繁复杂的现象分析疾病本质，尽量用一元论来解释，注重病史采集和查体发现，不应满足于常见疾病的诊断，特别是在遇到类似于本例病例的多系统损害表现，多个内分泌腺体占位时，应想到多发性内分泌腺瘤的可能性。

（丛鲁红　张国强）

# 病例50　胸闷胸痛半天,突发心搏骤停3分钟

患者男性,35岁,2014年5月8日来诊。

## 一、主诉

胸闷胸痛半天,突发心搏骤停3分钟。

## 二、病史询问

### (一)初步诊断思路及问诊目的

患者青年男性,以胸痛为主要症状,就诊过程中出现心搏骤停,应高度怀疑心血管和肺血管疾病可能。问诊应围绕胸痛开展:胸痛有无诱因,胸痛的范围和性质、持续时间、剧烈程度、发作频率,胸痛的发作和缓解方式以及伴随症状等。其次,要详细了解患者与心血管疾病相关的既往史。

### (二)问诊主要内容及目的

1. 诱因　起病前有无劳累、情绪波动等心血管疾病的诱发因素;有无制动等深静脉血栓的高危因素。

2. 胸痛的特点　主要明确是否为心绞痛样疼痛以及疼痛持续时间,明确可能的病因和程度;肺栓塞常表现胸膜样疼痛,也可为心绞痛样疼痛。

3. 伴随症状　有无心慌、心悸等心律失常的前驱表现;有无肺栓塞引起的咯血和呼吸困难等。

4. 既往史及家族史　有无高血压、高血脂和糖尿病等高危病史;有无器质性心血管病史;有无晕厥史。家族中有无类似病史。

### (三)问诊结果

1. 患者半天前(2014年5月7日约19点)无明显诱因出现胸闷,伴持续性心前区疼痛,可放射至左肩胛和后背。自服丹参滴丸症状不缓解。

2. 次日晨9点半左右来我院急诊科就诊,于挂号处突发意识丧失,呼之不应,口吐白沫。呼吸脉搏消失,立即给予胸外按压并急送入抢救室。

3. 既往史　脂肪肝、高尿酸血症4余年。否认高血压、糖尿病、心脑血管疾病史。否认吸烟、饮酒史。发病前曾于西藏出差,2日前返京。无晕厥史,无外伤史,无上感史,未服用特殊药物。

4. 家族史　父母健在,体健,否认家族遗传病史。

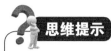

**思维提示**

通过问诊,患者心搏骤停前有持续性心前区疼痛,合并有放射痛。患者并无明显呼吸困难,无高血压病史,无家族遗传病史,无晕厥史。考虑心搏骤停的原因为急性冠脉综合征所致?但仍不能完全除外肺栓塞、重症心肌炎等引起心搏骤停的原因。

## 三、抢救流程

1. 9:32AM患者推入抢救室后,立即心电监护、建立静脉通路。心电图示波心室颤动(图50-1),BP测不出,RR 0次/分,$SpO_2$测不出。持续CPR,同时予气管内插管呼吸机辅助通气。予第1次非同步电除颤,心电示波仍提示室颤,继续CPR。

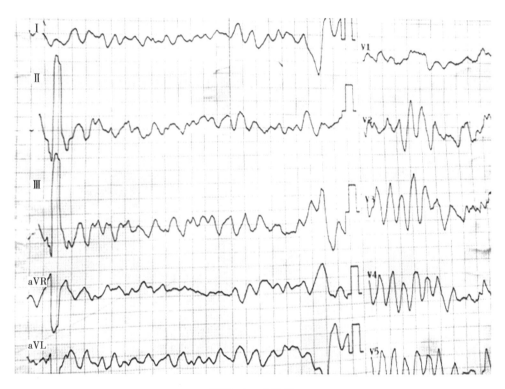

**图50-1 心电图**

2. 9:36AM予第2次非同步电除颤后,恢复窦性心律(图50-2)。

3. 9:38AM患者心电图(图50-3)再次提示室颤,立即CPR,同时第3次非同步电除颤,心电示波仍为室颤,继续CRP、非同步电除颤,同时间断给予肾上腺素14mg、胺碘酮450mg、碳酸氢钠250ml。

4. 10:18AM非同步电除颤10次后,心电示波仍室颤。继续CRP。

5. 10:20AM予艾司洛尔200mg静脉推注,继续CRP,第13次非同步电除颤。

6. 10:23AM心电示波仍为室颤,继续CRP,第14次非同步电除颤。

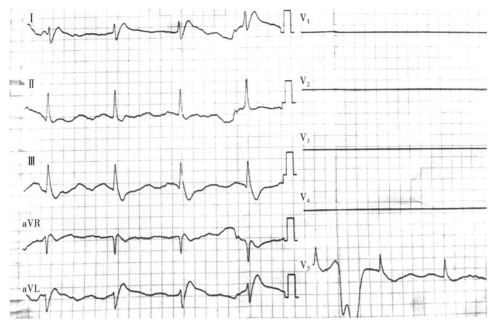

图50-2　心电图

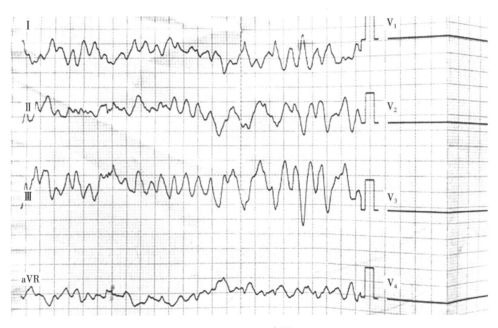

图50-3　心电图

7. 10 : 25AM转为窦性心律。心电图显示急性下壁ST段抬高心肌梗死(图50-4 )。

8. 此时HR 108次/分, BP 90/60mmHg, SpO₂ 100%。至此,经过1个小时的抢救,患者终于恢复自主心律。

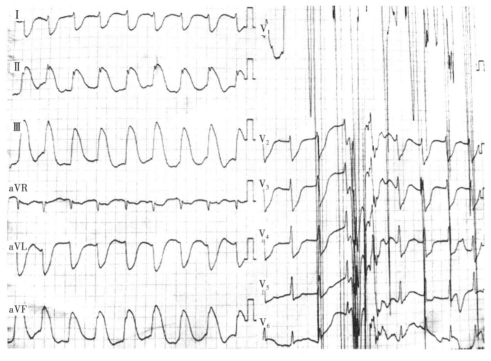

图50-4 心电图

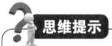

目前反复室颤,短暂恢复窦性心律后再次室颤,多次除颤后仍无法恢复窦性心律,考虑存在交感风暴,予以艾司洛尔200mg静脉推注。

## 四、检查结果

1. 血气分析(表50-1)

表50-1 血气分析结果

| | 9:54AM | 10:05AM | 10:32AM | 11:16AM |
|---|---|---|---|---|
| pH | 7.12 | 6.97 | 6.85 | 7.10 |
| $PCO_2$(mmHg) | 32 | 28 | 41 | 31 |
| $pO_2$(mmHg) | 103 | 371 | 157 | 106 |
| $Na^+$(mmol/L) | 132 | 138 | 141 | 136 |
| $K^+$(mmol/L) | — | 5.0 | 4.3 | 3.2 |
| $Ca^{2+}$(mmol/L) | — | 1.24 | 1.11 | 0.92 |
| $HCO_3^-$(mmol/L) | 11.0 | 6.2 | 7.4 | 11.0 |
| BE(mmol/L) | −17.8 | −24.5 | −26.6 | −18.0 |
| cLac(mmol/L) | >15 | >15 | >15 | >15 |
| Glu(mmol/L) | 15.3 | 17.9 | >27.8 | >27.8 |

2. 心肌损伤标志物（表50-2）

表50-2　心肌损伤标志物

| | 9：58AM | 10：36AM |
|---|---|---|
| Myo（mmol/L） | 72.5 | >500 |
| CK-MB（mmol/L） | 2.1 | 2.0 |
| cTNI（mmol/L） | < 0.05 | < 0.05 |
| BNP（pg/ml） | 6.7 | |
| D-二聚体（pg/ml） | < 100 | |

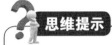

**思维提示**

　　患者D-二聚体阴性，行急诊床旁超声：右室不大，室间隔居中；心包未见积液，主动脉不宽。主动脉夹层和肺栓塞的诊断可能性不大，高度怀疑ACS，心电图证实急性下壁ST段抬高心肌梗死。

## 五、治疗

　　1. 患者确定为急性ST段抬高心肌梗死后，维持呼吸循环稳定，予以适当扩容，纠正电解质紊乱，充分抗凝治疗。

　　2. 立即联系心内科，11：40AM转移至导管室行冠脉造影 ± PCI术。

　　3. 11：50AM冠脉造影提示RCA中段及远段完全闭塞，进行血栓抽吸后植入支架2枚。

　　4. 术后安返CCU病房，术后第二天拔除气管插管。

　　5. 患者于CCU住院1周后转入普通病房，未遗留任何功能认知障碍，随后顺利出院，予以冠心病二级预防用药。

治疗原则：

　　1. **尽快电除颤和电复律**　在心室电风暴发作期，尽快进行电除颤或者电复律是恢复血流动力学的首要措施，对于室颤及无脉室速尤其重要。但是，过度频繁的实施电除颤可导致心肌损伤，导致进行性心功能衰竭，加重心律失常的发作。因此，在治疗心室电风暴的过程中，不能完全依赖电除颤。

　　2. **抗心律失常药物**　抗心律失常药物能有效协助电除颤和电复律，控制心室电风暴的发作和减少心室电风暴的复发。Felipe的研究表明，心肺复苏中使用的肾上腺素，尽管其α受体的激动作用可以有效提高外周阻力及保证冠脉有效灌注，但其外源性儿茶酚胺效应作用于β受体，增加室颤心肌的耗氧量、降低心内膜血供，加重肺内分流，进一步激活交感系统，使室颤不易控制，且影响复苏后心脏功能。β受体拮抗剂能够逆转电风暴时的多种离子通道异常；作用于中枢交感神经，抑制交感神经过度激活；降低心肌耗氧量，逆转儿茶酚胺对心肌电生理方面的不利影响使缺血心肌保持电生理稳定。因此，2006年ACC/AHA/ESC发布的《室性心律失常的诊治和SCD预防指南》中指出,静脉滴注β受体拮抗剂为治疗心室电风暴的唯一有效方法。艾司洛尔因起效快、半衰期短,可作为首选治疗药物。用法:CPR时,予200mg静推;维持量,予0.5mg/kg负荷后,0.05mg/(kg·min)静点,视情况最高可调整至0.2~0.3mg/(kg·min)。对其他原因引起的心室电风暴如原发性离子通道病,用药有所不同,请参阅相关资料。

3. 针对病因和诱因的治疗 积极的血运重建;改善心脏及各脏器功能;保证良好的氧供;纠正电解质紊乱;维持内环境稳定。

最终诊断:急性心肌梗死心肺复苏术后。

## 六、对本例的思考

1. 本例患者为急性ST段抬高心肌梗死合并交感风暴,前期抢救虽然给予了气管插管、规范化的CPR、及时的电除颤治疗,患者仍然反复室颤,不能维持窦性心律。予艾司洛尔后,经过两次电除颤,终于成功的终止室颤发生,恢复并维持窦性心律,为进一步血运重建赢得机会。

2. 心室电风暴(交感风暴) 24小时内自发2次或2次以上的室速或室颤,引起严重血流动力学障碍而需要紧急治疗的临床症候群,称为电风暴或室速/室颤风暴。β受体拮抗剂能够逆转电风暴时的多种离子通道异常;作用于中枢交感神经,抑制交感神经过度激活;降低心肌耗氧量,逆转儿茶酚胺对心肌电生理方面的不利影响使缺血心肌保持电生理稳定。因此在2015年复苏指南中在顽固性室颤中可以使用β受体拮抗剂。

3. 尽管本例取得成功,也不乏各种抢救成功的案例,但各家报道的β受体拮抗剂在交感风暴中的应用,包括用药时机、β受体拮抗剂的选择、剂量的个体化等方面存在较多差异,仍缺乏统一标准化的给药方案,未来可能需要进行更多的临床研究和临床实践。

（练 睿 张洪波）

# 病例51 大便带血伴腹痛腹胀2个月

患者女性,26岁,于2012年6月8日入院。

## 一、主诉

大便带血伴腹痛腹胀2个月。

## 二、病史询问

### (一)初步诊断思路及问诊目的

患者青年女性,近2月来无明显诱因反复大便带血,大便尚能成形,伴有腹痛腹胀,排气正常。按照常见病优先考虑的原则,便血首先考虑下消化道相关疾病,问诊中应重点询问患者便血的病因和诱因、便血的颜色及其与大便的关系、便血的量、伴随的症状,并询问患者来院之前的诊疗经过、治疗效果。

### (二)问诊主要内容及问诊目的

1. 病因和诱发因素  有否饮食不洁、过食生冷、辛辣刺激等食物史;有否服药史或集体发病史。

2. 便血的颜色及其与大便的关系  主要是为了推测出血的部位、速度及可能的病因。若血色鲜红附于大便表面多为肛门、直肠、乙状结肠病变。便后滴血或喷血多为痔或肛裂。右侧结肠出血为暗红色或猪肝色,停留时间长可呈柏油样便,小肠出血与右侧结肠出血相似但更易为柏油样便。黏液脓血便多见于菌痢、溃疡性结肠炎,大肠癌特别是直肠癌、乙状结肠癌有时亦可出现黏液脓血便。

3. 便血的量  主要用于作为估计失血量的参考,但是由于受粪便量的影响还需要患者全身反应、血红蛋白结果来准确估计出血量。

4. 伴随症状  如腹痛、里急后重、包块、梗阻、全身出血等。伴有发热腹痛多见于肠道炎症性病变;伴不完全肠梗阻及腹痛多见于克罗恩病、肠结核、肠套叠、大肠癌等;不伴有明显腹痛的多见于息肉、未引起梗阻的肿瘤、无合并感染的憩室和血管病变等。

5. 既往史  有无高血压、糖尿病、高脂血症病史;有无家族性遗传病病史。

### (三)问诊结果及思维提示

患者近2月来无明显诱因反复大便带血,大便尚能成形,伴有腹胀,进食后明显,恶心,无呕吐,伴有腹痛,为全腹痛,定位不明确,可忍受,无发热,口服药物治疗(具体不详)后效果不佳;

排气正常,进食差,睡眠差,消瘦8~9kg,为进一步治疗收入我院急诊科。患者既往体健,8个月前曾行引产术。

**思维提示**

通过问诊提示患者既往无基础病史,本次发病以大便带血起病,并且伴有腹痛腹胀,无发热情况,首先考虑消化道疾病,应重点排查有无缺血性肠病、肠道息肉、肠道肿瘤等,体格检查应重点围绕腹部检查。

## 三、体格检查

### (一)重点检查内容及目的

患者以便血起病,重点检查腹部有无包块、有无压痛反跳痛及肌紧张、有无胃肠型及蠕动波、有无移动性浊音、肠鸣音情况等。

### (二)体格检查结果及思维提示

T 36.2℃, P 78次/分,血压 118/78mmHg, RR 22次/分, SPO$_2$ 98%,神志清楚,口唇、口腔黏膜及右手示指可见色素沉着斑点(图51-1,见文末彩插)。双肺叩诊清音,呼吸音清,未闻及干湿啰音。心音可,律齐,未闻及杂音。腹略膨隆,未见胃肠型、蠕动波,腹软,全腹压痛,脐周为主,无反跳痛,未触及包块。肝脾肋下未触及,无移动性浊音,肠鸣音活跃,约10次/分,双下肢无水肿。

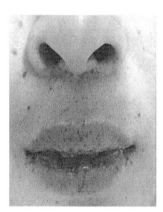
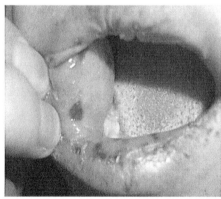
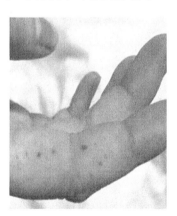

**图51-1 口唇、口腔黏膜及右手食指多发色素沉着斑**

**思维提示**

患者青年女性,查体并未发现包块,肠鸣音比较活跃,但患者排气正常,并不支持肠梗阻的存在,至于口唇、口腔黏膜及右手示指可见色素沉着斑点与大便带血是否有关联,可否用一元论去解释,目前尚不能明确。

### 四、实验室检查和辅助检查

#### (一)初步检查内容及目的

1. 血常规　明确有血红蛋白情况,进一步评估出血量。
2. 生化检查　明确患者目前肝肾功能及电解质情况。
3. 凝血分析　明确有凝血系统疾病所致的出血。
4. 腹盆CT　进一步明确有无肿瘤、梗阻的存在。
5. 胃肠镜　明确胃肠道情况、出血的部位,必要时进行镜下止血治疗。

#### (二)检查结果及思维提示

1. 血常规　WBC $3.39 \times 10^9$/L, RBC $4.35 \times 10^{12}$/L, Hb 123g/L, PLT $198 \times 10^9$/L。
2. 生化　ALT 16U/L, CR 40.0μmol/L, $K^+$ 3.7mmol/L, $Na^+$ 138mmol/L, $Cl^-$ 103mmol/L。
3. 凝血分析　未见异常。
4. 腹盆CT　示胰体部增大,密度不均;腹膜后、腹腔内、肠系膜根部多发淋巴结,部分肿大,脾脏饱满,结肠扩张,部分可见气液平;胃腔内多发大小不等的团块影;盆腔少量积液。
5. 胃镜　提示胃体、胃底及部分胃窦可见多个隆起息肉呈弥漫分布。
6. 肠镜　提示所见回肠末端、盲肠、横结肠、降结肠、乙状结肠和直肠散在息肉。镜下诊断:消化道多发息肉(图51-2,见文末彩插)。肠镜病理报告:回盲部、升结肠、直肠病变符合Peutz-Jeghers综合征。

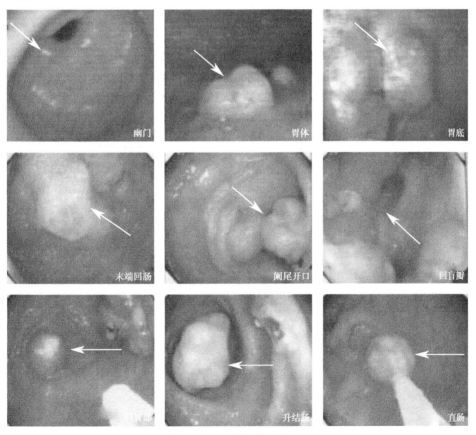

**图51-2　消化道多发息肉**

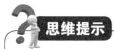

**思维提示**

胃肠镜检查提示了消化道多发息肉的存在,结合患者口唇、口腔黏膜及右手示指可见色素沉着斑点及最终的病例报告提示最终得以明确诊断。

最终诊断: Peutz-Jeghers综合征。

## 五、对本病例的思考

1. 本病以大便带血伴腹痛腹胀为主要症状,入院后查体明确了口唇、口腔黏膜及右手示指可见色素沉着斑点,结合胃肠镜提示的消化道多发息肉的存在及病理结果回报很快明确了Peutz-Jeghers综合征诊断,过程相对简单明了。

2. Peutz-Jeghers综合征又称家族性黏膜皮肤色素沉着胃肠道息肉病,简称黑斑息肉综合征。是罕见的家族遗传病,1954年Bruwer等首次使用Peutz-Jeghers综合征这一名称。此综合征全世界每年平均有10例。Peutz-Jeghers综合征有3大特征:①黏膜、皮肤特定部位色素斑;②胃肠道多发性息肉;③遗传性。本病可发生于任何年龄,多见于儿童和青少年,男女发病率大致相同。本例患者临床表现主要为便血、腹胀、腹痛,不易与皮肤黏膜病变相联系,常以痔疮和息肉延误诊断。治疗主要是对胃肠道息肉及其并发症的治疗,主要措施为息肉电切术。密切随访有无继发肿瘤发生尤为重要。

3. 在临床实际中应关注不经意的临床表现,透过纷繁复杂的现象分析疾病本质,不拘泥于局部症状、体征,更不应满足于常见疾病的诊断,本例患者若只是执着于胃肠道息肉可以解释患者大便带血及腹痛腹胀,而忽视皮肤黏膜色素斑的问题则有可能误诊,应尽量用一元论去解释患者的所有临床表现,注意拓宽思路,发现潜在的疾病。

**（张素巧　张国强）**

## 病例52 双下肢水肿40余天,加重伴腹胀10余天

患者女性,51岁,于2012年6月13日入院。

### 一、主诉

双下肢水肿40余天,加重伴腹胀10余天。

### 二、病史询问

#### (一)初步诊断思路及问诊目的

患者中年女性,40余天前自诉"感冒"后出现双下肢无力,进行性加重至无法行走,无吞咽及呼吸困难、无四肢抽搐、感觉异常及二便失禁,10余天前患者出现腹胀及双下肢对称性可凹性水肿。按照常见病优先考虑的原则,双下肢无力首先考虑神经系统相关疾病,问诊中应重点询问患者双下肢无力的诱因、起病特点、是否进行性加重、功能障碍的程度、有无伴发症状等,并询问患者来院之前的诊疗经过、治疗效果。

#### (二)问诊主要内容及目的

1. 诱发因素　发病有无诱因,比如病毒感染、精神因素等。本例患者发病前曾有感冒的病史,不排除存在病毒感染诱发神经系统病变的可能。

2. 起病特点　起病的轻重缓急常能代表某种性质的疾病,包括突然、急性、亚急性、慢性或者隐袭性起病。如急性脑血管病、脑炎、颅脑外伤等病人常能讲出发病的具体日期和时间,但神经系统肿瘤、神经系统变性疾病和发育异常性疾病病人常不能确切回忆发病的经过。

3. 症状发生的先后顺序　有助于病灶部位的探讨,起始症状可提示原发部位,后继的症状则说明病变进展的方向。

4. 伴随症状　比如麻木、疼痛、失语、惊厥、排尿障碍、肌肉萎缩与不自主运动等。

5. 既往史　患者5年前因子宫肌瘤行子宫切除术,否认高血压、糖尿病、高脂血症病史,没有外伤史,无烟酒史。个人为铁路工人,做文职工作,已退休,否认毒物、射线、重金属接触史。

#### (三)问诊结果及思维提示

患者40余天前自诉"感冒"后出现双下肢无力,进行性加重至无法行走,无吞咽及呼吸困难、无四肢抽搐、感觉异常及二便失禁,就诊于当地医院神经内科拟诊为"周围神经病变、格林巴利综合征?",予以"强的松"治疗(具体剂量不详)后无明显缓解,遂自行停药;10余天前

患者出现双下肢对称性可凹性水肿及腹胀,腹围进行性增长。无咳嗽、咳痰;无恶心、呕吐、厌油腻;无尿色加深、尿中泡沫增多。再次就诊于当地医院查血白蛋白31g,尿常规pro(-)、BLD(-),肝肾功能正常,腹B超示大量腹腔积液、肝脾无肿大,超声心动提示少量心包积液,为进一步诊治转入我院急诊科。

**思维提示**

通过问诊提示患者既往无基础病史,本次是感冒后出现双下肢无力并进行性加重至不能行走,之后出现双下肢水肿、腹水、心包积液,需要进一步明确肌无力以及多浆膜腔积液的原因,体格检查应重点围绕神经系统查体。

## 三、体格检查

### (一)重点检查内容及目的

患者双下肢无力起病,并出现双下肢水肿、腹围的增大,重点检查有四肢肌力、是否存在病理征、腹围等。

### (二)体格检查结果及思维提示

T 36.0℃,P 100次/分,血压92/67mmHg,RR 23次/分,SPO$_2$ 98%,神志清楚,对答切题,轮椅推入病房。浅表淋巴结未触及,颈无抵抗,甲状腺Ⅰ度肿大;听诊未及血管杂音,双肺呼吸音低,叩诊第四肋间以下浊音,无明显干湿啰音,律齐,心界扩大,腹膨隆如孕足月大小,腹壁紧张,无压痛反跳痛,肝、脾触诊不满意,全腹叩诊呈浊音,肠鸣音3次/分,双下肢对称性可凹性水肿。双下肢肌力0级,双上肢肌力Ⅴ级。双侧病理征阴性。

**思维提示**

患者中年女性,查体发现双下肢肌力0级,双上肢也存在肌力减退,不存在病理征,伴有腹水,胸水,超声提示存在少量心包积液,且查体发现甲状腺肿大,目前多系统病变同时存在,尚不能明确有无关联,下一步应首先明确肌无力的性质是肌源性还是神经源性,必要时行腰穿检查以决定我们下一步的检查方向,并完善胸腹水B超明确积液的量必要时行诊断性穿刺明确性质。

## 四、实验室检查和辅助检查

### (一)初步检查内容及目的

1. 血常规、ESR、PCT、CRP  明确患者是否存在感染情况。
2. 尿常规  明确有无血尿蛋白尿及泌尿系感染。

3. 生化检查　明确患者目前肝肾功能及电解质情况。

4. 凝血检查　明确是否存在凝血机制异常。

5. 心梗五项　明确有无急性心肌损伤和评估心功能状态。

6. 胸腹水及心脏B超　明确胸腹腔积液及心包积液的量,必要时行诊断性腹腔穿刺明确积液性质。

7. 肌电图　明确肌无力的性质是肌源性还是神经源性。

8. 腰穿　明确脑脊液的性质、测定颅内压。

### (二)检查结果及思维提示

1. 血常规　WBC $7.14 \times 10^9$/L, NE% 76.6%, Hb 120g/L, PLT $160 \times 10^9$/L, ESR 45mm/h, PCT 0.05ng/ml, CRP 2.92mg/dl, ASO(−), RF(−)。

2. 尿常规　提示未见红白细胞及尿蛋白。

3. 生化　肝酶均(−), ALB 24g/L, Scr 106μmol/L, BUN 20.59mmol/L, $Ca^{2+}$ 1.90mmol/L, P 2.21mmol/L, $K^+$ 5.5mmol/L。

4. 凝血　PTA 72%, Fib 4.58g/L, D-D二聚体 9.3mg/L,其余正常。

5. 心梗五项　CK-MB 21.6ng/ml, Myo>500ng/ml, cTNI<0.05ng/ml, BNP正常。

6. B超　①胸水B超: 双侧胸腔积液,左侧前后径8.0cm,右侧前后径7.5cm; ②腹水B超: 大量腹水,最深9.3cm; ③超声心动: 心包积液(中量)。

7. 肌电图　符合神经源性损害。

8. 脑脊液　压力170mmH$_2$O,外观透明, $Cl^-$ 118mmol/L, Glu 3.8mmol/L, Pro 0.45g/L, WBC $4.5 \times 10^6$/L,余未见明显异常。

**思维提示**

　　患者中年女性,存在神经源性肌损害及多浆膜腔积液、低蛋白血症、甲状腺肿大等多系统表现,以一元论的思维去分析,应首先考虑全身性疾病的可能,如结缔组织病、内分泌疾病、血液系统和肿瘤等。

## 五、治疗方案及进一步化验检查

　　入抢后予监护、吸氧、对症补蛋白、利尿及支持治疗,间断进行胸水、腹水的引流,并进一步完善免疫指标、感染指标、肿瘤指标、内分泌指标、头颈胸腹盆影像学检查及胸腹腔积液性质的检查,以尽快明确患者的诊断给予针对性治疗,结果提示:

1. 血免疫学指标　ANCA(−),抗ds-DNA(−), ANA(−),抗ENA(−),抗Jo-1(−); 免疫球蛋白及补体: IgG 935mg/dl(正常值694~1620mg/dl), IgA 554mg/dl(正常值68~378mg/dl), C3 62.8mg/dl(正常值70~128mg/dl), C4 16.5mg/dl(正常值16~47mg/dl)。

2. 感染指标　PPD弱阳性,抗结核抗体阴性; PCT阴性; CRP 2.92mg/dl; ESR 45mm/h; 病毒学指标: 阴性;脑脊液找隐球菌、抗酸杆菌、找细菌均(−)。

3. 肿瘤指标 CA153 25.75U/ml; 其余肿瘤标志物均正常; 胸水石蜡包埋未见肿瘤细胞。

4. 甲状腺功能 $FT_4$ 0.14ng/dl(正常值0.89~1.8ng/ml), $FT_3$ 0.52pg/ml(正常值2.3~4.2pg/ml), $TT_3$ 0.11ng/ml(正常值0.6~1.81ng/ml), $TT_4$ 0.40μg/dl(正常值4.5~10.9μg/dl), TSH 20.65μIU/ml(正常值0.55~4.78);甲状腺微粒体抗体、甲状腺球蛋白抗体均阴性;性腺激素六项、24小时血、尿游离皮质醇:未见异常;甲状腺B超示甲状腺右叶实性结节、囊性结节。

5. 头颈胸腹盆影像学检查 胸腹盆CT提示中量胸腔积液伴压迫性肺不张,中量心包积液及腹腔积液;外院头颅CT、MRI未见明显异常。

6. 胸腹腔积液检验

(1)胸水:黄色混浊,黎氏试验(+),细胞总数1330mm³,有核细胞330mm³,单核50%,多核50%,蛋白33g/L,糖5.4mmol/L,氯化物102mmol/L;

(2)腹水:蛋黄色混浊,黎氏试验(+),细胞总数1370mm³,有核细胞210mm³,单核80%,多核20%,蛋白33g/L,糖5.45mmol/L,氯化物102mmol/L,LDH 78IU/L,ADA 31 IU/L;

根据Light标准,结合当天血生化结果TP 58g/L,ALB 24g/L,LDH 123IU/L,考虑胸腔积液性质为漏出液。

结合以上化验检查结果回报,考虑患者甲状腺功能低下诊断是明确的,我们查阅了文献,甲状腺功能低下可以出现多浆膜腔积液的表现,且文献也报道过重症肌无力的病人3%~6%可以出现甲状腺功能低下。我们对患者加用补充甲状腺素的治疗,起始优甲乐12.5μg QD×2天,后加至25μg QD 3~5天,后加至50μg QD。

## 六、治疗效果及思维提示

患者入院后渐出现少尿,每日尿量由入院时800ml降至200ml,并出现肾功能损害,SCr由正常(10天前外院)升至320μmol/L,腹胀、周身水肿的情况未缓解,进一步查尿常规:PRO(-)、BLD(-),沉渣镜检:WBC2~4个/HP; 24小时尿蛋白定量0.16g(尿量300ml),予白蛋白、血浆等扩容利尿,效果不佳。对于中年女性,同时存在肌无力、多浆膜腔积液、甲状腺功能低下、肾功能异常等这些临床表现结合起来,我们可以用一元论去解释吗?在千头万绪理不清的时候,我们往往需要重新询问病史进行详细的体格检查再去寻找可能遗漏的线索。我们发现患者全身皮肤色素沉着、腹壁皮肤增厚粗糙,穿刺进针有明显阻力感,进一步追问病史,患者1年来无明显诱因出现皮肤色素沉着,以眼周、口唇、牙龈及乳晕为著,提示患者还存在皮肤的改变。我们开始反思,并重新整理思路,或许甲状腺疾病也是全身疾病中的一种临床表现,而不是用甲状腺疾病去解释肌无力和多浆膜腔积液。此时血清蛋白电泳结果回报:白蛋白47.8%(正常值55.8~66.1), α1球蛋白8.1%↑(正常值2.9~4.9), β2球蛋白15.9%↑(正常值2.2~6.5)。患者球蛋白比例明显升高,需考虑是否存在病理性球蛋白升高的可能性,故进一步完善单克隆M蛋白相关检查,结果回报:①血轻链定量: Kappa 711mg/dl(正常值629~1350), Lamda 848mg/dl(正常值313~723);②免疫固定电泳(北大医院):可见单克隆IgA-λ链。单克隆γ球蛋白血症多见于多发性骨髓瘤、华氏巨球蛋白血症、POEMS综合征等,结合患者存在肌无力、甲状腺功能低下、皮肤改变、单克隆M蛋白、肾功能异常从而明确POEMS综合征诊断,转至血液科行进一步化疗。

最终诊断: POEMS综合征。

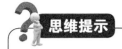

**思维提示**

　　患者以双下肢无力伴水肿起病,检查多浆膜腔积液及甲状腺肿大,检查证实存在甲状腺功能低下,之后进展至肾功能不全,并发现皮肤改变,进一步化验发现单克隆M蛋白存在,从而明确POEMS综合征诊断。

### 七、对本病例的思考

　　1. 本病以双下肢无力伴水肿起病,检查多浆膜腔积液及甲状腺肿大,检查证实存在甲状腺功能低下,之后进展至肾功能不全,并发现皮肤改变,进一步化验发现单克隆M蛋白存在,从而明确POEMS综合征诊断。多系统表现的疾病是内科最棘手的问题,需要拓宽思路,仔细的询问病史和查体,不遗漏一丝一毫的信息,以尽快明确诊断,本例患者从中获益。

　　2. POEMS综合征于1956年由Crow首先描述,1980年Bardwick PA取其英文之首字母,称为POEMS综合征,即polyneuropathy多发性神经病变; Organomegly器官肿大; Endocrinopathy内分泌疾病; M-proteinemia单克隆丙种球蛋白血症; Skin changes皮肤改变。其本质是浆细胞恶性增生导致的一种少见的副肿瘤综合征,可继发于硬化性骨髓瘤、Castleman病、也有继发于华氏巨球蛋白血症者;人群发病率不足百万分之一,发病年龄为26~80岁,45岁左右多见,男女之比例为3∶1~2∶1。临床表现为多发性周围神经病、脏器肿大、内分泌障碍、M蛋白和骨髓异常、皮肤改变、骨损害等。诊断标准: ①主要条件: 多发性神经病变、单克隆M蛋白、骨硬化性病变、Castleman病、血管表皮生长因子(VEGF)水平升高; ②次要条件: 器官肿大、血管外液体负荷增加(水肿、胸腔积液、腹水)、内分泌疾病(肾上腺、甲状腺、垂体、性腺、甲状旁腺、胰腺)、皮肤改变(色素沉着、多毛、肾小球样血管瘤、多血症、手足发绀、潮红、白甲)、视盘水肿、血小板增多症/红细胞增多症。主要条件存在前2条(多发性神经病变、单克隆M蛋白)或者后3条(骨硬化性病变、Castleman病、血管表皮生长因子(VEGF)水平升高),结合次要条件存在1条即可诊断。其治疗主要是放疗、化疗、血浆置换和输注免疫球蛋白。神经病变的不断恶化是POEMS综合征的常见结局和死因,其他的死因还有病情的快速进展,肺炎,脓毒血症,卒中等,中位生存率13.8年。

　　3. 在临床实际中应拓宽思路,透过纷繁复杂的现象分析疾病本质,不拘泥于局部症状、体征,更不应满足于常见疾病的诊断,对于存在多系统病变的患者,应尽可能的详细寻找存在的临床信息,结合化验检查结果,尽可能的用一元论的思维模式进行病例分析,结合文献尽快明确诊断,以尽快开始针对性治疗。

(张素巧　张国强)

# 病例53　发热3周，腹痛2周，气促1周

患者男性，51岁，于2013年11月3日入院。

## 一、主诉

发热3周，腹痛2周，气促1周。

## 二、病史询问

### (一)初步诊断思路及问诊目的

患者中老年男性，急性起病，主要表现为腹痛、气促。因发热起病，体温中低热，以发热查因入手，首先考虑感染性疾病，然后注意排查肿瘤及风湿性疾病。因此问诊时要注意早期症状、伴随症状。

### (二)问诊主要内容及目的

1. 起病时有无呼吸道症状；有无神经系统及泌尿系症状　患者3周前发热起病，中低热为主，体温波动在37~38℃，随后出现腹痛，最后出现气促。所以追问与腹痛有关症状及诱因，对疾病初步诊断是非常有价值的。

2. 仔细询问发热与腹痛出现先后顺序　如果先腹痛后出现发热，要考虑腹腔感染导致的感染性疾病。

3. 伴随症状　是否伴有咳嗽、咳痰、咯血、胸痛；恶心、呕吐、腹泻；尿频、尿急、尿痛；皮疹、出血、头痛等。

4. 诊治经过　入院前有无接受治疗，治疗后，症状有无改善。

5. 既往史　既往有"慢性胃炎"，无规律治疗。无其他疾病或流行病史。详细了解既往史，排除风湿免疫系统疾病。

6. 职业史　农民，有无传染病接触史和流行病学史。

### (三)问诊结果及思维提示

患者为农民，既往有"慢性胃炎"，无传染病接触史和流行病学史。3周前无明显诱因出现发热，中低热为主，波动在37~38℃，无咳嗽、咳痰、无胸痛，无盗汗。两周前出现上腹疼痛，呈胀痛，疼痛放射至腰背部，伴恶心、呕吐。1周前出现胸闷、气促，不能平卧。外院CT检查"双肺多发小斑片状病灶考虑炎症，双侧少量胸腔积液；胰腺炎，胆囊炎；腹、盆腔少量积液"。考虑"急性胰腺炎，胆囊炎，双侧肺炎"收入院。发病以来，神清，精神可，两便正常，体重无明显减轻。

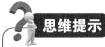

**思维提示**

　　患者先以发热起病,无呼吸道症状,随后出现腹痛及消化道症状,腹痛、腹胀明显,同时伴恶心、呕吐,最后出现胸闷、气促,呼吸困难。病情一直在加重及发展。看来病情比较复杂,如果从发热入手重点考虑是否重症感染导致的多系统损害;其次是否重症胰腺炎导致的多系统损害;另外与发热有关的多系统损害也不能排除。

## 三、体格检查

### (一)体格检查内容及目的

　　患者以发热起病,首先检查呼吸道、肺部和神经系统有无感染,重点了解扁桃腺有无化脓、鼻窦有无压痛和肺部是否存在啰音。腹部压痛位置,有无腹膜炎体征。

### (二)体格检查结果及思维提示

　　T 37℃, P 84次/分, R 20次/分, BP 139/92mmHg。神清,皮肤巩膜无黄染。双肺呼吸音减低,啰音(-),心率84次/分,律齐,杂音(-)。腹部隆起,腹肌紧张,上腹压痛,无反跳痛,肝脾肋下未及,移动性浊音(+),肠鸣音减弱。下肢无水肿,肌力正常,病理征(-)。

**思维提示**

　　体格检查结果与问诊后,如果考虑肺部感染,不能解析腹部症状及腹水问题,如果考虑重症胰腺炎可以解析多系统损害及胸、腹水的问题。但有一点不符的是此例患者是先以发热为首发症状。因此,进一步实验室和辅助检查必须注意发热与多浆膜腔积液的问题。

## 四、实验室检查和辅助检查

### (一)初步检查内容及目的

　　1. 血常规、凝血系列、血糖、电解质、肾功能　明确机体一般状况,包括机体代谢有无明显异常存在,对于感染性疾病可能进行提示。

　　2. 风湿免疫系列抗体检测　明确患者有无自身免疫性疾病存在可能,尤其是对于特殊抗体滴度增高有临床提示意义。

　　3. 血、尿淀粉酶,血气分析　评价胰腺功能,有无胰腺炎症或者损伤情况可能。血气分析评价机体内环境有无酸碱失衡存在。

　　4. 传染病指标、血管炎指标、抗肺炎支原体抗体、肥达/外斐氏反应、体液免疫指标、链球菌感染指标　进一步寻找有无特殊病原体感染的辅助检查证据和机体体液免疫状态的评估。

　　5. 胸、腹部CT、常规胸片检查、腹部B超、心脏彩超　从影像学和形态功能上对重要脏器进行临床评估,一方面评估患者目前脏器功能状态有无障碍,另外一方面可以从影像学角度提示患者有无特殊典型提示以明确诊断。

## （二）检查结果及思维提示

1. 血常规 WBC $12.28 \times 10^9$/L，N 0.8263，RBC $4.344 \times 10^9$/L，Hb 118.8g/L，PLT $52 \times 10^9$/L。

2. 生化检查 Cr 139μmol/L，BUN 16.70mmol/L，ALT 13U/L，AST 26U/L，TB 38μmol/L（7~19μmol/L），CB 20.97μmol/L（2~7μmol/L），ALB 11g/L。

3. 血、尿淀粉酶 血淀粉酶 47U/L，尿淀粉酶284U/L。

4. 风湿免疫系列抗体

（1）血清免疫蛋白电泳：免疫球蛋白轻链κ 9.87g/L，免疫球蛋白轻链λ 8.61g/L（3.13~7.23 g/L），κ/λ 1.15（1.53~3.29），免疫球蛋白A测定 1.71g/L，免疫球蛋白G测定 12.50g/L，免疫球蛋白M测定 0.65g/L。

（2）抗核抗体/抗核抗体提取物检查：抗ds-DNA定量8.2IU/ml，抗核抗体（+），抗核抗体滴度1：100，抗-U1RNP（-），抗-SM（-），抗组蛋白抗体（-），抗-SSA（+），抗-SSB（+），抗-Jo-1（-），抗-Scl-70（-）。

5. 胸、腹部CT检查（图53-1）。

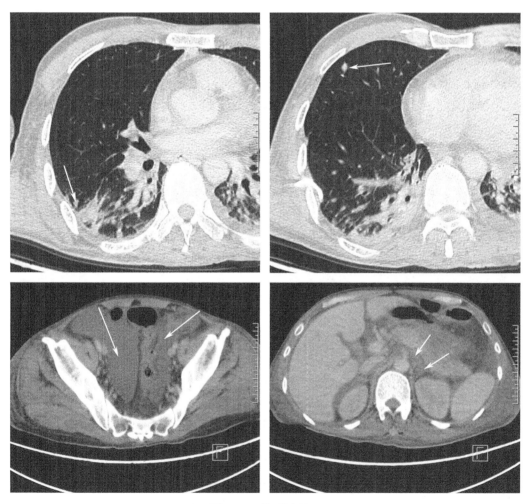

**图53-1 胸、腹部CT**

双侧胸腔少量积液；双肺下叶多发斑片，考虑双肺感染性病变；双肺多个结节，
考虑炎性肉芽肿，双肺上叶小叶间隔增厚。心包积液。腹、盆腔大量积液

6. 心脏彩超 心包局部增厚,少量积液。

**思维提示**

阳性检查结果有如下几项: WBC 12.28 × 10⁹/L, N 0.8263, PLT 52 × 10⁹/L; Cr 139µmol/L, BUN 16.70mmol/L; 抗核抗体(+),抗核抗体滴度1:100,抗-U1RNP(-),抗-SM(-),抗组蛋白抗体定性(-),抗-SSA(-),抗-SSB(-);胸、腹部CT检查及心脏彩超:胸腔积液、心包积液、腹、盆腔大量积液。患者以发热起病,随后出现多系统损害及多浆膜腔积液,考虑风湿性疾病。

## 五、治疗方案及理由

### (一)治疗方案

1. 禁食,胃肠减压,抑酸护胃、抗感染、补充白蛋白等支持对症治疗。
2. 因大量腹水,行腹穿置管引流。
3. 予激素冲击治疗(MP 0.5g/日 × 3日)。

### (二)理由

1. 患者中老年男性,以发热起病,目前严重腹胀,大量腹水,严重低蛋白血症。由于患者严重腹胀不能进食,所以尽快腹腔穿刺引流,补充白蛋白,纠正低蛋白血症,恢复患者肠道功能,减少肠源性感染。

2. 结合患者症状、体征和实验室检查结果,初步考虑风湿性疾病。予激素冲击治疗(MP 0.5g/日 × 3日)。

## 六、治疗效果及思维提示

患者经过支持对症治疗及激素冲击治疗后,腹胀症状逐渐缓解,逐渐恢复饮食,复查CT,胸腹腔积液较前明显减少。体温逐步恢复正常,肌酐、尿素氮及血小板逐步恢复正常。白蛋白升至35g/L。甲强龙针80mg静滴qd调整为甲泼尼龙片(美卓乐)40mg口服qd。

**思维提示**

患者考虑风湿性疾病,经过支持对症治疗及激素冲击治疗后,腹胀症状逐渐缓解,体温逐渐降至正常,各样指标也逐步恢复正常,所以风湿性疾病诊断成立,下一步需明确是哪一种风湿性疾病,进一步明确诊疗方案。

## 七、追问病史和实验室检查结果

追问病史,患者起病前经常出现唾液少、口干,同时诉眼角干燥、灼热和异物感,吞咽困难及消化道症状,被诊断为"慢性胃炎"。考虑干燥综合征,需排除红斑狼疮。

1. 皮肤狼疮带活检　IgM(+),颗粒状,表皮基底膜;IgA(−);IgG(−);C1q(−);C3(−);C4(−)。

2.(唇腺活检)涎腺组织　可见3个小叶结构,腺泡无萎缩减少,部分导管扩张,间质充血,可见2灶淋巴细胞(大于50个/灶)聚集。

## 八、调整治疗方案及疗效

激素逐步减量,按美卓乐24mg/qd;加用环孢素50mg/bid及羟氯喹200mg/qd方案治疗。

经治疗后,患者无发热,口干、乏力感好转,无眼干,风湿科门诊规律随诊。

最终诊断:干燥综合征。

## 九、对本病例的思考

临床工作中,要重视每一个细节。回头来看,本病例中患者因发热起病,同时出现腹痛、血淀粉酶升高和多系统损害,很容易联想到急性胰腺炎。但我们不要忘了,此例患者是以发热起病,要从发热入手,除考虑感染性疾病外,要重点排查风湿免疫类疾病及肿瘤性疾病,进一步发现背后的深层次原因。总结回顾此病例的诊疗全过程,有两点启发:首先,要尽可能用"一元论"解释临床案例;其次,应透过表象看本质。

**（曾文新　曾红科）**

## 病例54　反复头痛1年、伴咳嗽咳血丝痰1周

患者女性,65岁,于2012年12月4日入院。

### 一、主诉

反复头痛1年、伴咳嗽咳血丝痰1周。

### 二、病史询问

#### (一)初步诊断思路及问诊目的

患者老年女性,反复头痛1年,患者于一年前出现头疼,反复发作,呈间歇性,服药后可缓解。无发热,无呕吐,无消瘦。一周前出现咳嗽,伴咳血丝痰。按常见病应将中枢神经系统疾病放在首位,其次考虑呼吸系统疾病。

#### (二)问诊主要内容及目的

1. 仔细询问头痛部位、性质和中枢神经系统症状　以头痛为首发症状,病程长,反复发作,病情反复。以头痛、发热者首先考虑感染性疾病诊断;以中枢神经系统症状伴发头痛者则提示脑血管的病变。

2. 伴随症状　是否伴有咳嗽、咳痰、咯血,是否伴有发热,是否伴有恶心、呕吐,是否伴有皮疹、关节肌肉痛等。

3. 诊治经过　入院前有无接受治疗,治疗后症状有无缓解。了解疾病进展情况,评估治疗效果,寻找诊断依据。

4. 既往史　既往有无其他疾病,或流行病史。

5. 职业史及婚育史　家庭主妇,已婚。育5子女,第2子患直肠癌,尚在。其他无特殊。

#### (三)问诊结果及思维提示

患者为老年女性,家庭主妇,无外伤史,无高血压、糖尿病病史,既往体健。患者一年前开始出现头痛,反复发作,一直无发热,曾多次到医院诊疗,多次头颅CT及头颅MR均未见异常,服药后头痛可缓解。一周前出现咳嗽、咳血丝痰,外院胸部CT发现肺部肿物而收住肺科。

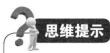

**思维提示**

患者一周前出现咳嗽、咳血丝痰，外院胸部CT发现肺部肿物而收住肺科。患者一直无发热，无外伤史，无高血压、糖尿病病史，既往体健。患者一年前开始出现头痛，多次头颅CT及头颅MR均未见异常。这次肺部占位与头痛是否有关联呢？要重点注意这方面体征及实验室检查。

## 三、体格检查

### (一)重点检查内容及目的

首先考虑肺部感染性疾病与肿瘤鉴别，因此在对患者进行系统、全面体检同时，要特别注意浅表淋巴结检查和神经系统检查。

### (二)体格检查结果及思维提示

T 36.6℃，P 72次/分，R 20次/分，BP 151/89mmHg，神清，左颌下可触及一1cm×1cm淋巴结，活动性好，质中等。双肺呼吸音正常，未闻及干湿性啰音，心率72次/分，律齐，各瓣膜区病理性杂音(－)。

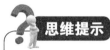

**思维提示**

患者神经系统未发现阳性体征，肺部也未见阳性体征。但发现患者左颌下可触及一1cm×1cm活动性好，质中等的淋巴结，这是一个很重要线索，尽快进行淋巴结活检，对明确诊断有很大帮助。同时患者入院后一直头痛，尽快进行腰穿，行脑脊液检查。

## 四、实验室检查和辅助检查

### (一)初步检查内容及目的

1. 血常规、生化系列、凝血系列 明确患者一般机体状况，包括血常规中的血小板计数以及生化血液中的肝脏功能和凝血情况，评估全身凝血系统。
2. 肿瘤指标 进行血液中肿瘤标记物的筛查，有无异常增加提示占位病变可能。
3. 结核全套检查 明确患者有无特殊感染可能。
4. 脑脊液检查 明确中枢神经系统有无感染等情况。
5. 浅表淋巴结活检 明确患者有无特殊感染可能，包括对肿瘤转移以及结核感染或者血液系统肿瘤都有提示可能。
6. 胸部CT、头颅MR检查 明确胸部淋巴结状况以及有无占位可能；明确颅脑组织形态以及有无异常代谢情况。

## （二）检查结果及思维提示

1. 全血常规　WBC $10.88 \times 10^9$/L, N 0.912, PLT $173.4 \times 10^9$/L, Hb 141.9g/L, RBC $4.817 \times 10^{12}$/L。

2. 生化　ALT 16U/L, AST 12U/L, γ-GGT 20U/L, ChE 9248U/L, TB 13.3μmol/L, DB 3.37μmol/L, TP 70.7g/L, ALB 44.5g/L, Cr 76μmol/L, BUN 4.2mmol/L。

3. 结核及肿瘤指标　PPD(-),抗结核抗体(-);AFP 2.13ng/ml, CEA 1.17ng/ml;非小细胞肺癌相关抗原1.25ng/ml。

4. 腰穿

（1）脑脊液外观清亮,压力44mmHg;

（2）脑脊液常规:WBC $8 \times 10^6$/L;

（3）脑脊液生化:GLU 2.3mmol/L,微量蛋白309mg/L;

（4）暗视野找隐球菌:未发现隐球菌;涂片未发现抗酸菌;未见真菌及菌丝,涂片找细菌:未发现细菌;四天后脑脊液培养结果:隐球菌生长。

5. 淋巴结病理诊断　淋巴结新型隐球菌感染。

6. 胸部CT检查(图54-1)。

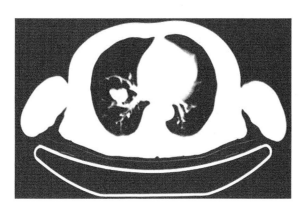

图54-1　胸部CT

右下肺见一软组织肿块影,呈分叶状,大小3.3cm×2.2cm。右肺中叶外侧及左下肺前基底段各见一小结节状影。

7. 头颅MR　未见异常(图54-2)。

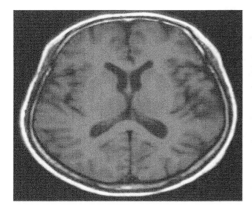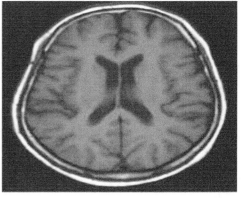

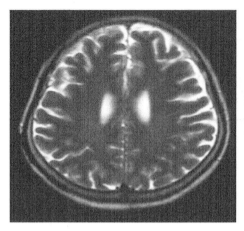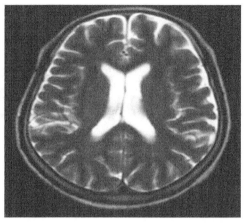

图54-2　头颅MR

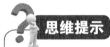思维提示

　　患者因头痛起病，病程迁延，反复做头颅CT检查及MR检查均未见异常。而脑脊液检查及培养证实隐球菌感染，浅表淋巴结活检也证实隐球菌感染。

## 五、治疗方案及理由

### （一）治疗方案

1. 保持呼吸道通畅和氧供。
2. 甘露醇脱水降颅压。
3. 抗感染两性霉素B+氟胞嘧啶。
4. 对症支持治疗。

### （二）理由

　　1. 患者由于颅内压增高，注意高颅压导致呼吸和神志改变，随时可能因为呕吐引起窒息，患者因为颅内压很高，尽快降低颅内压，保证患者安全。

　　2. 结合患者症状、体征和实验室检查结果，诊断为隐球菌性脑膜炎；肺隐球菌病。两性霉素B+氟胞嘧啶合用具有协同作用，前者可以破坏隐球菌的细胞膜，有利于氟胞嘧啶渗入菌体，抑制核酸合成。两药联用还可阻止耐氟胞嘧啶菌株的产生，同时可减少两性霉素B用量和副作用。

## 六、治疗效果及思维提示

　　患者经积极抗感染、降颅压及对症支持治疗后，症状无明显改善，随后出现神志不好，呼吸衰竭，转ICU进一步治疗。

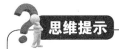

**思维提示**

　　患者经积极抗感染、降颅压等治疗后,症状没有改善,病情进一步加重,可能原因是抗真菌药治疗隐球菌性脑膜炎起效比较慢所致。隐球菌感染患者常存在基础疾病,或有免疫功能缺陷,需进一步检查。

## 七、追问病史和实验室检查结果

　　追问病史,患者的爱人十年前因外伤出现失血性休克,抢救总输血一万多毫升,最终抢救成功。患者实验室检查HIV阳性,需送标本CDC确诊。患者爱人同时抽血送检,结果均阳性。

## 八、调整治疗方案及疗效

　　患者转入ICU后气管插管,机械通气,加强脱水降颅压,抗感染及对症支持治疗。
　　腰穿复查脑脊液:外观清亮,压力66mmHg,涂片见隐球菌。最后死于脑疝。
　　最终诊断:隐球菌性脑膜炎,脑疝;肺隐球菌病;获得性免疫缺陷综合征。

## 九、对本病例的思考

　　回顾患者的整个病程,患者因头痛起病,反复发作一年余,患者家属很积极,医生整个诊疗过程也很认真,反复做头颅CT和头颅MR均未见异常。头痛作为常见病,首选无创检查是对的,但对先进的仪器也要认真分析,不要盲目认为未见异常就没事。对头痛一直存在患者要认真评估是否该做腰穿。

　　1. 隐球菌性脑膜炎多数起病缓慢,头痛为初发症状,开始为阵发性,后为持续性,并日益加重;患者可有发热,体温一般38℃左右,少数病例可以没有发热,本例患者就是因为一直没有发热而漏诊。

　　2. 获得性免疫缺陷综合征(AIDS)是由人类免疫缺陷病毒(HIV)引起的一种严重的传染性疾病。感染初期可出现类感冒样症状,然后进入较长的无症状期,容易漏诊。

(曾文新　曾红科)

# 病例55 左侧肢体乏力6天，意识障碍1天

患者男性，24岁，于2016年4月30日就诊。

## 一、主诉

左侧肢体乏力6天，意识障碍1天。

## 二、病史询问

### （一）初步诊断思路及问诊目的

患者年轻男性6天前突然出现左侧肢体乏力，1天前出现意识不清。考虑患者为年轻男性，主要症状为突发肢体乏力进而意识不清，按常见病优先原则应将脑血管意外放在首位，同时注意排查颅内感染可能。因此，问诊主要围绕起病前有无发热、头痛，有无头部外伤史、感染史，有无药物、毒物接触史。既往有无结核病史、糖尿病史及精神病史等。

### （二）问诊主要内容及目的

1. 诱发因素及伴随症状 发病前有无过度劳累、情绪激动、外伤、发热、头痛等。起病时有无剧烈头痛、头晕、言语不清、喷射样呕吐等，另需了解有无全身出血症状排查血液系统疾病可能。
2. 诊治经过 在外院所做何检查，治疗经过，疗效如何。
3. 意识障碍的症状 有无伴随症状，除外颅内感染、癫痫发作的可能。
4. 既往史 既往有无高血压病、糖尿病、结核、精神病病史等。

### （三）问诊结果及思维提示

患者为年轻男性，起病一周前有"发热、上感"病史，未就诊。6天前突出现左侧肢体乏力，不能行走，伴头晕、头痛，无抽搐，无两便失禁。起病后即由其家人送至当地医院就诊，行头颅CT示"右侧额顶叶脑出血"，凝血功能检查未见异常。予脱水、营养脑神经、"三代头孢"抗感染等治疗，左侧肢体乏力有所好转，但病程中一直有低热，昨天突出现意识不清，家属呼之不应，无伴肢体抽搐、两便失禁。复查头颅CTA"右侧额顶叶出血，未见脑血管畸形"。当地医院予加强脱水后送至我院急诊。既往体健，无高血压、糖尿病、结核、精神病史等。

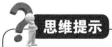 **思维提示**

通过问诊可以明确，患者既往没有基础疾病，左侧肢体乏力症状考虑为"脑出血"

所致。但患者为年轻男性,没有"脑出血"的高危因素,且起病前有发热病史,在肢体乏力好转的过程中出现意识障碍,需排查颅内感染的可能。在体格检查时应注意全身情况,评估生命体征,重点是神经系统的检查。

## 三、体格检查

### (一)重点检查内容及目的

考虑患者已明确有脑出血,有"发热、上感"史,因此在对患者进行系统全面检查时,应重点神经系统查体,特别留意有无脑膜刺激征,同时需注意心、肺的查体。

### (二)体格检查结果及思维提示

T 38.8℃,P 102次/分,R 21次/分,BP 112/71mmHg。神志嗜睡状态,呼之能应。全身皮肤、黏膜无出血点、瘀斑。双侧瞳孔等大等圆。直径约2mm,对光反射灵敏。颈软,无抵抗。双肺呼吸音粗,未闻及干、湿性啰音。心率102次/分,律齐。心音低钝,心尖部可闻及收缩期杂音。腹软,无压痛、反跳痛,肠鸣音存在。左上肢肌力2级,左下肢肌力3级,左侧巴宾斯基征(+),右侧病理征(-)。

 **思维提示**

体格检查的结果看符合"右侧脑部额、顶叶出血"的定位表现。但病人有发热,心脏听诊有杂音,提示患者存在心脏器质性病变可能。应该进一步进行实验室检查和辅助检查,明确病因,为治疗提供依据。

## 四、实验室检查和辅助检查

### (一)初步检查内容和目的

1. 头颅、胸部CT 了解颅内、肺部情况。
2. 血常规、CRP、PCT 证实是否有感染存在。
3. 血培养、痰培养、尿培养 找病原菌。
4. 心电图、心彩超、心功能酶学检查 了解心脏情况。
5. 生化、肝功能、凝血指标、血气分析 了解脏器功能,综合评估病情。

### (二)检查结果及思维提示

1. 头颅CT 右侧额、顶叶出血,出血量约20ml,胸部CT平扫未见异常(图55-1)。
2. 血常规 WBC 14.56×10$^9$/L,N% 85.7%,Hb 129g/L,PLT 348×10$^9$/L;CRP 22.9ng/L;PCT 10.98ng/ml。

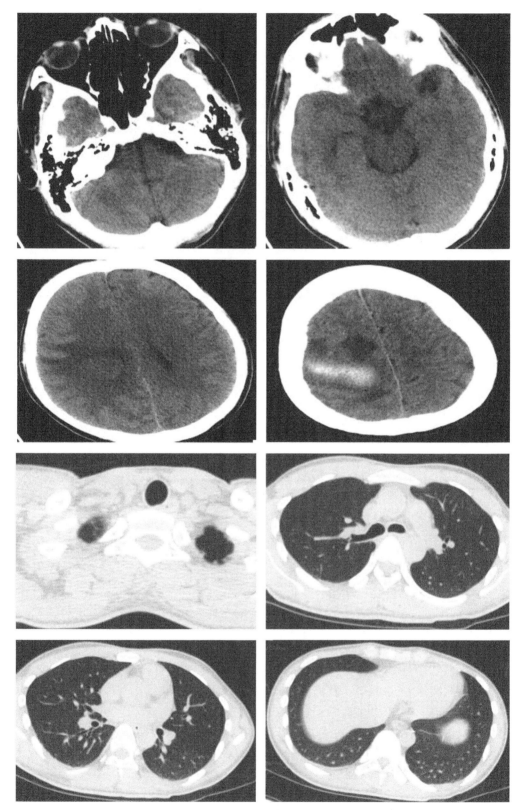

**图55-1 头部及胸部CT**

右侧额顶叶脑出血,出血量约20ml,胸部CT平扫未见异常

3. 心电图　窦性心动过速。

4. 心脏彩超　二尖瓣前叶脱垂并穿孔，中度二尖瓣反流，二尖瓣上异常回声考虑为撕裂的瓣叶组织或者赘生物形成。

5. 生化　Cr 50.5 μmol/L，BUN 3.4mmol/L，$K^+$ 4.5mmol/L，$Na^+$ 150.1mmol/L，$Cl^-$ 94.9mmol/L，ALT 76 μ/L，AST 20 μ/L；APTT 36.2s，PT 14.1s。

**思维提示**

　　患者重要的检查结果：①心彩超提示感染性心内膜炎；②头颅CT见脑出血；③血象白细胞总数及中性粒细胞百分比、CRP、PCT均明显升高。结合患者的病史及体格检查结果，考虑患者反复发热为感染性心内膜炎引起，而脑出血也很可能是因为菌栓脱落所致。故治疗方面，需加强抗感染治疗，并继续脱水、营养支持对症。

## 五、治疗方案及理由

### (一)治疗方案

1. 万古霉素针1g，每12小时1次，静脉滴注；头孢噻肟/舒巴坦钠针4.5g，每8小时1次，静脉滴注。

2. 甘露醇125ml，每8小时1次，静脉滴注。

3. 奥美拉唑针40mg，每天1次，静脉滴注。

4. 依达拉奉针30mg，每12小时1次，静脉滴注。

5. 静脉营养支持。

### (二)理由

　　患者为年轻男性，既往无基础病史，此次症状及检测结果提示急性感染性心内膜炎可能性大，PCT高达10.98ng/ml，考虑感染严重；当地医院已予三代头孢抗感染治疗6天，但患者发热未控制。急性IE病程凶险，一旦诊断，需及时行强有力的抗感染治疗。通常球菌常见，故直接予万古霉素联合头孢噻肟钠/他巴唑坦联合抗感染；同时予脱水降颅压，营养脑神经对症；予奥美拉唑预防应激性胃黏膜损伤；因患者目前神志稍差，进食少，予营养支持治疗。

## 六、治疗效果及思维提示

　　患者入院后第二天开始未再发热，神志也逐渐改善。2次血培养结果为"金黄色葡萄球菌"，药敏提示万古霉素敏感，遂改抗感染治疗方案。请心外科医师会诊，考虑患者有手术指征，但因为有颅内出血，建议继续抗感染治疗1月后再行手术治疗。经过2周的治疗，患者无发热，神志清醒，左侧肢体较前有恢复，生命体征稳定。复查头颅CT（图55-2）示"右侧额、顶叶脑出血，对比旧片，出血周围有吸收，密度减低"，血常规：WBC $6.64 \times 10^9$/L、PCT 0.05ng/ml（图55-3，图55-4）。予办理出院转回当地医院继续抗感染治疗，嘱其1月后返院心外科随诊。

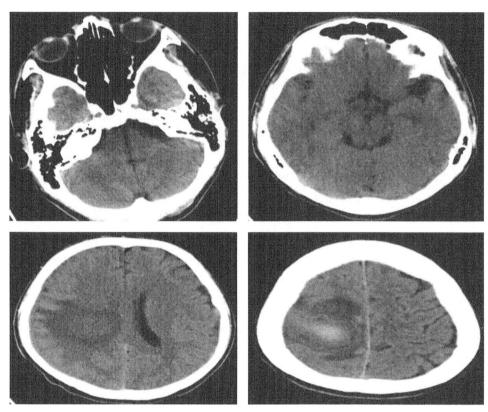

**图55-2 头部CT**

右侧额顶叶脑出血,对比旧片,出血周围有吸收,密度减低

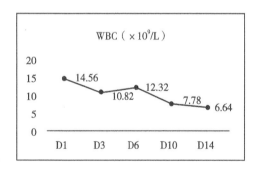

**图55-3 WBC变化趋势**

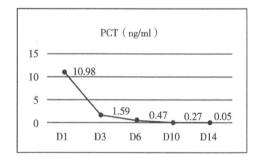

**图55-4 PCT变化趋势**

**？思维提示**

患者诊断IE明确,治疗方面,以抗菌药物治疗为主,尽早、足量应用抗生素,清除病原微生物,特别是金葡菌感染,抗生素应用周期应该6周以上。该病患已有瓣膜穿孔,有外科手术指征,但因其仍在脑出血急性期,手术中的抗凝将给患者带来严重后果,故目前给予规范抗生素治疗,等待中枢神经系统的恢复,择期外科手术治疗。

最终诊断：感染性心内膜炎；脑出血。

## 七、对本病例的思考

回顾本病例，患者是以"脑出血"为首发症状就诊。青年人脑出血的原因主要为高血压和脑血管畸形、肿瘤及血液病。此患者为青年男性，以左侧肢体乏力为首发症状，外院CT检查为左侧额顶叶脑出血，考虑到患者既往无高血压病史，那么血管畸形为首先考虑的出血原因，但外院CTA不支持血管畸形的诊断。发热是患者重要的病史，需要进一步检查，寻找原因。心脏超声发现赘生物形成，而且血培养为金黄色葡萄球菌，所以感染性心内膜炎的诊断成立，至此可以解释患者的临床表现。

感染性心内膜炎的临床表现常比较复杂，误诊率也比较高，预后多不佳。如本病例以"脑出血"为首发症状的临床上也不多见。该患者首发症状表现为颅内出血，其发病原因可能为二尖瓣赘生物部分脱落形成细菌性栓子到达颅内，栓塞到脑部动脉，阻塞血流或者破坏血管管壁，血管壁出现炎性细胞浸润、渗出以及纤维素样坏死，管壁囊性扩张形成细菌性动脉瘤，细菌性动脉瘤可突然破裂可以引起脑实质出血。

针对感染性心内膜炎的治疗，目前多用所谓的内科加外科治疗，而不单纯是内科或外科治疗，合理的方案是在积极内科治疗的同时选择合适时机进行手术治疗。一般来讲，在病情稳定的情况下，针对病菌选用敏感抗生素，直至体温正常后4至6周，然后给予外科手术置换病变瓣膜，赘生物送培养，术后继续应用敏感抗生素4至6周。心内膜炎并发药物难于控制的严重心力衰竭，即使在应用抗生素治疗的同时，也应早期手术介入，但如有颅内出血，则至少推迟21天之后。

（曾举浩　曾红科）

# 病例56 腹痛10余天,加重伴气促1天

患者男性,83岁,于2016年5月25日急诊就诊。

## 一、主诉

腹痛10余天,加重伴气促1天。

## 二、病史询问

### (一)初步诊断思路及问诊目的

患者为老年男性,10余天前开始出现腹痛,1天前加重伴有气促。按常见病优先原则腹腔感染应为首选,但需先排查急性心肌梗死等危重级别高的疾病。因此,在问诊的过程中主要围绕起病的诱因、腹痛的部位、程度、持续时间及伴随症状等问题加以详细询问,并重点问诊气促的重要鉴别疾病的临床表现,了解其既往病史协助诊断。

### (二)问诊主要内容及目的

1. 诱发因素 发病前有何诱因,腹痛与饮食关系,有无腹部外伤等。
2. 伴随症状 腹痛是否伴随胸闷、恶心、呕吐、腹泻、腰背痛、发热、尿频、尿急、尿痛等,鉴别是否为急性心肌梗死、肠胃炎、胆囊炎、泌尿系结石等。
3. 腹痛的性质、部位、持续时间。
4. 诊治经过 在外院所做何检查,用过什么药物,治疗经过,疗效如何。
5. 既往史 既往是否有冠心病、糖尿病、高血压、胆囊疾患、胃病、泌尿系结石、高脂血症。

### (三)问诊结果及思维提示

患者老年男性,10余天前无明显诱因出现腹部阵发性钝痛,于左中上腹部明显,无向他处放射。可忍受,开始未作特殊处理。3天前觉腹痛有所加重,伴有恶心、呕吐。无腹泻、发热,无尿频、尿急、尿痛,无胸闷、胸痛不适。曾至当地诊所就诊,未做实验室检查,予抗感染、止呕、止痛对症(具体用药不详),恶心、呕吐症状缓解,但腹痛不见好转,近2天尿量有所减少。今天开始觉腹痛加重,伴有四肢乏力并呼吸困难,由其家属轮椅送至我院急诊。既往有胃炎病史30余年;糖尿病病史40余年,长期服用"二甲双胍"控制血糖,近期空腹血糖控制在10mmol/L;肾功能不全病史2年;无高血压、冠心病、泌尿系结石、胆囊疾患病史。

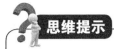

**思维提示**

　　通过问诊得知患者既往没有消化系统疾患而伴有糖尿病、慢性肾功能不全，本次起病无明显诱因，腹痛有一个进展过程，当地诊所予抗感染、止痛等治疗，但效果欠佳。腹痛加重同时伴有呼吸困难，需警惕急性重症胰腺炎、酸中毒、急性下壁心肌梗死可能；结合其病史，考虑患者有慢性肾功能不全急性加重。故在进一步体格检查中应注意全身情况，评估生命体征，除重点腹部检查外，要注意双肺有无湿啰音、心脏有无杂音及双下肢水肿情况。

## 三、体格检查

### （一）重点检查内容及目的

　　患者以腹痛为首发症状，因此在对患者进行系统全面检查时，重点应放在腹部查体：压痛、反跳痛、墨菲征、cullen征、Grey Turner征、肠鸣音等。除此以外还应注意心、肺的听诊，皮温、末梢循环情况，双下肢有无水肿等。

### （二）体格检查结果及思维提示

　　T 36.7℃，P 105次/分，R 26次/分，BP 82/50mmHg。神志淡漠，呼之能应。全身皮肤湿冷。双侧瞳孔等大等圆，直径约2mm，对光反射灵敏，颈软，无抵抗。双肺呼吸音粗，双下肺野可闻及湿啰音。HR 105次/分，律齐，无杂音。腹软，全腹部有轻压痛，无反跳痛；墨菲征（－）、cullen征（－）、Grey Turner征（－），肠鸣音2次/分。双下肢轻度水肿。神经系统检查未见异常。

**思维提示**

　　患者体格检查有休克前期表现，而腹部查体却未见特殊阳性体征。今急需进一步实验室检查和辅助检查以明确腹痛及休克病因，评估其严重程度，指导治疗。

## 四、实验室检查和辅助检查

### （一）初步检查内容及目的

1. 血气分析　快速了解机体内环境情况。
2. 血常规、尿常规、CRP、PCT　证实是否有感染存在。
3. 生化8项、血淀粉酶、尿淀粉酶、急诊肝功　了解脏器情况，是否存在急性胰腺炎，综合评估病情。
4. 心电图、心功能酶学、NT-proBNP　了解心脏情况。
5. 胸腹部影像学检查　协助诊断并了解病变部位和范围。

## (二)检查结果及思维提示

1. 动脉血气分析　pH＜6.8，PCO$_2$ 16mmHg，PO$_2$ 128mmHg，Lac＞15mmol/L，HCO$_3^-$ 11mmol/L，K$^+$ 6.1mmol/L。

2. 血常规　WBC 13.39×10$^9$/L，N％ 89.1％，Hb 87g/L，PLT 198×10$^9$/L；

3. 尿常规　WBC 373.1/μl，RBC 256.9/μl，尿酮1mmol/L(＋)，尿蛋白2.0g/L。

4. PCT　0.73ng/ml。

5. 生化　CR 445.7ummol/L，BUN 28.7mmol/L，CO$_2$ CP 2.4mmol/L，GLUC 4.68mmol/L，K$^+$ 6.68mmol/L，血LAC 26mmol/L，血AMS 423U/L，ALT 24U/L，AST 73U/L。

6. 心电图　窦性心动过速。NT-proBNP 3327pg/ml，CK 491U/L，CK-MB 41.6U/L。

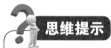

**思维提示**

　　患者血气分析及生化结果提示严重代谢性酸中毒,乳酸明显高值,结合其糖尿病肾病、长期服用双胍类药物病史,考虑为双胍类药物引起乳酸酸中毒可能性大,合并慢性肾功能不全急性加重,有急诊透析指征。血常规检查WBC数量、中性比例亦偏高,血AMS升高、尿常规检查WBC升高,PCT升高,不能排除急性胰腺炎及泌尿系感染。根据患者心电图及心功能酶学基本可排除下壁心梗。其BNP明显升高,考虑为肾功能衰竭、严重酸中毒、休克直接相关,也可能合并有急性心功能不全。目前治疗核心是抗休克,尽快纠正酸碱失衡,维持机体内环境稳定。

## 五、治疗方案及理由

### (一)治疗方案

1. 扩容升压抗休克,补碱纠酸、降钾对症。严密监测血气分析。
2. 紧急置血液透析管行CRRT治疗,维护内环境稳定。
3. 抗感染,头孢哌酮钠/舒巴坦钠3g,每8小时一次,静脉滴注。
4. 制酸、护胃、抑制胰酶等对症。

### (二)理由

　　治病先救命。患者目前已处于休克状态,首要治疗需尽快扩容抗休克,改善组织灌注。严重乳酸酸中毒、高钾血症,已有紧急血液透析指征,在置管透析的同时予补碱纠酸,为后续治疗赢得机会。患者WBC、PCT、血淀粉酶均有升高,尿常规见大量白细胞,不能排除急性胰腺炎及泌尿系感染的可能,故予加强抗感染、抑制胰酶治疗。

## 六、治疗效果及思维提示

　　患者在置股静脉透析过程中突出现神志不清,呼吸、心搏骤停,即予气管插管、呼吸机辅助呼吸,同时行胸外按压,肾上腺素、阿托品等血管活性药物静推,约5分钟后恢复心率和自主呼吸。但患者仍昏迷状态,血压需大剂量去甲肾上腺素维持。予持续CRRT治疗,同时予抗感染、呼吸、循环支持治疗。36小时后复查血气分析: pH 7.39、LAC 4.6mol/L、K$^+$ 4.2mmol/L; 遂暂停CRRT治疗,行胸腹部CT检查示(图56-1): 考虑双肺水肿,双侧胸腔积液,不排除合并感染;

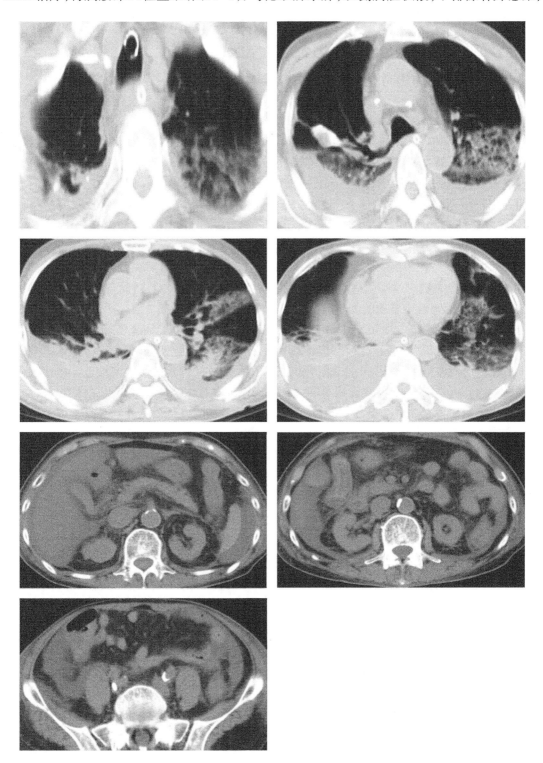

**图56-1 胸腹部CT**

考虑双肺水肿,双侧胸腔积液,不排除合并感染; 脂肪肝,未见胰腺炎征象

脂肪肝,未见胰腺炎征象。约40小时后患者再次出现心搏骤停,急查血气分析: pH 6.9, LAC 13mmol/L,即予心肺复苏,但未能成功,最终患者死亡。

最终诊断: 乳酸酸中毒; 休克; MODS(呼吸、肾、循环); 慢性肾功能不全急性加重; 泌尿系感染; 糖尿病。

## 七、对本病例的思考

乳酸性酸中毒(LA)是指各种原因引起血乳酸持续增高和血pH减低的血生化异常改变所致的临床综合征,也是糖尿病比较危险合并症之一。糖尿病并LA常见诱因: ①双胍类药物的不合理应用。双胍类药物可降低丙酮酸脱氢酶的活性,抑制丙酮酸氧化成乙酰辅酶A,抑制肝细胞线粒体膜的质子转运,抑制糖异生,促进无氧酵解导致LA。②糖尿病合并心肺疾患、肝肾功能异常或感染、腹泻、脱水、休克等时,可使乳酸生成增多或乳酸代谢障碍导致LA。本例患者有糖尿病肾病2年,长期服用双胍类药物,有糖尿病合并LA的危险因素。

糖尿病并LA极其严重,病情进展迅速,患者病死率高,如果能够在疾病早期出现多器官功能衰竭前明确诊断并给予有效治疗,可极大缩短病程,改善患者预后。故早期识别、诊断并予针对性治疗十分关键。诊断明确后尽早行床旁血液滤过治疗,尤其适用于合并肾衰竭患者,CRRT可有效清除血液中堆积的大量乳酸,纠正酸中毒,降低病死率。

LA容易误诊和漏诊,因为: ①早期症状缺乏特异性。本病早期临床表现无特异性,可表现为乏力、食欲缺乏、厌食、恶心、呕吐、腹胀、腹痛、腹泻等,与胃肠炎、胰腺炎等一些常见病难以鉴别。②缺乏对本病的认识,未能全面分析病因。③未及时行相关实验室检查。本病确诊主要依据血气分析结果,对于一些发病早期尤其是尚未出现意识障碍、呼吸衰竭、休克、脏器功能障碍的患者也易忽视血气分析的监测,从而延误诊治。本例患者最后死亡跟其未能早期诊断早治疗直接相关。

作为急诊医生,应牢记假定重病原则效率优先原则。在接诊以腹痛为首发症状的患者时,建议首先考虑到类似急性下壁心肌梗死、急性重症胰腺炎、严重酸中毒以及腹腔血管性疾病等致命性疾病,然后才考虑其他非致命性疾病。

**(曾举浩 曾红科)**

# 病例57 反复黑便5个月

患者男性,52岁,于2015年11月12日入院。

## 一、主诉

反复黑便5个月。

## 二、病史询问

### (一)初步诊断思路及问诊目的

患者中年男性,病程较长,以反复黑便为主诉,诊断应当首先明确黑便性质是否为消化道出血,并应当初步判断消化道出血的部位。因此问诊时要注意有无黑便的诱因、伴随症状、有无相关药物史、相关病史。

### (二)问诊主要内容及目的

1. 起病前有无摄入异常食物(如黑、红色食物),有无特殊用药史(如非甾体类止痛药),有无消瘦、有无外伤等　消化道出血的病因可因消化道本身的病变引起,也可以是全身性疾病累及消化道所致。消化道自身的原因最常见的是消化道溃疡、食管胃底静脉曲张破裂、急性糜烂出血性胃炎、胃癌、肠癌、息肉、血管病变等;全身性疾病累及消化道的主要有血液病、心肺疾病、结缔组织病、应激、急性感染性疾病等。

2. 仔细询问黑便发生的伴随症状　是否伴有腹痛、呕血,是否有消瘦,是否发热、是否有胸痛、气促,是否有皮疹及其他部位的出血等。

3. 治疗经过　入院前有无接受过治疗,治疗后症状有无改善。了解黑便是持续存在,还是反复发作,有无进行性加重或是缓解,评估治疗效果进一步明确诊断。

4. 既往史　既往有无其他病史。详细了解既往史,排除肝硬化、肿瘤、心肺疾病、血液病等导致的消化道出血。

### (三)问诊结果及思维提示

患者既往有"乙肝病毒携带"史多年,未规则诊治;有"心脏病"史,具体不详;患者起病时不伴有腹痛、呕血、腹胀,近半年消瘦约4kg;患者便血为阵发性,可自行缓解,发作时没有明显诱因,每次量约50~200ml,0~3次/天不等;当地医院予抑酸、抗感染、止血、补液等治疗,仍反复发作。

**思维提示**

患者无腹痛、腹胀、反酸，无发热，不支持消化道溃疡及感染性疾病；有"乙肝病毒携带"史多年，且以黑便为主，提示上消化道出血的可能性大，最为常见的是肝硬化导致的食管、胃底静脉曲张出血；同时，患者有"心脏病"史，也不能疏忽由此导致的缺血性肠病；均需进一步辅助检查明确。

## 三、体格检查

### （一）重点检查内容及目的

首先考虑肝硬化及心脏病引起的上消化道出血，在对患者进行系统、全面体检时，要特别留意腹部及心脏的检查。

### （二）体格检查结果及思维提示

T 36.8℃，P 110次/分，R 20次/分，BP 80/54mmHg；神清，重度贫血貌，皮肤无黄染，无瘀斑、肝掌；口唇无明显发绀，四肢较湿冷；心律齐，主动脉瓣听诊区及心尖区可闻及3/6级收缩期吹风样杂音，向颈部传导；双肺呼吸音清，无明显干湿啰音；腹壁静脉无曲张，腹软，无包块，肝、脾、胆囊肋下未触及，无压痛及反跳痛，无液波震颤，移动性浊音阴性，肠鸣音2~3次/分；双下肢无水肿，四肢肌力无明显异常。

**思维提示**

患者皮肤、血管及腹部体查无阳性发现，不具备肝硬化的特殊体征，肝硬化的诊断仍需进一步影像学检查来排除；而心脏主动脉瓣区有明显的收缩期杂音，提示有主动脉瓣狭窄，而消化道出血是主动脉瓣狭窄的常见并发症，因而肠道的缺血、血管情况需进一步检查。

## 四、实验室检查和辅助检查

### （一）初步检查内容及目的

1. 血常规、大便常规、凝血指标、肝肾功能、生化电解质　明确消化道出血及排除出凝血机制疾病。
2. 肝炎系列、肝纤指标　明确肝炎活动程度、评估与消化道出血的关系。
3. 血管炎指标　排除血管炎导致的消化道出血。
4. D-二聚体　排除肠系膜血管疾病导致的消化道出血。
5. 胃镜、肠镜、腹部血管增强CT　明确出血部位及出血病因。

6. 心脏彩超 明确瓣膜病变及肺动脉压情况,判断与消化道出血关系。

## (二)检查结果及思维提示

1. 血常规 HGB 56g/L,HCT 0.183,PLT $150 \times 10^9$/L,WBC $10 \times 10^9$/L。

2. 大便隐血试验 阳性。

3. 凝血指标 血浆纤维蛋白原含量0.86g/L↓;凝血酶原活动度57%↓;凝血酶时间测定21.4s↑;国际标准化比值1.47↑;肝肾功能、生化电解质未见明显异常。

4. 乙肝表面抗原(+),乙肝e抗体(+),乙肝核心抗体(+)。

5. D-二聚体(比浊法)>20000μg/L↑。

6. 血管炎指标 未见异常。

7. 胶囊内镜(图57-1,见文末彩插)。

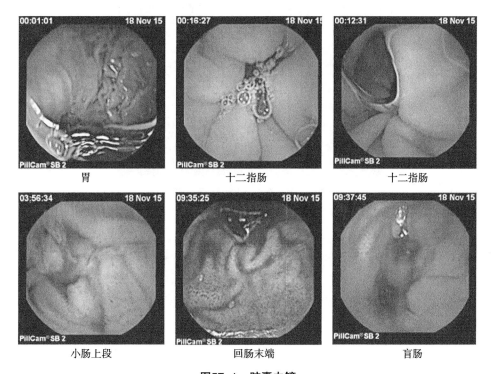

图57-1 胶囊内镜

结论:考虑下消化道出血,不除外小肠出血可能

8. 结肠镜检查 距回盲瓣约20cm,见少量鲜红色血液存留,反复用水冲洗后观察,所见黏膜光滑,未见糜烂、溃疡及出血灶。退镜见回盲瓣及阑尾开口形态大致正常。反复进退镜观察,全大肠部分肠腔见红色血液及少许血凝块存留,部分黏膜观察不清,反复用水冲洗后观察,所能见盲肠、各段结肠及直肠黏膜光滑,未见糜烂、溃疡、新生物及出血灶;肛管可见痔核。结论:考虑下消化道出现可能,原因待定。

9. 心脏彩超(图57-2,见文末彩插)。

10. 腹部增强CT 未见肝硬化及肠系膜血管栓塞迹象(图57-3)。

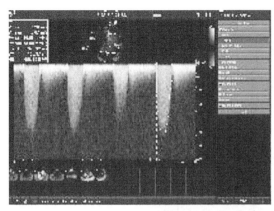
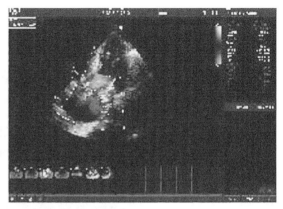
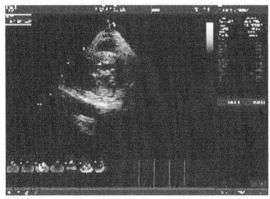

**图57-2 心脏彩超**

心脏彩超报告: 风湿性心脏病, 重度主动脉瓣狭窄并中度反流, 重度二尖瓣反流并轻度狭窄, 轻度三尖瓣反流

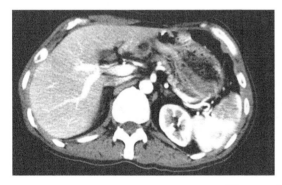
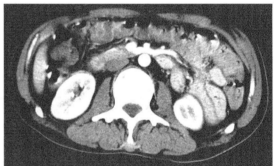

**图57-3 腹部增强CT**

CT报告: 全腹平扫 + 增强未见明显异常, 双侧胸腔积液并邻近肺组织膨胀不全

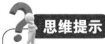

**思维提示**

　　患者出凝血指标未见明显异常, 但有"乙肝病毒携带"病史, 需高度排除肝硬化导致的消化道出血, 但经常规的胃镜、肠镜、甚至反复胶囊内镜检查未发现明确出血点, 腹部增强CT检查排除了肝硬化及腹部恶性肿瘤等情况, 目前出血部位很有可能位于小肠, 但性质未明; 患者心脏彩超提示有"重度主动脉瓣狭窄并中度反流", 按疾病一元论

的思维,将消化道出血与心脏病变联系考虑,要重点排查由此引起的缺血缺氧性肠病、小肠发育不良等情况,此类出血流量较小,需进一步行更为敏感的检查手段以明确出血部位。

### (三)进一步的检查及结果

1. ECT($^{99m}$TC-RBC消化道显像)(图57-4)。

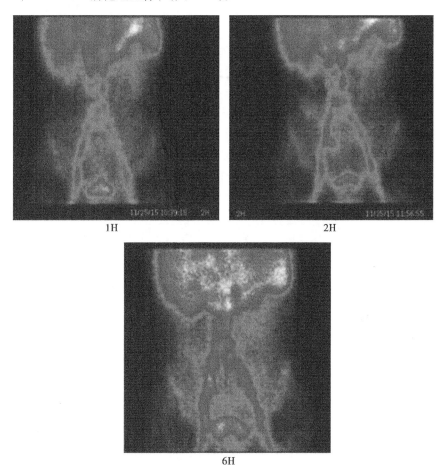

1H

2H

6H

**图57-4 ECT检查**

ECT结论: 盆腔右侧髂血管旁异常局限性放射性浓聚灶,考虑小肠活动性出血影像改变可能性大

2. 全腹主动脉增强CT 盲肠及升结肠近段区周围血管分支丰富; 注意上述区域有无出血可能; 余部肠道未见明显异常; 右侧髂总动脉及左侧髂内动脉粥样硬化; 腹主动脉及余主要分支未见明显异常。

## 五、治疗方案及理由

### (一)治疗方案

1. 保守治疗 入院时常规给予护胃、抑酸、输注红细胞等对症支持治疗,但患者治疗效果欠佳,仍反复有小量、多次黑便。

2. 手术治疗 经ECT($^{99m}$TC-RBC消化道显像)、全腹主动脉增强CT联合检查,明确出血大致部位位于盲肠及升结肠近段,于全麻下行剖腹探查术,术中可见回盲部上段小肠可疑病变,病变长度约80cm,于回盲部约20cm处切断回肠,切除可疑出血小肠约80cm。将切除小肠剖开探查,可见切除小肠间断多发糜烂灶;病理所见:(回肠)小肠组织,黏膜下可见散在淋巴细胞集聚,淋巴滤泡形成,黏膜下小血管扩张、充血,浆膜面纤维组织增生,未见明显炎症细胞浸润。

### (二)理由

在未明确病因及出血部位前,首先选择药物保守治疗,因是反复黑便为主诉,初考虑为上消化道出血,给予了护胃、抑酸及预防感染等处理,但疗效欠佳,因而进一步检查明确出血部位后,积极采取了剖腹探查手术治疗。

## 六、治疗效果及思维提示

患者经手术切除回盲部及上段小肠后,未再出现黑便,血红蛋白稳定于正常范围,血压较前有升高,但仍持续偏低状态,考虑与心脏瓣膜病变有关,而非容量性低血压。

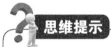
**思维提示**

患者经积极保守治疗,仍反复便血,提示保守治疗失败,因此必须尽可能明确出血部位,采取手术治疗,切除糜烂肠段,出血才能得以控制。

## 七、对本病例的思考

这是一例典型的不明原因消化道出血病例,不明原因的消化道出血(OGIB)是指消化内镜[包括结肠镜和(或)上消化道内镜]检查阴性的不明来源的持续或反复发作的出血。大约5%不明原因消化道出血发生于Treitz韧带和回盲瓣之间,30%~40%发生于小肠血管异常。合适的检查方式是诊断出血部位的要点。经反复常规内镜检查阴性后,可进一步选择更敏感的检查手段,如肠道血管成像术(如血管CTA、磁共振血管成像),本病例中血管增强CTA发现局部肠壁血管丛丰富,给出了明确的定位,但无法明确出血,其要求出血速度大于0.5ml/min;而放射性同位素扫描(ECT)则是明确出血更为敏感的检查方式,仅要求出血速度在0.1~0.4ml/min之间即可,但只能提示大致的定位,两种方式结合诊断率能显著提高,本病例正是结合了ECT($^{99m}$TC-RBC消化道显像)及增强CTA,明确定位到活动性出血部位,但相对于内镜检查,还是缺乏同步治疗的功能,因而不明原因消化道出血首选的还是反复内镜检查。

本病例是在主动脉瓣重度狭窄的基础上合并的不明原因消化道出血,临床上称为海德综合征(Heyde syndrome),其原因可能与狭窄瓣膜引起的血流动力学改变、肠道血管发育不良等因素有关。主动脉瓣狭窄引起血管缺氧,血管反射性扩张、充血,同时血液通过狭窄瓣膜时,跨瓣压、剪切力增高，破坏了其中大分子的相关凝血因子，二者共同作用导致消化道出血。主动脉瓣置换术是治疗海德综合征的主要方法。本病例患者没有行主动脉瓣置换术，在切除的相关出血病灶后，再次出现了消化道出血，可见及早进行主动脉瓣置换是极为重要的。在今后的不明原因消化道出血病因诊治上，心脏彩超是必要的检查，以及时采取有效措施，提高治愈率改善预后。

（柳　学　曾红科）

# 病例58 反复咳嗽咳痰气促4年,发热伴饮水呛咳1个月余

患者男性,73岁,于2013年7月1日急诊就诊。

## 一、主诉

反复咳嗽咳痰气促4年,发热伴饮水呛咳1个月余。

## 二、病史询问

### (一)初步诊断思路及问诊目的

患者老年男性,反复咳嗽、咳痰、气促4年,首先考虑呼吸系统慢性疾病,同时要注意排除心脏方面的问题。近1月出现发热伴有饮水呛咳,应注意有无新发感染及中枢神经系统问题。

### (二)问诊主要内容及目的

1. 诱因 发病前是否有受凉、感冒、醉酒或剧烈运动等,与季节或气候有无相关性等。慢性肺部疾病往往与气候变化或感染相关。心功能不全的诱发因素包括感染、液体过负荷、血压控制不佳、劳累等。

2. 是否有典型的呼吸道感染或心功能不全症状 典型的呼吸道症状包括咳嗽、咳痰、咽痛、流涕、胸闷、气促等。心功能不全的表现包括活动后胸闷、胸痛、气促、下肢水肿等,气促发作与体位的关系,有无夜间阵发性呼吸困难等。有无新发感染的症状,如发热、痰液性状及量的改变等。同时注意有无合并脑血管病等的相关表现如头晕、头痛、失语、偏瘫等。

3. 发病时的伴随症状及发热特点 每年咳嗽、咳痰、气促的持续时间,发热时伴寒战,要考虑细菌感染;发热伴有盗汗或午后低热,应考虑结核感染;发热伴有皮疹、关节痛,要考虑结缔组织病。长期慢性低热应注意排除肿瘤性疾病。

4. 既往史及个人史 既往是否有吸烟史、哮喘病史,有无心脏病史,有无家族性遗传病史,有无疫区接触史,手术史及冶游史等。

5. 诊疗经过 来院前是否使用了抗生素,应用何种药物、效果如何。是否长期吸入激素。通过了解抗生素及激素的使用状况评估感染性疾病的可能性,评估患者的免疫状态,进一步分析抗感染药物选择的合理性问题。

6. 职业 注意排查与职业相关的呼吸道疾病,如矽肺、尘肺等。

### (三)问诊结果及思维提示

患者,退休,曾为火车司机,1998年曾行"右肺癌"手术,术后未行放疗及化疗。4年前无诱因始出现咳嗽,咳痰,少许白黏痰,易咳出,伴气促;季节交替或变化时发作或加剧。无咯血,无夜间阵发呼吸困难,无双下肢水肿。1月余前症状再发加剧,出现咳嗽咳痰,痰粘黄不易咳出,

气促明显，稍动即促，伴发热畏冷出汗，饮水呛咳。急诊拟"肺炎"，予"异帕米星、头孢地嗪"等处理，症状改善不明显。发病以来，睡眠精神欠佳，食欲缺乏，体重减轻数斤。

**思维提示**

通过问诊，首先考虑慢性肺部疾病近期合并新发的肺部感染，注意吸入性肺炎及脑血管病可能。暂不支持心脏疾病。需行呼吸系统、神经系统体检，相关实验室检查，神经系统和胸部影像学检查来明确诊断。

## 三、体格检查

### (一)重点检查内容和目的

根据患者病史描述以及在门诊就诊情况，考虑患者为呼吸系统感染，因此在对患者进行全面系统检查的同时，应注意重点了解体温变化情况及肺部体征，尤其是肺部啰音。同时亦应重视心脏体征，从病程和症状上不支持心源性呼吸困难，但是对心脏体征的变化还需要进一步了解，包括心脏大小，是否有心脏杂音、奔马律以及啰音的分布特点等。患者有饮水呛咳，应注意神经系统的相关体征检查。

### (二)体格检查结果及思维提示

神清，T 37.5℃，P 80次/分，R 21次/分，BP 126/72mmHg，体重46kg，身高169cm。双肺呼吸音粗，双肺可闻及干、湿啰音。心率80次/分，心律齐，心音强，未闻及心包摩擦音，未闻及病理性杂音。腹平软，无压痛反跳痛，肠鸣音正常。双下肢无水肿。

**思维提示**

从体格检查结果来看肺部感染可能性大。患者有肿瘤病史，不排除肿瘤复发、转移或肺栓塞可能。提示医师应该尽快完善胸部CT增强扫描及头颅平扫检查，尽快明确诊断。

## 四、实验室检查及辅助检查

### (一)初步检查内容及目的

1. 血、尿、粪常规　了解感染情况。
2. 头颅CT　了解头部病变情况。
3. 胸部CT　增强了解肺部病变情况。
4. 生化、血气分析、D-二聚体、BNP、心电图、心彩超等　了解脏器功能，综合评估病情。

### (二)检验结果及思维提示

1. 血常规　WBC $8.79 \times 10^9$/L，N 86.59%，Hb 126.1g/L，PLT $261.7 \times 10^9$/L。

2. 血气分析　pH7.42,PO₂ 62mmHg,PCO₂ 56mmHg。

3. 生化　CREA 110μmol/L,BUN 10.1mmol/L,K⁺ 3.23mmol/L,Na⁺ 141.mmol/L,Cl⁻ 96.6mmol/L,Ca²⁺ 2.24mmol/L,Mg²⁺ 0.7mmol/L,CO₂-CP 32mmol/L,Glu 9.96mmol/L。

4. D-二聚体　3280μg/L。

5. FIB　8.11g/L。

6. BNP　1085pg/ml。

7. 甲状腺功能　FT₃ 2.26pmol/L,TT₃ 0.53nmol/L,TT₄ 72.7nmol/L,TSH 0.294μIU/ml。

8. 外院胸片　右上肺癌术后改变,慢性支气管炎、肺气肿合并双肺炎症。

9. 胸部CT增强(图58-1)。

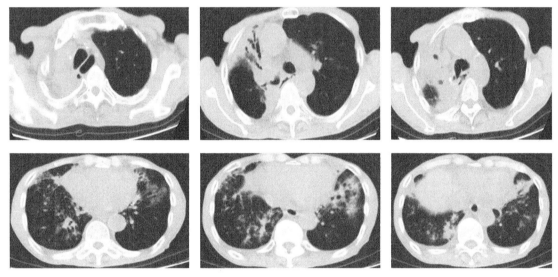

图58-1　入院第1天胸部CT扫描

10. 心电图　大致正常心电图。

11. 心脏彩超　左室舒张功能减退,轻度主动脉瓣反流,轻度三尖瓣反流,轻度肺高压(图58-2,见文末彩插)。

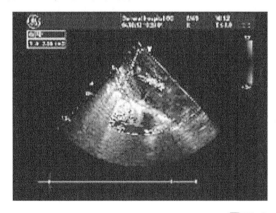
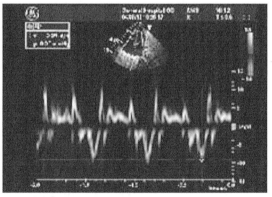

图58-2　心脏彩超

12. 肝胆脾胰及泌尿系统超声　未见明确异常。

13. 痰涂片　真菌孢子中量(3+),真菌菌丝少量(2+),革兰阳性球菌少量(2+),革兰阳性杆菌少见(+),革兰阴性杆菌少量(2+)。

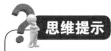

**思维提示**

　　患者发热，胸片提示慢支炎、肺气肿并双肺炎症，肺部感染诊断明确。BNP轻度增高，结合患者年龄，暂不考虑严重心功能不全。患者有肺部肿瘤病史，近期消瘦明显，应注意肿瘤性疾病可能。进一步检查结果提示：胸部CT提示肺部感染，未发现明显肿瘤转移灶以及肺血管栓塞；头颅CT亦未发现肿瘤转移或脑卒中。心脏B超及心电图未见明显异常，亦排除心源性呼吸困难可能。但血气分析提示Ⅱ型呼吸衰竭，考虑为慢性肺部基础上合并感染所致。

## 五、治疗方案及理由

　　1. 治疗方案　　立即予以广谱抗生素治疗，入院第1天立即予舒普深3.0g q8h+拜复乐0.4g qd抗感染治疗；入院第2天，患者气促加重，血气分析提示Ⅱ型呼吸衰竭，停用舒普深，改为美平1000mg q8h，同时加用氟康唑400mg qd抗感染治疗，并予氧疗、化痰、平喘、止咳等处理。

　　2. 理由　　患者为老年男性，既往有肿瘤病史，免疫功能较差；此次症状、体征及检查结果提示重症肺炎、Ⅱ型呼吸衰竭；痰涂片见多种复杂病原体感染可能，结合患者有饮水呛咳，考虑吸入性肺炎可能性大。依据经验及初步病原学结果，选用能覆盖可能致病菌的广谱抗生素联合治疗方案。患者存在呼吸衰竭，在抗感染的同时，予以解痉、平喘、化痰等治疗。

## 六、治疗效果及思维提示

　　患者经上述抗感染治疗方案治疗后，病情仍持续进展，入院第3天气促加重，血氧饱和度下降。予无创辅助通气治疗。

　　入院第4天晨0：30呼吸困难加重，当时SPO$_2$ 85%。急查血气分析示：pH 7.50，PCO$_2$ 55mmHg，PO$_2$ 46mmHg，HCO$_3^-$ 42.9mmol/L，BE 17.3mmol/L。且患者不能耐受Bipap呼吸机，改储氧面罩给氧，血氧饱和度达到93%。至03：30呼吸急促，端坐呼吸，大汗淋漓。心电监护：血压165/87mmHg，心率125次/分，血氧饱和度83%，听诊双肺满布啰音。考虑急性左心衰可能，立即给予速尿40mg及毛花苷丙0.2mg静推，硝酸甘油持续泵入。经处理后患者症状可短暂好转，血氧饱和度可升至96%，但持续约半小时后患者再次出现烦躁不安，血氧饱和度再次降至80%左右。再次改为无创呼吸机辅助通气，并调高氧流量，患者血氧可逐渐恢复至90%~93%。

　　入院第5天，患者气促加重，不耐受无创通气。予气管插管，机械通气。

**思维提示**

　　患者应用广谱抗生素效果不佳，与肺部感染病灶及生命体征变化不相符。患者饮水呛咳，且以卧位明显，且痰涂片提示多种病原体并存，考虑肠道来源可能性大，结合患者有肺癌病史，无创通气后腹胀明显，考虑患者可能存在气管食管瘘。

## 七、进一步检查及治疗

1. 复查胸部CT 考虑气管食管瘘(图58-3)。

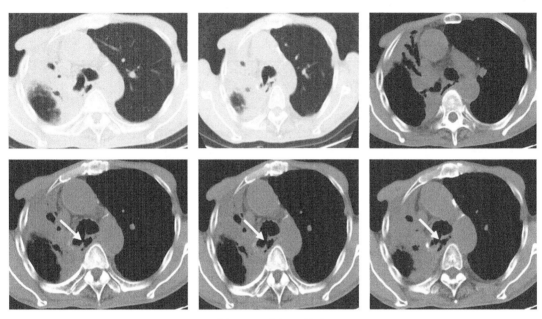

**图58-3 胸部CT检查**

2. 床边纤支镜检查及堵闭术 床边纤支镜检查发现右主支气管开口可见瘘口,予放置房间隔缺损堵闭器封堵瘘口。封堵后经胃管注射美兰,未见反流和渗漏(图58-4,见文末彩插)。

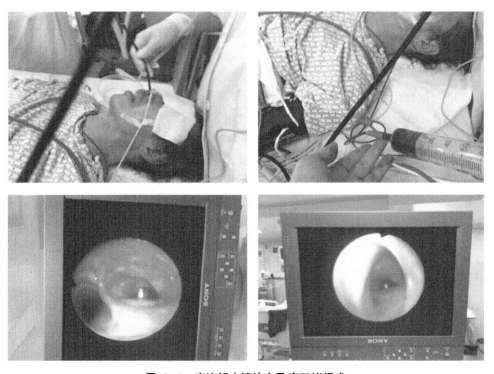

**图58-4 床边纤支镜检查及瘘口堵闭术**

3. 食管组织病理检查　（食管中段）鳞状细胞癌（图58-5,见文末彩插）。

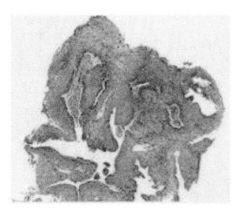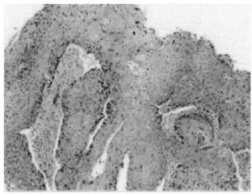

**图58-5　食道组织病理检查**

最终诊断: 气管食管瘘; 食管中段恶性肿瘤; 肺部感染; 右上肺癌术后。

## 八、对本病例的思考

1. 临床工作中,要重视每一个细节。回头来看,本病例中患者的肺癌病史、饮水呛咳、卧位呼吸困难、痰涂片等结果均提示存在气管食管瘘可能。但我们很容易被其主要临床表现咳嗽、咳痰、气促、饮水呛咳等误导至COPD并肺部感染、吸入性肺炎等常见诊断中,而不易发现背后的深层次原因。

2. 在患者病情发展超乎预期时,我们应当及时调整、反思、更正自己的诊断,尽量用“一元论”的观念来分析临床问题,细心梳理每一个蛛丝马迹,往往会有意想不到的发现。

（胡　北　曾红科）

# 病例59 突发左侧肢体无力2小时

患者男性,63岁,于2016-05-28入院。

## 一、主诉

突发左侧肢体无力2小时。

## 二、病史询问

### (一)初步诊断思路及问诊目的

患者老年男性,急性起病,主要表现为中枢神经系统症状,诊断应将中枢系统疾病放在首位。因此,问诊时注意起病前有无明显诱因(如外伤史),起病早期症状、伴随症状,有无合并其他疾病,病情进展情况等,寻找建立诊断的临床证据。

### (二)问诊主要内容及目的

1. 起病前有无外伤病史 如跌倒、外力撞击头部等。如无明显外因,引起突发肢体无力多考虑脑卒中可能,分为缺血性及出血性两种。缺血性脑卒中包括脑栓塞、脑梗死等,而出血性脑卒中则考虑脑出血、蛛网膜下腔出血等。

2. 仔细询问有无伴随症状 是否伴有发热等感染性症状。

3. 诊治经过 入院前有无接受治疗,治疗后症状有无改善。了解疾病的进展情况,病史呈现进行性加重还是逐渐缓解,评估治疗的效果,寻找诊断依据。

4. 既往史 既往有无其他疾病,如心房纤颤、高血压,有无口服抗凝血药及抗血小板药等。

5. 职业史 有无职业相关性。

### (三)问诊结果及思维提示

患者为退休工人,家境较好,2011年01月25日我院心外科行房间隔缺损(原发孔型)修补,二尖瓣整形,三尖瓣整形,室间隔膜部瘤切除术。术后强心、利尿、抗感染、抗凝等治疗,复查心脏彩超:房间隔缺损修补术后无残余分流,三尖瓣整形术后,中度反流,二尖瓣整形术后。否认高血压、糖尿病史。有心房纤颤病史。患者突发左侧肢体无力,上肢无法抬起,下肢无法步行,伴麻木,不伴头痛、头晕、视物旋转、恶心、呕吐,无视物模糊、黑朦、复视、耳鸣、听力下降,无言语不清、饮水呛咳、构音障碍,无二便失禁。至我院急诊,查头颅CT(图59-1)未见出血,rt-PA 50mg iv静脉溶栓,患者症状无明显改善,现为进一步行急诊取栓收入我院神经内科。

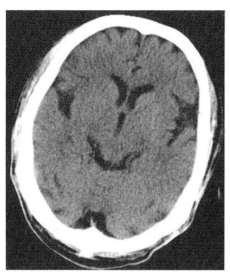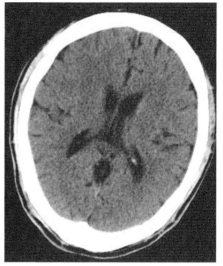

图59-1　急诊的头颅CT

### 思维提示

　　老年患者,有心脏疾病史,突发起病,出现典型局灶性神经功能缺损症状和体征,定性考虑脑血管病。头颅CT未见出血,考虑为缺血性。起病突然,症状迅速达高峰,有心脏器质性基础疾病,考虑心源性栓塞可能性大。患者急查头颅CT提示:双侧大脑中动脉M1段区密度稍高。

## 三、体格检查

### (一)重点检查内容及目的

　　首先考虑脑卒中,因此在对患者进行系统、全面的检查,同时注意检查局灶性神经功能缺损症状和体征,定性、定位患者诊断。

### (二)体格检查结果及思维提示

　　T 36.3℃,P 92次/分,R 20次/分,BP 146/90mmHg。心率104次/分,心律绝对不齐,第一心音强弱不等,未闻及心脏杂音。胸、腹查体无特殊。

　　神经科查体:神清,言语清,理解力好,稍烦躁。眼球右侧凝视,无复视或眼震;双侧瞳孔等大等圆,直径2.5mm,直接、间接对光反射灵敏。左侧面部痛觉减低,双侧额纹对称,左侧鼻唇沟浅,伸舌偏左,舌肌无萎缩或纤颤。四肢肌张力正常,左侧肢体肌力1级,右侧5级。右侧指鼻试验、跟膝胫试验稳准,左侧不能完成。左侧痛觉减退,双侧腱反射正常对称,左侧Babinski(＋)。左侧触觉忽视。NIHSS评分:13分。

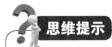

**思维提示**

患者急查头颅CT提示：双侧大脑中动脉M1段区密度稍高。但未见明确缺血、出血等证据，注意有无超急性期脑梗死可能，建议短期内CT复查或必要时进一步MRI检查。

## 四、实验室检查和辅助检查

### （一）初步检查内容及目的

1. 凝血系列及肝肾功能、血生化等　了解患者出凝血状态及患者基础脏器功能情况。
2. 复查头颅CT/MRI　进一步明确患者颅内情况。

### （二）检查结果及思维提示

1. 凝血指标　D-二聚体（比浊法）>20 000μg/L↑，活化部分凝血活酶时间41.1s，血浆纤维蛋白原含量2.01g/L，血浆凝血酶原时间测定15.9s↑，凝血酶原活动度71%↓，凝血酶时间测定21.8s↑，国际标准化比值1.26↑。

2. 血生化　电解质、肝肾功能：氯105.1mmol/L，尿素氮4.4mmol/L，葡萄糖7.81mmol/L↑，二氧化碳结合力24.1mmol/L，肌酐81μmol/L，钙2.27mmol/L，钠140.1mmol/L，钾3.28mmol/L↓，丙氨酸氨基转移酶11.9U/L，门冬氨酸氨基转移酶25.3U/L，总胆红素16.3μmol/L，淀粉酶120.5U/L↑，乳酸脱氢酶304.8U/L↑，肌酸激酶同工酶MB7.1U/L，肌酸激酶94.3U/L，胆碱酯酶6747.3U/L，结合胆红素4μmol/L。

3. 常规胸片检查　心脏术后改变，未见明显异常（图59-2）。

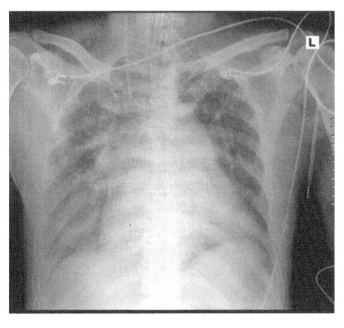

图59-2　入院时的常规胸片检查

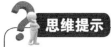

**思维提示**

老年患者，有心脏疾病史，突发起病，出现典型局灶性神经功能缺损症状和体征，定性考虑脑血管病。头颅CT未见出血，考虑为缺血性脑卒中。起病突然，症状迅速达高峰，有心脏器质性基础疾病，考虑心源性栓塞可能性大。

## 五、治疗方案及理由

### （一）治疗方案

1. 缺血性脑血管卒中二级预防　抗血小板、稳定斑块、脱水降颅压等。
2. 脑血管介入。

### （二）理由

患者突发左侧肢体无力，至我院急诊，查头颅CT未见出血，rt-PA 50mg iv静脉溶栓，患者症状无明显改善。既往2011年01月25日我院心外科行房间隔缺损（原发孔型）修补，二尖瓣整形，三尖瓣整形，室间隔膜部瘤切除术。术后抗凝3月，3年来未用抗凝药物。查体左侧偏瘫、偏身感觉障碍，右侧凝视，头颅CT（图59-3）示"左侧大脑中动脉高密度征"。患者大血管闭塞，溶栓效果不佳，在介入治疗时间窗内，有行全脑血管造影指征，术中必要时行急诊取栓。

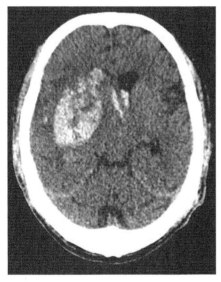
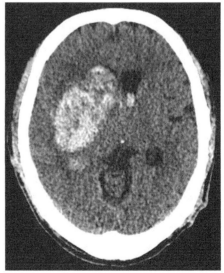

**图59-3　介入术后头颅CT**

## 六、治疗效果及思维提示

患者入院当晚局麻下于介入室急诊行全脑血管造影术+血管内再通治疗。患者急诊介入治疗后返回病房,诉右侧头痛。查体:BP 127/80mmHg。心律不齐,第一心音强弱不等。意识清,精神可,言语好。部分右侧凝视,可纠正。左侧视野缺损。左侧鼻唇沟浅,伸舌明显左偏。左上肢肌力2+,左下肢3-,右侧痛觉减低。NIHSS评分:11分。复查头颅CT:右侧基底节区高密度。第二天凌晨患者出现呕吐咖啡渣样胃内容物,伴有头痛,床边查看病人示:BP 139/90mmHg。心律不齐,第一心音强弱不等,患者呈嗜睡状,可唤醒,对答尚切题。部分右侧凝视,可纠正。左侧视野缺损。左侧鼻唇沟浅,伸舌左偏。左上肢肌力0级。不排除脑出血可能性,予急诊行CT检查提示:右侧放射冠-基底节区血肿,出血量约60ml,并部分破入脑室;与2016年5月27日CT片对比,出血明显增多。并予甘露醇脱水降颅压、加强制酸、留置胃管、胃肠减压等处理。

**思维提示**

　　患者考虑脑栓塞,予以急诊脑血管介入取栓术,术后曾有肢体肌力恢复,但是随后出血意识障碍,头颅CT提示脑出血。考虑有急诊手术指征,拟行血肿清除术+去骨瓣减压术,予急诊行手术。

## 七、调整治疗方案及疗效

　　1. 急诊请神经外科会诊后考虑有急诊手术指征,拟行血肿清除术+去骨瓣减压术,予急诊行手术,术后联系重症监护室继续治疗。

　　2. 予以监测患者神志、瞳孔及骨窗变化;患者血压偏低,予扩容治疗,予甘露醇125mL q6h、白蛋白脱水降颅压;保护脑细胞、抗血管痉挛、预防性抗癫痫治疗等。在ICU治疗期间,因脱水强度较大,出入量明显负平衡、高钠血症、血肌酐上升,患者血钾较低,考虑患者有血容量不足可能,监测中心静脉压、肾功能、血钾。调整甘露醇用法(减少甘露醇的用量、加用甘油果糖、白蛋白等加强脱水),补钾治疗。经过治疗,患者肾功能、血钾恢复正常(图59-4)。患者最后神志逐渐恢复正常。

　　最终诊断:脑出血(右侧基底节区);脑梗死;心房颤动。

| 项目＼时间 | | 2016-05-30 1019209058 | 2016-05-30 1019203613 | 2016-05-29 1019201527 | 2016-05-28 1019201399 | 2016-05-28 1019198360 | 2016-05-28 1019198356 | 2016-05-27 15240656 |
|---|---|---|---|---|---|---|---|---|
| GLUC | ☐ | 8.13 | 8.75 | 7.77 | 6.59 | | 7.81 | 5.29 |
| BUN | ☐ | 6.02 | 5.56 | 5.20 | 3.79 | | 4.40 | 5.74 |
| CO2_CP | ☐ | 28.1 | 26.4 | 25.2 | 28.7 | | 24.1 | 22.7 |
| CREA | ☐ | 146.00 | 128.43 | 103.10 | 107.00 | | 81.00 | 85.92 |
| ALT | ☐ | 13 | | | | | 12 | |
| TBIL | ☐ | 30.0 | | | | | 16.3 | |
| DBIL | ☐ | 9.0 | | | | | 4.0 | |
| NA | ☐ | 156.5 | 154.9 | 150.0 | 147.2 | | 140.1 | 138.5 |
| K | ☐ | 3.33 | 2.81 | 3.16 | 3.47 | | 3.28 | 3.68 |
| CL | ☐ | 122.4 | 115.6 | 113.8 | 113.1 | | 105.1 | 106.4 |
| CA | ☐ | 2.21 | 2.29 | 2.04 | 1.80 | | 2.27 | 2.27 |
| MG | ☐ | 0.87 | | | | 0.82 | | |
| AST | ☐ | 25 | | | 18 | | 25 | 32 |

| 时间 项目 | | 2016-05-30 1019209058 | 2016-05-30 1019203613 | 2016-05-29 1019201527 | 2016-05-28 1019201399 | 2016-05-28 1019198360 | 2016-05-28 1019198356 | 2016-05-27 15240656 |
|---|---|---|---|---|---|---|---|---|
| GLUC | ☐ | 8.13 | 8.75 | 7.77 | 6.59 | | 7.81 | 5.29 |
| BUN | ☐ | 6.02 | 5.56 | 5.20 | 3.79 | | 4.40 | 5.74 |
| CO2_CP | ☐ | 28.1 | 26.4 | 25.2 | 28.7 | | 24.1 | 22.7 |
| CREA | ☐ | 146.00 | 128.43 | 103.10 | 107.00 | | 81.00 | 85.92 |
| ALT | ☐ | 13 | | | | | 12 | |
| TBIL | ☐ | 30.0 | | | | | 16.3 | |
| DBIL | ☐ | 9.0 | | | | | 4.0 | |
| NA | ☐ | 156.5 | 154.9 | 150.0 | 147.2 | | 140.1 | 138.5 |
| K | ☐ | 3.33 | 2.81 | 3.16 | 3.47 | | 3.28 | 3.68 |
| CL | ☐ | 122.4 | 115.6 | 113.8 | 113.1 | | 105.1 | 106.4 |
| CA | ☐ | 2.21 | 2.29 | 2.04 | 1.80 | | 2.27 | 2.27 |
| MG | ☐ | 0.87 | | | | 0.82 | | |
| AST | ☐ | 25 | | | 18 | | 25 | 32 |

图59-4 入院的肾功能、血生化检查

## 八、对本病例的思考

回顾患者的整个病情,老年患者,有心脏疾病史,突发起病,出现典型局灶性神经功能缺损症状和体征,定性考虑脑血管病。头颅CT未见出血,考虑为缺血性。起病突然,症状迅速达高峰,有心脏器质性基础疾病,急诊考虑心源性栓塞可能性大,予脑卒中溶栓治疗,效果不佳,收入神经内科。神经内科医师考虑:患者大血管闭塞,溶栓效果不佳,在介入治疗时间窗内,有行全脑血管造影指征,术中必要时行急诊取栓。术后急查头颅CT示:右侧基底节区高密度,因患者肌力较前好转,右侧基底节区高密度影考虑出血与造影剂渗漏鉴别。随后患者诉头痛,伴有恶心呕吐,神志转嗜睡,肌力0级,予急查CT可见右侧基底节高密度影较前明显增多扩大,考虑脑出血。请神经外科会诊后考虑有急诊手术指征,拟行血肿清除术+去骨瓣减压术,予行急诊手术。术后联系重症监护室(ICU)继续治疗。予监测患者神志、瞳孔及骨窗变化;患者血压偏低,予扩容治疗,予甘露醇125ml q6h、白蛋白脱水降颅压;保护脑细胞、抗血管痉挛、预防性抗癫痫治疗等。在ICU治疗期间,因脱水强度较大,出入量明显负平衡、高钠血症、血肌酐上升,患者血钾较低,考虑患者有血容量不足可能,监测中心静脉压、肾功能、血钾。调整甘露醇用法、补钾治疗。经过治疗,患者肾功能、血钾和神志逐渐恢复正常。总结病例诊治经过,有以下需要注意事项。

1. 该病人考虑脑栓塞。病人有心脏瓣膜病变,有心房颤动病史,考虑心源性栓子脱落导致脑栓塞。所以,早期头颅CT未见出血及明显脑梗死征象。病人有行介入治疗的指征,但是心源性脑栓塞极易发生梗死后出血,所以抗凝需慎重。该病人介入后出现意识恶化,CT提示脑出血。所以,对于该类患者,必须密切观察患者神志、瞳孔变化。

2. 高钠血症分高容量性高钠血症、等容量性高钠血症、低容量性高钠血症。而失水多于失钠,则为高渗性脱水。严重的高钠血症,如不及时治疗、可导致死亡。治疗这类病人,应该去除病因,减少病人失水,补充水分,防止电解质、酸碱的紊乱。该患者因为颅内水肿,予以大剂量脱水,持续负平衡,考虑他是失水多于失钠,则为高渗性脱水。所以,当出现因过度脱水导致肾损害、高钠血症等情况,需调节脱水药物的使用,避免高渗性脱水导致病情进一步恶化。

(邓宇珺 曾红科)

# 病例60　发热、气促1个月余

患者男性,51岁,于2015年5月3日在我院急诊就诊,5月12日收入急诊综合病房。

## 一、主诉

发热、气促1个月余。

## 二、病史询问

### (一)初步诊断思路以及问诊目的

患者中年男性,急性起病,主要表现为发热、气促等症状,入院时有高热,体温39.5℃,诊断应该将感染性疾病放在首位。因此,问诊时要注意起病前有无明显诱因,起病早期症状、伴随症状,有无接受药物治疗以及疗效,病情进展情况等,建立诊断的临床证据。

### (二)问诊主要内容以及目的

1. 起病前有无受凉、感冒、进食不洁食物、创伤、中毒病史　根据病因分类,引起发热的疾病可以分为2大类,即感染性疾病和非感染性疾病。所以追问病史时应该仔细询问起病前有无明显诱因,询问发热的形式、退热的方式、最高体温出现的时间,询问气促跟活动的关系、气促跟体位的关系等,这对于疾病的初步诊断是非常有价值的。

2. 仔细询问发热和呼吸系统症状出现的先后顺序　以发热为首发症状者支持感染性疾病的诊断,以呼吸道症状为首发则提示呼吸系统疾病。但很多情况下,非感染性疾病主要症状出现的先后是叠加在一起,并不能明确的追溯到孰先孰后,这就需要进一步去追问病史,以及结合其他的检验结果。

3. 伴随症状　是否伴有咳嗽、咳痰、咯血、胸痛;心悸、水肿;腹痛、恶心、呕吐、腹泻;尿频、尿急、尿痛;出血、皮疹、关节疼痛;头痛、头晕等症状。

4. 诊治经过　入院前有无接受治疗,治疗后症状有无改善。了解疾病的进展情况,是呈进行性加重还是逐渐缓解,评估治疗的效果,寻找诊断依据。

5. 既往史　既往有无其他疾病、或流行病史。详细了解既往史,排除风湿免疫系统性疾病,或肿瘤晚期急性加重,以及流行性疾病的可能。

6. 职业史　有无职业相关性。如重金属以及粉尘接触。

### (三)问诊结果以及思维提示

患者个体户,家境好,高血压1级(低危组)病史,无毒物接触病史,无蚊虫叮咬、外伤、糖尿病、冠心病、高脂血症等病史。无烟酒嗜好。患者于1月余前无明显诱因出现反复发热,最高体温达40℃,伴有咳嗽、咳痰,爬半层楼梯后即出现气促,伴视物模糊、眼干、口干等症状,病程中出现过口腔溃疡,肛门溃疡形成。1周前曾经在外院住院治疗,查血常规提示三系减少,腹部彩超提示:脾肿大,肥达试验阴性,血清铁蛋白2108μg/L,予抗感染(具体药物及剂量不详)、退热(间中使用过激素)等对症处理,体温可恢复至正常,但是仍有反复发热,5月3日患者到我院急诊就诊,予以头孢噻肟舒巴坦钠+莫西沙星抗感染治疗,5月9日行骨髓穿刺,流式未检测到明显幼稚细胞群,但患者仍反复发热,近几天热峰有所下降,现患者为求进一步诊治收住我科。起病以来,精神、胃纳、睡眠欠佳,大小便如常,体重无明显变化。

**思维提示**

患者在我院就诊时仍有发热,伴有咳嗽、咳痰、气促,症状出现,外院血常规提示三系减少,腹部彩超提示:脾肿大。我院骨髓穿刺,流式未检测到明显幼稚细胞群,我院PCT 0.27ng/ml↑以及CRP 86.4mg/L↑。从目前的临床证据来看,首先还是需要考虑感染性疾病可能,病程中伴有咳嗽、咳痰呼吸系统的症状以及视物模糊神经系统的症状,同时外院的B超提示脾肿大,因此我们首选还需要完善胸部、头部以及腹部影像学检查,以找到潜在的感染病灶。患者病程中出现口干、眼干、口腔、肛门溃疡的症状,要注意风湿免疫性疾病的可能,需完善风湿免疫性一套检查。患者发热时间长,予以广谱抗生素治疗效果不佳,必要时可以完善PET以排除实体肿瘤。

## 三、体格检查

### (一)重点检查内容以及目的

首先考虑重症感染性疾病,目前患者病程已经超过1个月,需要对患者进行系统、全面的体格检查。重点检查容易忽略的隐匿部位,如腋窝、腹股沟、肛门。

### (二)体格检查结果以及思维提示

生命体征:T 38.2℃,P 128次/分,R 22次/分,BP 124/68mmHg,专科检查:神志清,皮肤、巩膜未见黄染;腹股沟、腋窝浅表淋巴结未触及肿大,双侧扁桃体未见明显肿大,未见脓性分泌物;颈软无抵抗;呼吸稍促,双侧呼吸音稍粗,左下肺可闻及少量湿啰音,心律齐,未闻及杂音,腹膨隆,无压痛,无反跳痛,肝脾触诊不满意,Murphy征阴性,肝肾区无叩击痛,双下肢无水肿。肛门区可见溃疡,少量脓性分泌物。肌张力正常,生理反射存在,病理反射未引出。

**思维提示**

患者目前全身体格检查提示:左下肺可闻及少量湿啰音,肛门区可见溃疡,少量脓性分泌物。下一步可以进一步完善胸部影像学检查以及重点留意血培养结果。同时患者反复发热,外院以及我院抗感染效果不明显,虽然目前心脏的体格检查未见明显异常,仍旧需要完善心脏彩超的检查以排除感染性心内膜炎的可能。

## 四、实验室检查和辅助检查

### (一)入院后初步检查内容以及目的

1. 复查血常规、凝血系列、生化八项、PCT、CRP, G试验、GM试验进一步证实感染性疾病。

2. 血培养、抗肺炎支原体、肥达/外斐反应、冷凝集素、抗军团菌抗体、流行性出血热抗体、结核抗体、PPD、T-SPOT, EB病毒抗体等寻找病原体。

3. 胸片、心脏彩超 寻找感染灶。

4. 风湿免疫系列抗体检查 以排除风湿免疫性疾病。

5. 全身PET-CT 以排除实体肿瘤。

### (二)检查结果以及思维提示

1. 全血常规 中性粒细胞比值0.528,血红蛋白浓度64g/L↓,白细胞计数$2.46 \times 10^9$/L↓,红细胞计数$2.52 \times 10^{12}$/L↓。

2. 凝血指标 D-二聚体(比浊法)3200μg/L↑,活化部分凝血活酶时间69.6s↑,血浆纤维蛋白原含量3.64g/L,血浆凝血酶原时间测定18.3s↑,凝血酶时间测定16.2s。

3. 生化以及肝功能 丙氨酸氨基转移酶31.6U/L,门冬氨酸氨基转移酶68.89U/L↑,白蛋白15.9g/L↓,铁蛋白(发光法)2365ng/ml↑,降钙素原(PCT)检测0.27ng/ml↑。

4. 肿瘤指标 未见异常。

5. 抗肺炎支原体、肥达/外斐反应、冷凝集素、抗军团菌抗体、流行性出血热抗体、结核抗体、PPD实验、T-SPOT、EB病毒抗体均阴性。

6. 血培养提示 双管溶血性葡萄球菌(MRSCN+)药敏结果:万古霉素、克林霉素敏感。

7. 胸片(图60-1)以及心脏彩超 未见异常。

8. 腹部B超 提示肝大,脾大,盆腔积液(图60-2,见文末彩插)。

9. 全身PET-CT 未见实体肿瘤。

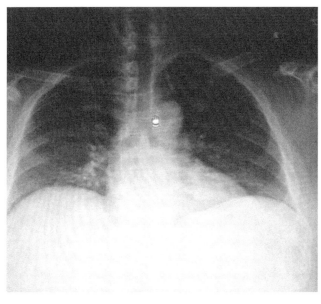

图60-1 胸片

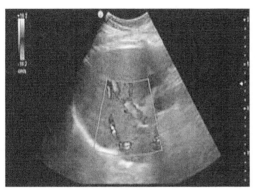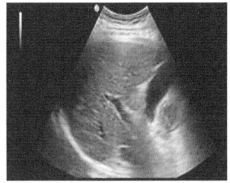

图60-2 腹部B超

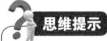 **思维提示**

目前患者发热1月余,体格检查提示:肛门有溃疡以及脓肿形成。实验室检查提示:CRP、PCT均升高,血培养提示:溶血性葡萄球菌(MRSCN+)。同时患者三系细胞减少,骨穿报告排除血液系统肿瘤;全身PET-CT检查排除实体肿瘤。目前考虑重症感染,脓毒血症可能,肛门溃疡病脓肿可能是潜在的感染灶。但是目前仍留下疑问,患者既往已经使用广谱抗生素足量、长程治疗,仍旧有反复发热,如果单纯考虑感染的话,广谱的抗生素是可以控制感染灶。目前的部分体格检查(反复出现的眼干、肛周溃疡、口腔溃疡)以及入院之后的部分检查结果(铁蛋白的显著升高,眼球后的肌肉增厚),用"一元论"——重症感染很难解释整个病程,虽然入院后风湿免疫性指标的结果阴性,但是仍旧不能排除。

## 五、治疗方案以及理由

### (一)治疗方案

1. 抗感染 头孢噻肟舒巴坦钠+万古霉素+克林霉素。
2. 对症支持治疗 补充白蛋白,维持水电解质平衡。

### (二)理由

考虑患者为重症感染,血培养提示溶血性葡萄球菌(MRSCN+),考虑到病程长,针对G⁺球菌,联用万古霉素以及克林霉素具有协同作用。同时考虑到病程长,患者三系细胞较少,不能排除G⁻菌感染的风险,加用广谱的三代头孢含酶抑制剂抗生素。

## 六、治疗效果以及思维提示

患者经过12天的抗感染治疗后仍旧有发热,体温波动于39~40℃。患者气促症状好转,2次复查血培养阴性,血常规仍旧三系减少, CRP 84.9mg/L, PCT 0.16 μg/L。

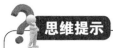

**思维提示**

> 经过12天的积极抗感染治疗后，虽然2次血培养结果提示阴性，PCT较之前下降，但是患者仍反复高热，CRP维持高水平。从血培养以及PCT治疗后的结果来看，似乎患者的感染已经得到了控制，但依旧发热。因此我们需要继续寻找病程中的蛛丝马迹，以找到发热的真正病因，最终明确诊断。

## 七、追问病史和实验室检查结果

患者诉在我院治疗过程中曾经使用过激素1次，当时维持超过24小时未发热。再回顾病史中的一些细节：反复出现的眼干、肛周溃疡、口腔溃疡，入院之后的查铁蛋白的显著升高，CT提示眼球后的肌肉增厚，虽然入院后风湿免疫性指标的结果阴性，但是不能排除风湿免疫性疾病。根据白塞病的诊断标准，目前患者符合反复发作的口腔溃疡以及眼部受累，而行针刺实验阴性，缺乏一项次要标准，所以高度怀疑白塞病。进一步的治疗方面可以考虑使用激素，如果有效更是支持白塞病的诊断。

## 八、调整治疗方案以及疗效

入院后第13天予以甲强龙40mg静脉注射治疗，同时停用抗感染治疗，使用甲强龙第2天体温即可降至正常。继续静脉使用激素1周，体温维持正常，之后改为激素口服治疗，三系细胞逐渐升高，CRP降至正常。入院后第23天予以出院。

## 九、对本病例的思考

回顾患者的整个病程，患者高热、气促1月余，从患者的临床表现以及实验室的检查来看，似乎一切都指向感染性疾病，在外院以及我院急诊门诊都考虑感染性疾病可能，均予以广谱抗生素联合抗感染治疗，入院之后双管血培养细菌学阳性的结果使我们更加认定此为感染性疾病，也更加坚定通过调整抗生素治疗可以控制病情，但事与愿违，抗感染治疗并未奏效，通过重新回顾、审视疾病诊治过程中所疏漏的细节最终找到疾病的元凶，诊治成功。

总结病例诊治经过，我们太过于依赖临床中实验室的客观数据，而忽略了客观事实；在实际的临床诊治中治疗效果无效时仍旧认定实验室数据指向的诊断，而没有及时跳出死胡同去另辟蹊径，值得反思。我们始终认定感染是发热的唯一原因，而事实上如果从疾病的一元论解释的话，白塞病会引起肛门部位的溃疡，皮肤的破溃之后容易并发皮肤软组织细菌的感染，皮肤软组织细菌达到一定的负荷之后入血便是脓毒血症，从而引起发热以及各个器官功能的障碍。但不仅仅脓毒血症会引起发热，本身白塞病活动期也会引起发热，这也就可以解释为什么血培养阴性之后患者依旧有反复的发热。

（刘新强　曾红科）

# 附 病例诊断结果

病例34 肾静脉破裂

病例35 血栓性血小板减少性紫癜

病例36 主动脉夹层

病例37 右肾动脉瘤破裂

病例38 神经性梅毒

病例39 甲状腺功能减退症黏液水肿性昏迷

病例40 肝脓肿—肺炎克雷伯菌感染

病例41 主动脉穿透性溃疡合并肠系膜上动脉分支破裂出血

病例42 主动脉夹层

病例43 结肠癌

病例44 急性肺栓塞

病例45 甲状旁腺功能亢进

病例46 有机磷中毒

病例47 胃黏膜巨大肥厚症

病例48 军团菌肺炎

病例49 内分泌腺瘤病

病例50 交感风暴

病例51 Peutz-Jeghers综合征

病例52 POEMS综合征

病例53 干燥综合征

病例54 隐球菌性脑膜炎

病例55 感染性心内膜炎

病例56 乳酸酸中毒

病例57 海德综合征

病例58 气管食管瘘

病例59 急性脑栓塞

病例60 白塞病

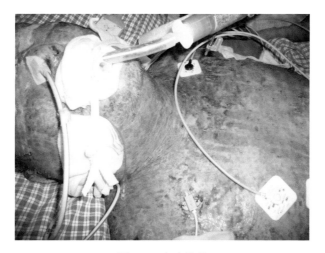

图3-1　皮疹情况

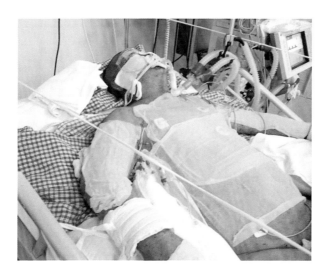

图3-3　患者治疗过程中湿敷状态

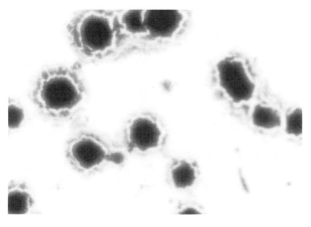

图8-6　支原体肺炎图

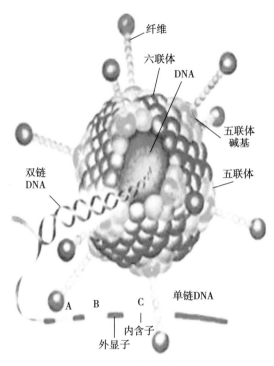

图23-6　腺病毒模式图

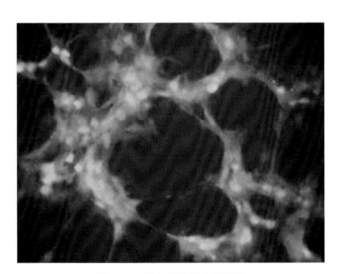

图23-7　腺病毒肺炎电镜图片

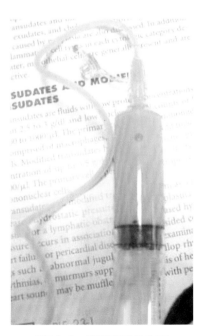

图26-2　胸腔积液的外观

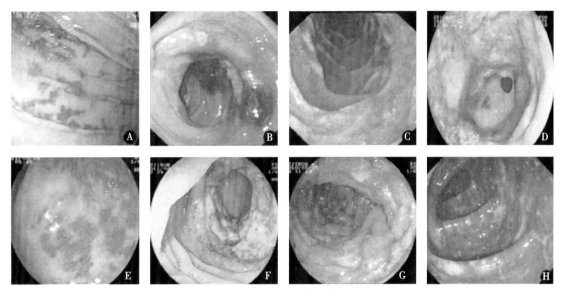

图30-1　消化道溃疡

A~D. 腹型过敏性紫癜患者胃镜表现。A. 胃体部斑点状出血；B. 十二指肠降部溃疡伴出血；C. 十二指肠降部颗粒样结节；D. 胃窦弥漫性出血；E~H. 腹型过敏性紫癜患者肠镜表现。E. 直肠斑点状出血；F. 回肠末端溃疡伴出血；G. 回肠末端多发溃疡；H. 全结肠弥漫性出血

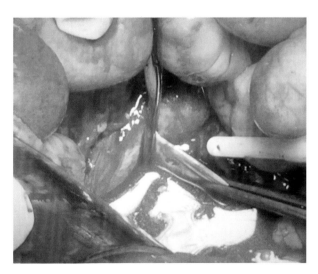

图34-2　腹部大血管

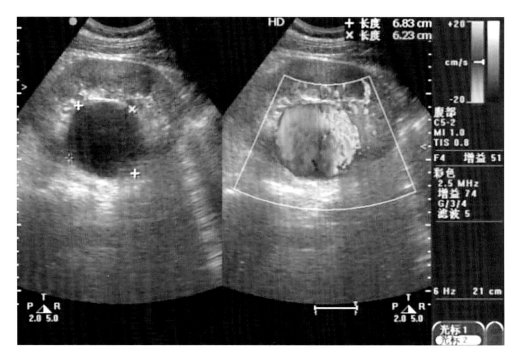

图37-1　腹部彩超

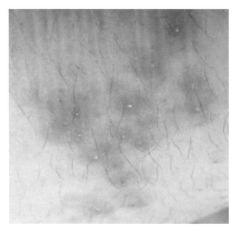

图38-1　皮肤改变

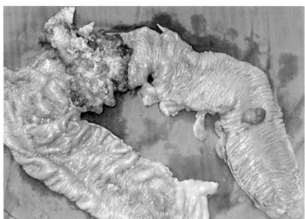

图43-6　结肠切除标本,结肠脾曲环周菜花样肿物

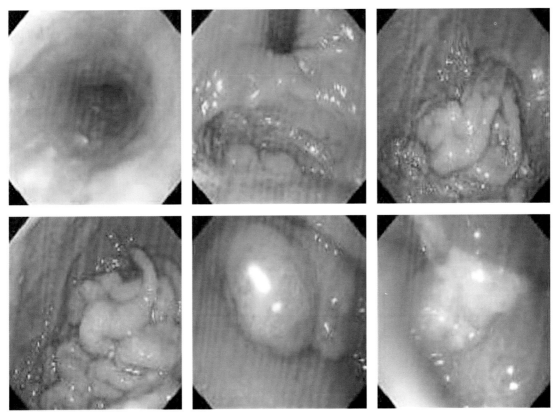

图47-1　胃镜

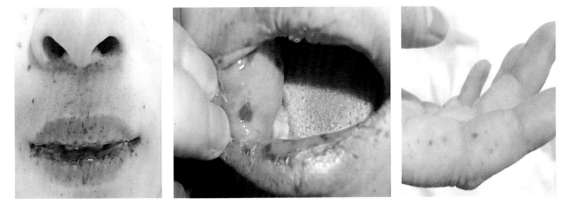

图51-1　口唇、口腔黏膜及右手食指多发色素沉着斑

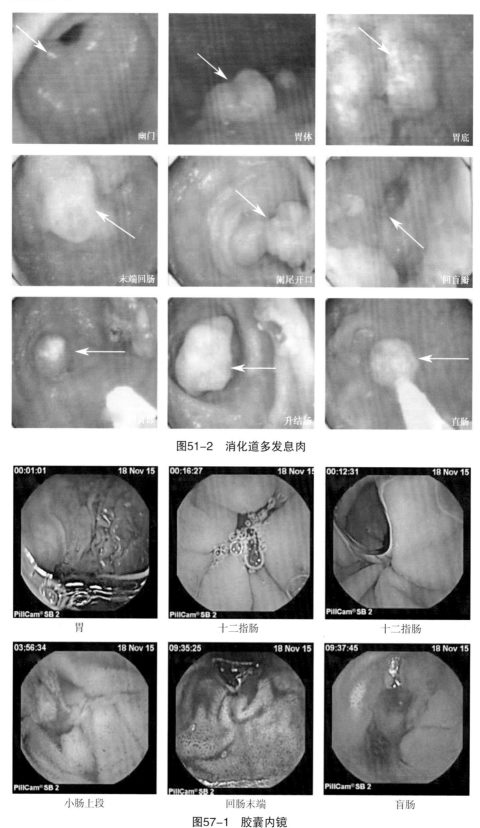

图51-2　消化道多发息肉

图57-1　胶囊内镜

结论：考虑下消化道出血，不除外小肠出血可能

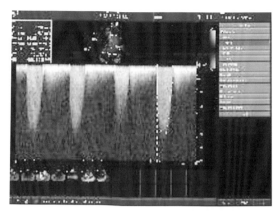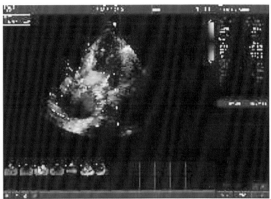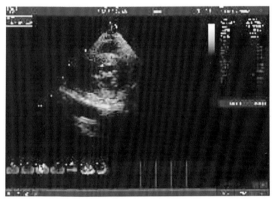

图57-2 心脏彩超

心脏彩超报告:风湿性心脏病,重度主动脉瓣狭窄并中度反流,重度二尖瓣反流并轻度狭窄,轻度三尖瓣反流

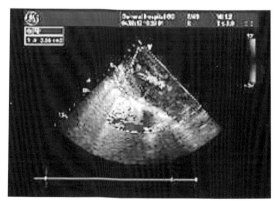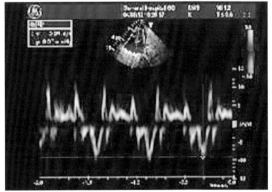

图58-2 心彩超

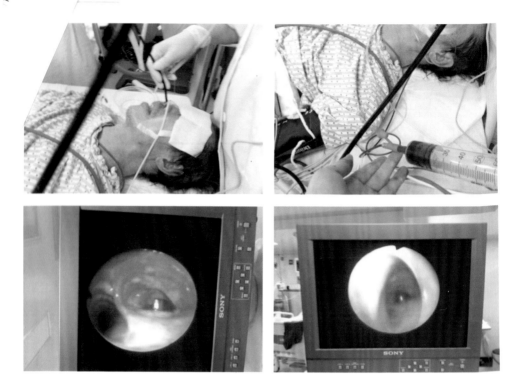

图58-4　床边纤支镜检查及瘘口堵闭术

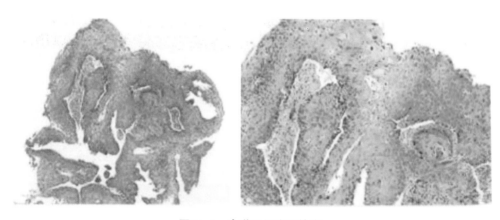

图58-5　食道组织病理检查

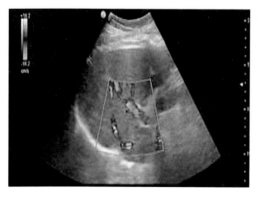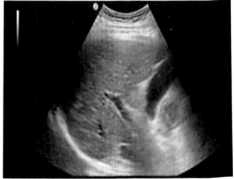

图60-2　腹部B超

67